Diabetes
Typ 1 und 2

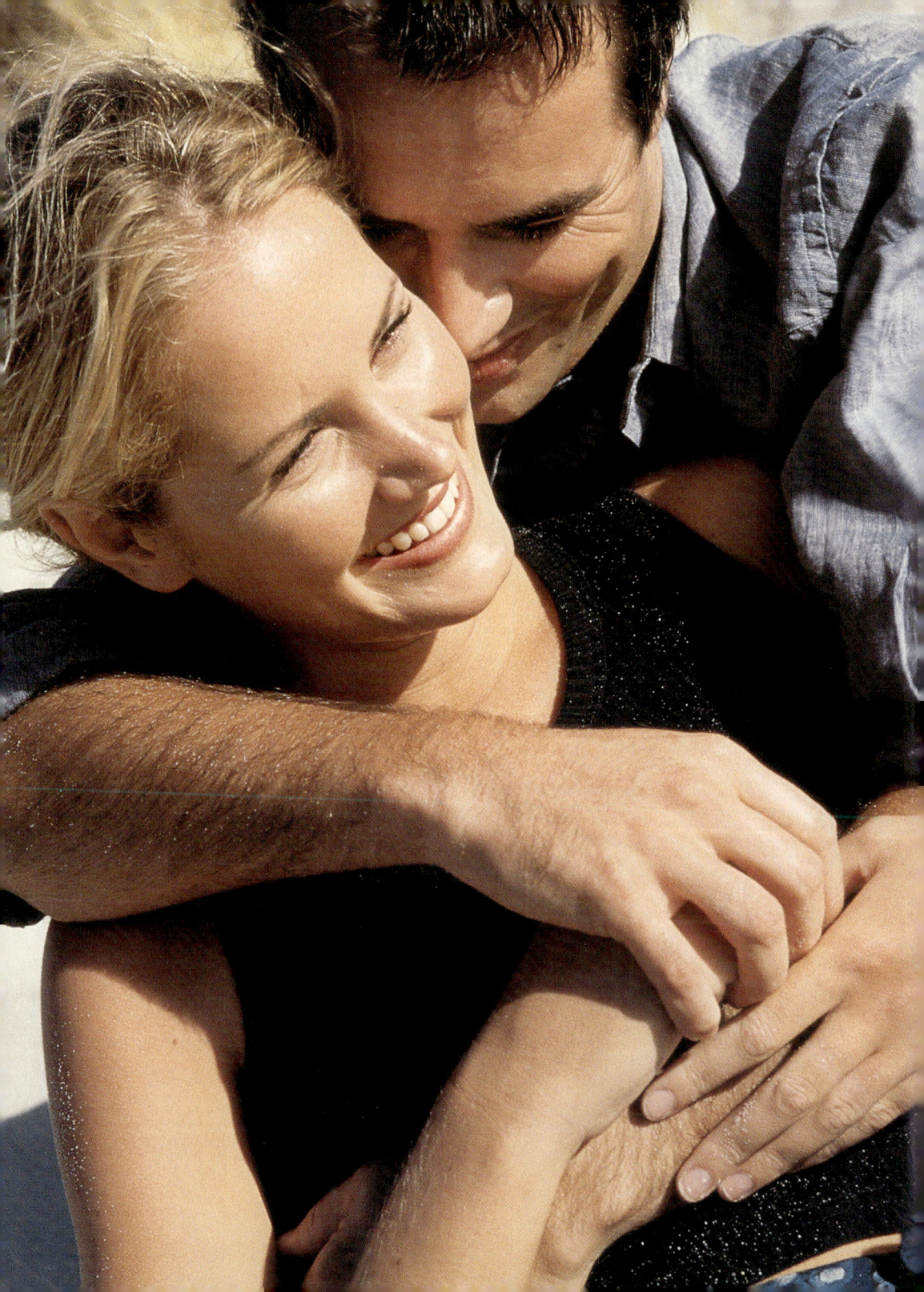

Dr. med. Susanne Holst / Ulrike Preußiger-Meiser

Diabetes Typ 1 und 2

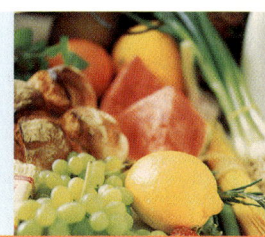

Mit Diabetes leben –
Sport, Kinder, Partnerschaft

südwest

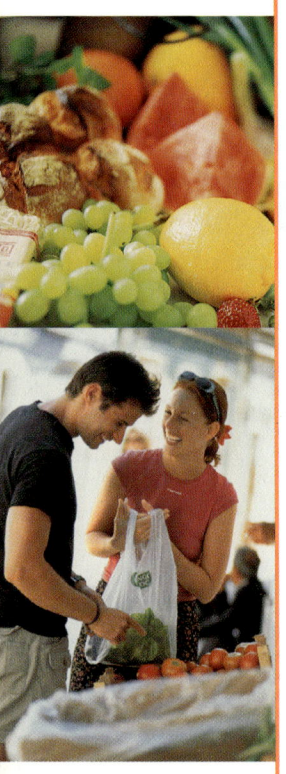

Einkaufen nach Herzenslust – auch Diabetiker dürfen schlemmen.

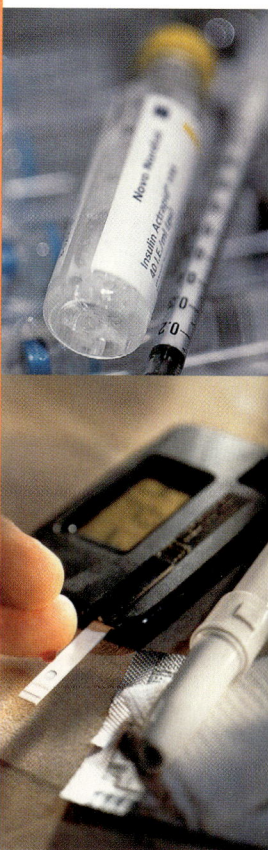

Modernste Mittel helfen, den Diabetes zu kontrollieren.

Folgeerkrankungen vorbeugen   150

Aktiv mit Diabetes   172

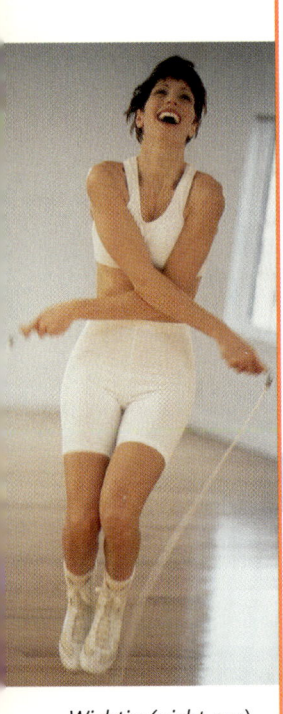

Wichtig (nicht nur) für Diabetiker: Kommen Sie auf Touren!

Kein Frust mit Lust und Liebe 204

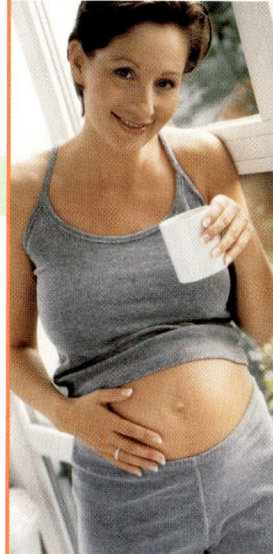

Diabetes muss kein Hindernis in Sachen Nachwuchs sein.

Zuckerkrank – ein Schock

Meine erste Begegnung mit der Krankheit Diabetes liegt viele Jahre zurück, sie ist mir aber noch sehr gut in Erinnerung. Ich war ein Kind, vielleicht acht Jahre alt. Einer meiner damaligen Spielgefährten hatte einen etwa gleichaltrigen Cousin, der hin und wieder zu Besuch kam und dann mit uns spielte. Irgendwann tauchte er nicht mehr bei unseren Treffen auf, sehr zu unserer Verwunderung.

Sven sei zuckerkrank, hieß es, und er müsse von nun an jeden Tag Spritzen bekommen, ein Leben lang. Er würde daher erst mal nicht mehr zu Besuch kommen. Ein Schock für uns Kinder: Weniger der Verlust des Spielkameraden, vielmehr die Tatsache, dass sich dieser künftig würde jeden Tag stechen lassen müssen, war so ziemlich das Schlimmste, was wir uns vorstellen konnten. Ein Alptraum, der uns lange beschäftigt hat.

Den ersten Schreck verkraften

Erst viele Jahre später, im Lauf meiner Ausbildung zur Ärztin, habe ich das Wesen der Krankheit dieses Spielfreundes näher kennen gelernt: Ich erfuhr, warum ein dauerhaft hoher Blutzuckerwert so gefährlich ist, wie er sich äußert; ich lernte, was ihn verursacht – und vor allem, wie er behandelt wird. Während meiner Arbeit mit Patienten sollte ich dann noch mit vielen Diabetikern zusammentreffen, jüngeren und älteren. Ich stellte mir immer vor, dass sie ähnlich wie wir Kinder damals reagierten, als man ihnen diese Diagnose mitteilte: regelrecht schockiert.

Doch wie schlimm ist es tatsächlich, wenn man nicht als Außenstehender, sondern als Betroffener mit der Krankheit Diabetes konfrontiert wird? Wirklich beantworten kann dies natürlich nur, wer selbst in diese Situation gerät.

Moderne Therapie erhält die Lebensqualität

Inzwischen gibt es weit bessere Behandlungsmöglichkeiten als noch vor Jahren. Man ist Krankheit und Therapie längst auf die Schliche gekommen, und die Forschung auf diesem Gebiet schreitet mit großen Schritten voran. Man kann heute ohne Abstriche sagen: Mit der richtigen Behandlung können Diabetiker ein fast völlig normales Leben führen. Aber es kommt maßgeblich auf die Einstellung des Patienten an. Der Begriff »Einstellung« hat dabei eine doppelte Bedeutung: Einerseits ist damit die optimale Einstellung des Blutzuckerwerts von ärztlicher Seite mit Hilfe von Medikamenten gemeint. Andererseits aber auch die richtige innere Einstellung der Krankheit gegenüber. Und letztere liegt ganz allein in Ihrer Hand.

Aktiv mit der Krankheit leben

Dieses Buch möchte Sie dabei unterstützen, diese richtige innere Einstellung zu finden. Eine, die Ihnen hilft, die notwendigen Konsequenzen einer Diabetesdiagnose nicht als Qual, sondern in erster Linie als Chance zu begreifen. Eine, die Sie mit der Krankheit gehen lässt und nicht gegen sie. Sie müssen weder hilf- noch tatenlos zusehen. Im Gegenteil: Sie können aktiv Einfluss nehmen, ohne dass die Lebensqualität darunter leiden muss. Ich finde, das macht Mut.

Ich habe mich oft gefragt, wie es dem Spielkameraden aus Kindertagen wohl ergangen ist. Seine Familie zog jedoch einige Monate später fort. Schade, es hätte mir sicher gut getan zu sehen, dass er weiterhin ein lustiger, frecher Junge ist, der ganz normal lebt, zur Schule geht, Sport treibt und Schularbeiten hasst. So musste ich bis zum Studium warten, um meinen frühen Schrecken der Krankheit gegenüber abzubauen. Sorgen Sie sich nicht, werden Sie aktiv!

Dr. med. Susanne Holst

Heute gibt es ein umfassendes Angebot an medikamentösen Behandlungen, »Ernährungsfahrplänen«, Therapien sowie professionellen Schulungen – auch zum Thema »häusliche Selbstkontrolle« –, das Diabetikern ein weitgehend normales Leben ermöglicht.

Mehr Wissen über Ursachen
und Verlauf der Zuckerkrankheit
hilft Ihnen dabei, aktiv an der
eigenen Therapie mitzuwirken.

Diagnose Diabetes –
(k)ein Schicksalsschlag?

Wie Sie mit der Krankheit
leben lernen

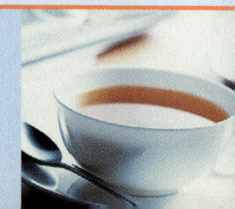

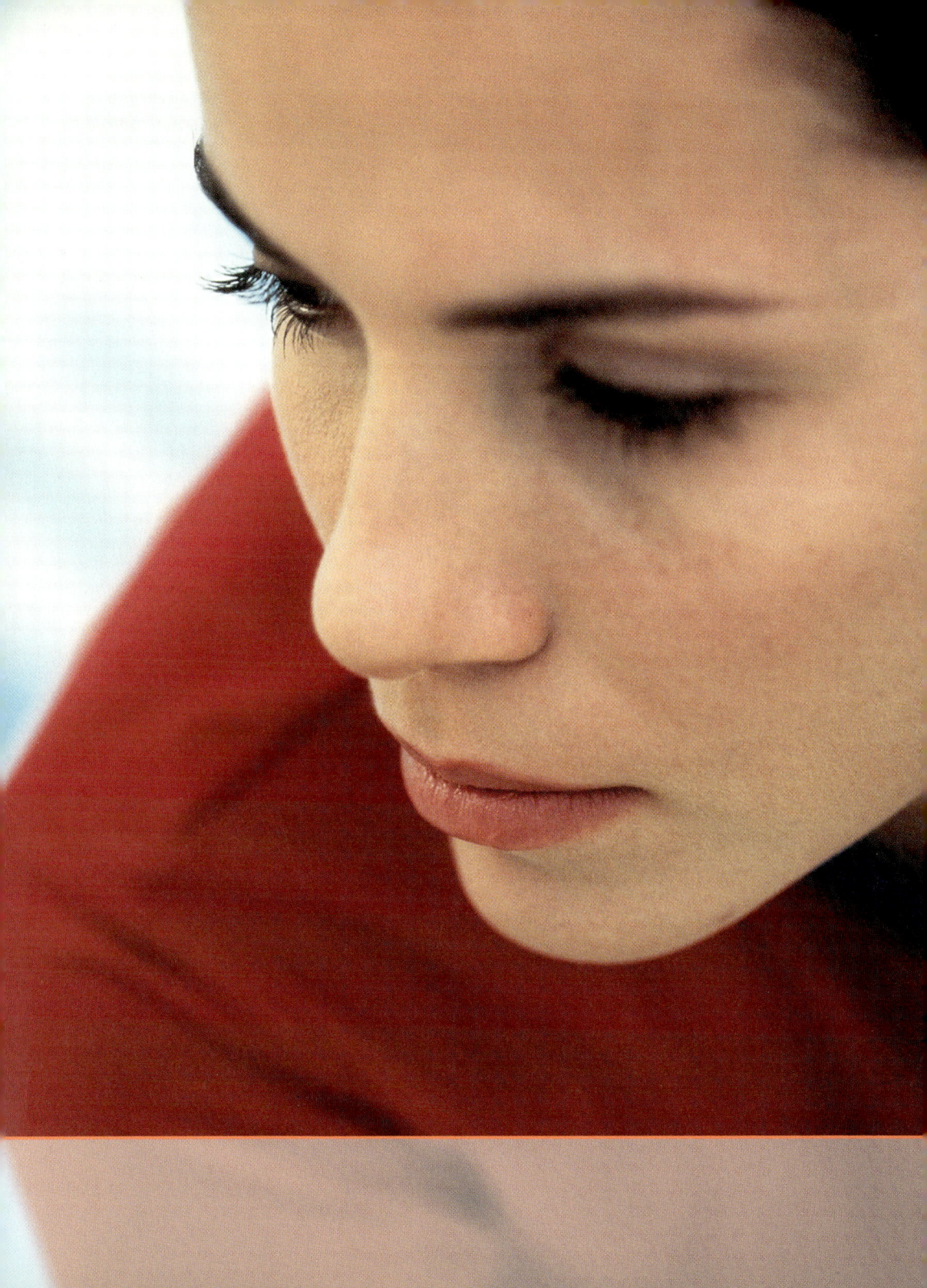

Volkskrankheit mit steigender Tendenz

Würden alle erkann-
ten Zuckerkranken
in Deutschland eine
»Diabetikerpartei«
wählen, sie wäre auf
einen Schlag die
drittstärkste Fraktion
im Bundestag und
würde ebenso viele
Abgeordnete
wie FDP und Bünd-
nis 90/Die Grünen
zusammen stellen
(Stand: Bundestags-
wahl 1998). Sie
hätte dementspre-
chend viel Einfluss,
die Dinge im Sinne
chronisch Kranker
zu verändern.

Diabetes ist ein typisches Volksleiden, und die Zahl der Betroffenen nimmt jedes Jahr zu. Schätzungen zufolge leiden zurzeit etwa sechs Millionen Bundesbürger an dieser Stoffwechselstörung; viele jedoch, ohne es überhaupt zu wissen: Die Dunkelziffer ist gewaltig. Denn nur bei etwa vier Millionen Menschen wurde die Krankheit bisher erkannt und behandelt. Die übrigen Betroffenen bleiben lange Zeit unentdeckt. Tückischerweise meldet sich die Krankheit nämlich erst recht spät mit deutlichen Symptomen. So vergeht wertvolle Zeit, bis die notwendige Therapie zum Einsatz kommt.

Zahlen und Fakten

90 Prozent aller Diabetiker haben einen so genannten Typ-2-Diabetes, die übrigen zehn Prozent, also etwa 200 000 Menschen, gehören zum Typ 1. Diese Bezeichnungen stehen für zwei verschiedene Formen dieser Krankheit. Weitere zehn Millionen sind noch nicht manifest erkrankt, leiden aber bereits an einer Vorstufe, die behandelt werden müsste. Auch das verdeutlicht die Relevanz dieser Erkrankung: Diabetes ist die Stoffwechselkrankheit Nummer eins in Deutschland.

Ein gesundheitspolitisches Problem

Bedenken Sie nur, wie viel Macht diese große Anzahl von Diabeteskranken hätte, Dinge in ihrem Sinn zu bewegen. Die Realität sieht anders aus: Diabetiker haben keine große Lobby, und ihre medizinische Versorgung und Betreuung in Deutschland wird von Experten immer wieder bemängelt. Dabei wird das Problem Diabetes immer drängender: Man befürchtet weltweit sogar eine explosionsartige Zunahme der Krankheit. Beim weitaus größten Anteil der Betroffenen (Typ 2) spielen als Auslösefaktoren nämlich auch eine ganze Reihe von Lebensstilfaktoren eine ausschlaggebende Rolle: falsche Ernährung, Übergewicht oder mangelnde körperliche Aktivität etwa. Alles Umstände, die mit zunehmendem Wohlstand einhergehen. Diabetes ist also zu einem nicht unerheblichen Teil eine Krankheit des Überflusses. In Zeiten des Mangels, wie etwa in Kriegszeiten, trat sie viel seltener auf. Inzwischen aber hat sie sich zu einem großen gesundheitspolitischen Problem entwickelt.

Diagnose »Diabetes mellitus«

Nach der Diagnose »Diabetes mellitus«, so der komplette Fachausdruck, stehen die meisten Betroffenen regelrecht unter Schock. Jeder hat schon einmal etwas davon gehört, kennt vielleicht »bedauernswerte« Schicksale im Bekanntenkreis. Erschütternde Bilder von Verzicht, einschneidenden Einschränkungen und lebenslangem Leid und Freudlosigkeit schießen einem durch den Kopf. Nur zu verständlich. Doch was es wirklich bedeutet, an Diabetes zu erkranken, weiß in der Regel zunächst keiner der Betroffenen. Das Wesen ihrer Krankheit und deren Folgen müssen sie erst einmal kennen lernen.

Der Stoffwechsel entgleist

Vereinfacht ausgedrückt, versteht man unter Diabetes eine chronische Stoffwechselstörung, die sich in dauerhaft erhöhten Blutzuckerwerten äußert. Ihr Organismus kann den in der Nahrung aufgenommenen Zucker (Kohlenhydrate) nicht mehr so verarbeiten, wie es bei gesunden Menschen der Fall ist. Und das hat eine ganze Reihe von unerwünschten Folgen für Sie, die es mit der entsprechenden Therapie zu vermeiden oder so lange wie möglich hinauszuzögern gilt.

Im Verhältnis zu früheren Zeiten hat die Diagnose »Diabetes« ihre schlimmsten Schrecken verloren: Die intensive Mitarbeit des Betroffenen vorausgesetzt, kann man die Krankheit heute ausgesprochen gut in den Griff bekommen.

13

Eine potenzielle Gefahr, die man als Betroffener erst einmal verkraften muss, sind mögliche Folgeschäden. Kein Wunder, dass viele davon am liebsten gar nichts hören möchten. Und doch zeigen diese traurigen Fakten auch, wie wichtig es ist, einen erhöhten Blutzucker ernst zu nehmen.

Diabetes hängt eng mit dem Insulinhaushalt zusammen. Dieses Hormon wird in der Bauchspeicheldrüse gebildet und ist quasi das einzige Instrument des Körpers, mit dem er Zucker (Kohlenhydrate) aus dem Blut in die Körperzellen schleusen kann, wo er benötigt und verarbeitet wird. Fehlt Insulin, teilweise oder ganz, oder ist seine Wirkung mangelhaft, bleibt der Zucker »draußen vor der Zellentür«, also im Blut. Und von dort aus richtet er auf Dauer Schäden an, die sich auf den ganzen Körper ausbreiten können. Genau das aber gilt es mit einer dauerhaften individuellen Therapie zu vermeiden.

Die Krankheit wird oft spät erkannt

Es ist zwar kein wirklicher Trost, aber: Seien Sie froh, dass die Krankheit jetzt diagnostiziert wurde und nicht erst zwei, drei oder fünf Jahren später. Je eher die Therapie beginnt, desto früher kann man gezielt gegensteuern. Bei vielen Betroffenen wird der Diabetes oft erst spät, nachdem der hohe Blutzucker schon jahrelang sein schädliches Werk anrichten konnte, entlarvt. Wie ist das möglich? Leider macht ein bis zu einem gewissen Grad erhöhter Blutzucker keine Beschwerden. Würde er beispielsweise schmerzen, käme man ihm viel eher auf die Schliche. Doch das, was er an Zeichen mit sich bringt, ist bei den meisten Betroffenen (speziell beim Typ 2) derart unspezifisch, dass man sie gar nicht wahrnimmt oder einfach übersieht – wie Müdigkeit und Abgeschlagenheit. Und so kommt die Diagnose für nicht wenige Menschen scheinbar wie aus heiterem Himmel.

Folgeschäden wirksam vorbeugen

Aber danach heißt es: Handeln, und zwar richtig. Ziel ist, die Menge des im Blut zirkulierenden Zuckers mit Hilfe einer genau abgestimmten Therapie auf einem gesunden, also verträglichen Wert zu halten. Nur so lassen sich die gefürchteten Folgeschäden vermeiden bzw. jahrelang hinauszögern. Unter Folgeschäden versteht man teil-weise schwere Beeinträchtigungen, die sich nach unterschiedlich langen Zeiträumen ausbilden können, wenn der Zucker dauerhaft zu hoch war. Solche Krankheiten betreffen beispielsweise das Gefäß-system. Durchblutungsstörungen entwickeln sich und können im schlimmsten Fall zu Amputationen (jährlich 25 000), Erblindung (jährlich 4000), Nierenversagen (jährlich müssen 14 000 Diabetiker neu zur Dialyse) und Herzinfarkt führen.

Alle Therapiechancen nutzen

Diabetes ist eine schleichende Krankheit. Ohne eine präzise auf Ihre Bedürfnisse abgestimmte Therapie merken Sie viele Jahre zwar nichts Wesentliches (zumindest als Typ 2), bekommen dafür aber später die Rechnung. Wenn Sie die Möglichkeiten nutzen, die Ihnen der Medizinfortschritt heute bietet, und mit Ihrem Therapeuten gut zusammenarbeiten, dann haben Sie eine reelle Chance, von den Folgen weitgehend verschont zu bleiben bzw. diese lange hinauszuzögern.

> Die gute Nachricht bei allen Risiken von Diabetes lautet also: Der entscheidende Faktor in der Behandlung Ihrer Krankheit sind Sie selbst. Die Therapie kann nur so wirksam sein, wie Sie zur Mitarbeit bereit sind.

Diabetes in Zahlen

▸ Vier bis sechs Millionen Deutsche sind von Diabetes betroffen.

▸ Die Lebenserwartung nach Diagnose reduziert sich um ein Drittel.

▸ 40 Prozent der männlichen, 25 Prozent der weiblichen Kranken erleiden mittelfristig einen Herzinfarkt.

▸ Jedes Jahr müssen bei 25 000 Patienten Gliedmaßen amputiert werden.

▸ Pro Jahr erblinden 4000 Diabetiker.

▸ Jährlich müssen 14 000 Diabetiker neu zur Dialyse aufgrund diabetesbedingter Nierenerkrankungen.

(Quelle: Grünes Kreuz (Hg.): Typ-2-Diabetes – Insulinreaktivierung ist das Ziel. Marburg o. J.)

Wenn Sie aufgrund der chronischen Erkrankung immer tiefer in Niedergeschlagenheit und Verunsicherung geraten: Scheuen Sie sich nicht, sich an einen Psychotherapeuten zu wenden. Nicht nur der Blutzucker, ebenso die innere Balance muss im Lot bleiben.

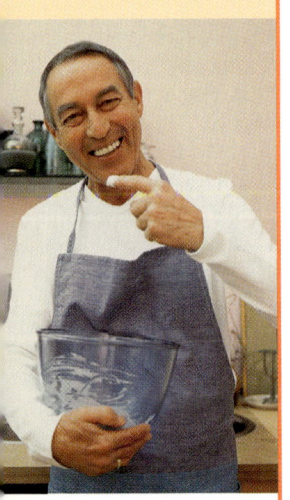

Mehr wissen, besser leben – bieten Sie der Zuckerkrankheit Paroli!

Es kommt auf Sie an

Eine lebenslange Therapie bedeutet zwar einen tiefen Einschnitt in Ihr Leben – und natürlich gewisse Einschränkungen. Aber auch das ist eine Frage der inneren Einstellung, an der man selbst arbeiten kann. Zunächst wird alles im Alltag komplett auf den Kopf gestellt, und doch lohnt es sich, den zunächst mühsamen Weg zu beschreiten und selbst aktiv zu werden.

»Zucker zu haben«, bedeutet aber nicht automatisch, eine schlechtere Lebensqualität ertragen zu müssen. Die kann durchaus genauso gut sein wie bei gesunden Menschen, unter Umständen sogar noch besser, weil man jetzt viele Dinge und Situationen im Leben bewusster und damit intensiver erlebt und sich mehr den eigenen Bedürfnissen und Wünschen widmet.

Auch mit Diabetes ist das Leben also lebenswert, sei es im Privatleben oder im Beruf. Als Betroffener können Sie bis ins hohe Alter gesund und voller Energie bleiben.

Auch die Seele leidet

Natürlich erleidet auch die Seele nach dem Entdecken einer chronischen Krankheit Schaden. Die Auseinandersetzung mit der Diagnose tut weh und löst alle möglichen negativen Gefühle aus. Angst und Panik können durch die Konfrontation mit dem schweren Problem aufkommen, Furcht vor Einschränkungen, das Gefühl, geknebelt zu sein. Die möglichen Folgen: Schock und Ablehnung, Wut oder Depression. Manche versuchen, die Tatsache gar völlig zu ignorieren, andere ziehen sich erst einmal in ein Schneckenhaus zurück und wollen mit niemandem darüber reden.

Doch genau hier, in der Auseinandersetzung mit der ganzen Problematik, die auf einen einstürzt, liegt der entscheidende Punkt für die Betroffenen. Das Wichtigste ist für Sie, die Krankheit innerlich anzunehmen. Denn nur wer diesen Schicksalsschlag auch akzeptiert, kann sich der Bewältigung stellen und aktiv werden. Ein leidvoller Weg kann das sein, bei dem Sie aber von Ihren Ärzten und Therapeuten begleitet und unterstützt werden.

Ihr persönliches Ziel bei der Diabetestherapie

Auch wenn Sie sich noch nicht mit der Krankheit, dem von nun an lebenslangen Begleiter Diabetes, innerlich abgefunden haben, auch wenn in Ihnen noch alles revoltiert: Eine Therapie werden Sie in jedem Fall gleich beginnen müssen. Ist der erste Schock aber überwunden, geht das Augenmerk ganz klar in folgende Richtung: Formulieren Sie gemeinsam mit Ihrem Arzt ein persönliches Ziel, das Sie erreichen wollen, und lassen Sie sich auf dem Weg dorthin möglichst nicht entmutigen. Welcher Blutzuckerwert anzustreben ist, wird Ihnen Ihr Arzt sagen, auch, welche Maßnahmen dafür notwendig sind. Aber nur Sie können entscheiden, was davon Sie auch tatsächlich umsetzen wollen. Tun Sie dies ganz bewusst! Wenn nicht, ist die Gefahr groß, dass Sie Therapie, regelmäßige Kontrollen, Ernährungsumstellung und Arztbesuche nicht so sorgfältig durchführen, wie es nötig ist.

Die Herausforderung annehmen

Tatsächlich kommt jetzt viel Neues auf Sie zu. Und die notwendigen Umstellungen erfordern zunächst viel Kraft. Haben sie sich aber erst einmal eingespielt, wird vieles mit Sicherheit deutlich leichter. Wir werden auf die einzelnen Maßnahmen, entsprechend den beiden Hauptformen Typ 1 und Typ 2, in den folgenden Kapiteln genau eingehen. Und noch einmal: Halten Sie sich bei allem immer wieder vor Augen, dass Diabetes eine Krankheit ist, auf die Sie Einfluss nehmen können. Sie sind dem Problem nicht hilflos ausgeliefert. Wer die Herausforderung bewusst annimmt, hat sehr gute Aussichten.

Es gibt eine erschreckend hohe Zahl von Diabetesfällen, die erst dann erkannt werden, wenn sich bereits Folgeschäden bemerkbar machen. Sie haben die Möglichkeit, sich von Zeit zu Zeit einem Check-up zu unterziehen, den die Krankenkassen als präventive Leistung anbieten – nehmen Sie sie wahr!

Das Selbstmanagement Ihrer Krankheit

Was wird in Ihrem Leben, nach der Diagnose, wichtig werden?

▸ Sie werden gemeinsam mit Ihrem Arzt alles Maßgebliche im Umgang mit der Zuckerkrankheit lernen und erfahren, welche Rolle genau Ernährung und Bewegung spielen.

▸ Sie werden außerdem geschult in Umgang und Anwendung der verordneten Medikamente sowie in der Handhabung der immens wichtigen regelmäßigen Selbstmessungen.

▸ Sie werden lernen, Warnsignale einer Zuckerentgleisung zu erkennen und entsprechend zu reagieren.

Kurz: Man macht Sie zum Experten Ihrer Krankheit, vorausgesetzt, Sie wollen das wirklich. Diese wichtige Aufgabe der Schulung übernehmen in Deutschland neben den Hausärzten seit einigen Jahren auch so genannte Schwerpunktpraxen. Das sind spezialisierte Zentren für Diabeteskranke, in denen ein therapeutisch geschultes Team aus Diabetologen, Diabetesassistenten und -beratern für eine optimale Betreuung sorgt. Hier verfügt man über Spezialwissen und große Erfahrung und kann die Arbeit des Hausarztes optimal ergänzen.

Ein nicht ganz leichter Lernprozess

Lassen Sie sich von den komplizierten Zusammenhängen, die man Ihnen im Rahmen der Schulung vermitteln wird, nicht gleich entmutigen. Das gilt auch für dieses Buch. Lesen Sie einen komplizierteren Abschnitt einfach noch einmal, haben Sie etwas Geduld, und bearbeiten Sie die Materie mit der für Sie richtigen Geschwindigkeit. Irgendwann schließt sich der Kreis garantiert, und Sie werden genau verstehen, was sich in Ihrem Körper im Rahmen dieser Krankheit abspielt und warum die neuen Maßnahmen in Ihrem Leben jetzt so wichtig sind. Selbstverständlich kann und will dieses Buch nicht den behandelnden Experten ersetzen. Es will vielmehr begleitend infor-

Auf eine umfassende Schulung in Gruppen sollten Sie auf keinen Fall verzichten. Von dem vermittelten Wissen einmal abgesehen, stärkt einen das Gefühl, Mitstreiter zu haben, und die Tatsache, nicht ganz allein mit diesem Problem leben zu müssen.

mieren und Sie motivieren, sich der Herausforderung Diabetes zu stellen. Und vielleicht können Sie mit Hilfe der einen oder anderen Information herausfinden, wie Sie Ihr Wohlbefinden verbessern können. Denn auch das ist schließlich wichtig und darf nicht vernachlässigt werden: Wer »gut drauf« ist, hat mehr Kraft und Energie, sein neues Leben zu meistern.

Es gibt auch etwas zu gewinnen

Und hier noch etwas, was Sie motivieren dürfte, die Herausforderung anzunehmen. Beim Typ-2 Diabetes lassen sich nicht selten die anfänglich notwendigen Medikamente durch Änderungen der Lebensweise wieder reduzieren oder gar ganz absetzen! Die Krankheit kann in einigen Fällen also wieder in ein Vorstadium zurückgedrängt werden. Ein großer Erfolg, auf den hinzuarbeiten es sich wirklich lohnt. Aber selbst wenn das für Sie nicht möglich sein sollte: Unter Umständen gewinnen Sie durch den Diabetes sogar etwas hinzu, was vielen anderen Menschen auch gut täte, wozu diese aber nie einen Zugang finden, nämlich ein tiefes Bewusstsein für eine gesunde Lebensweise und Lebensfreude. Also, packen Sie es an!

Erste Hilfe zur Orientierung

Die Erkrankung Diabetes betrifft sehr viele Menschen in Deutschland, und wenn Sie dieses Buch gekauft haben, heißt das wahrscheinlich, dass diese chronische Krankheit auch Sie angeht. Oder einen Freund von Ihnen oder einen Verwandten. Wenn dem so ist, herrscht bei Ihnen möglicherweise so etwas wie Alarmstimmung, weil die Diagnose »Diabetes« nun unwiderruflich feststeht. Sie fühlen sich wie an einen dunklen Abgrund gedrängt, in den Sie jeden Augenblick zu stürzen glauben. Denn jeder weiß: Diabetes ist einerseits eine Krankheit, an der

Die Zusammenhänge genau zu kennen, kann einen deutlich motivieren und auch die Behandlung durch den Arzt konstruktiv unterstützen. Mehr Wissen hilft, mit der Krankheit zu leben, sich von dem Abgrund und den damit einhergehenden Risiken wegzubewegen und auf normale Pfade des Alltags zurückzufinden.

man sterben kann. Andererseits – und das soll gleich zu Anfang dieses Buches ganz entschieden betont werden – ist Diabetes auch ein Problem, mit dem man sehr lange ziemlich gut leben kann, vorausgesetzt, man kennt sich damit aus und weiß, wie sich die Auswirkungen minimieren lassen.

Antworten auf drängende Fragen

Bevor Sie also die Krankheit ausführlich kennen lernen, über ihre Ursachen und die biologisch-chemischen Vorgänge im Körper etwas erfahren, bekommen Sie in diesem Kapitel einen kurz gefassten Überblick über den Diabetes und finden grundsätzliche Verhaltensregeln, was im Alltag oder in Notsituationen zu tun ist. Die drängendsten Fragen und kurze, konkrete Antworten darauf können Ihnen als Basis für die erste schwierige Zeit mit dem Diabetes dienen.

Mit Antworten auf elementare Fragen soll ein Sprungtuch aufgespannt werden, das Ihre größten Ängste, die drängendsten Sorgen und Befürchtungen, die Sie bei der Diagnose »Diabetes« spüren werden, abfedern kann.

Was ist Diabetes?

Ihr Körper kann den mit der Nahrung aufgenommenen Zucker nicht richtig verwerten. Die Experten sprechen von einem gestörten Kohlenhydratstoffwechsel. Nur ein einziges Hormon ist schuld daran: das Insulin. Denn Insulin schleust den Zucker normalerweise in die Körperzellen, wo er zur Energiegewinnung herangezogen wird. Fehlt es ganz oder teilweise bzw. ist es nicht voll wirksam, sammelt sich der Zucker im Blut in gefährlicher Menge an.

Die drei zentralen Therapieziele

1. Blutzuckerentgleisungen nach oben und unten vermeiden

2. Folgeschäden an Herz, Gehirn, Augen, Nieren und Füßen verhindern

3. Die Lebensqualität allgemein verbessern

(Quelle: Deutscher Diabertiker-Bund (Hg.): Mehr Wissen über Typ-2-Diabetes)

Welchen Typ von Diabetes habe ich?

Im Wesentlichen werden Typ 1 und Typ 2 unterschieden. Typ 1 ist die seltenere Form, tritt schon in jungen Jahren auf und kann nur mit Insulin per Spritze behandelt werden, ein Leben lang, denn der Körper stellt das Hormon selbst nicht mehr her.

Typ 2 dagegen beginnt häufig erst in fortgeschrittenem Alter. Hier produziert der Körper noch Insulin; das reicht aber nicht aus oder ist nicht voll wirksam. Meist sind die Betroffenen übergewichtig. Hier können schon eine Umstellung der Ernährung und mehr Bewegung als Therapie ausreichen, ansonsten wird der Arzt zusätzlich Tabletten verschreiben.

Ist die Krankheit heilbar?

Leider nein. Aber man kann sehr gut mit der Krankheit leben. Unter Umständen können Sie aber, als Typ-2-Diabetiker, die Krankheit in ein Vorstadium zurückdrängen. Bestimmte Maßnahmen wie eine Umstellung der Ernährung und mehr Bewegung können Ihnen dann die Einnahme von Medikamenten ersparen.

Generell gilt: Es liegt an Ihnen, wie selbstverständlich Sie die notwendigen Maßnahmen akzeptieren und in Ihr Leben integrieren können. Seien Sie gewiss, dass dies gut machbar ist.

Sollte ich nur noch zu Hause bleiben?

Natürlich nicht! Als Diabetiker können Sie selbstverständlich am Leben teilnehmen, mit nur ganz geringen Einschränkungen. Sport, Beruf, Freizeit: Diabetiker sind im Prinzip genauso leistungsfähig wie stoffwechselgesunde Menschen; sie müssen sich nur bewusster und intensiver um sich kümmern. Wenn Sie Ihre Therapie sorgfältig an die jeweilige Kräfte zehrende Situation anpassen, können Sie sogar Hochleistungssport betreiben.

Nach der Diagnose »Diabetes« sind zwei Dinge entscheidend: eine gute Schulung über den Umgang mit dieser Krankheit und eine enge Zusammenarbeit mit Ihrem Arzt. Das ist das nötige Rüstzeug für ein langes – und gutes – Leben trotz Diabetes.

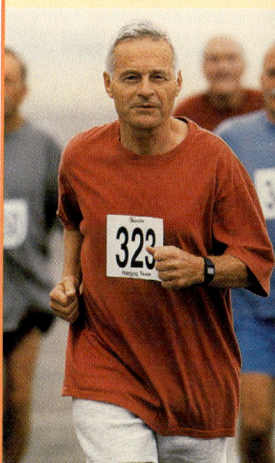

Bleiben Sie aktiv! Diabetes hält Sie nicht davon ab, am Lauf des Lebens teilzunehmen.

Welche Blutzuckerwerte sind normal?

Den Blutzuckerwert bestimmt man aus einem kleinen Bluttropfen, und zwar mit einem Teststäbchen oder einem Messgerät. Nüchternwerte zwischen 80 und 100 mg/dl (Milligramm pro Deziliter Blut) sind normal, nach dem Essen sollten sie aber nicht über 140 mg/dl liegen. Bei Diabetikern ist man etwas großzügiger mit den Werten.

Muss ich jetzt Insulin spritzen?

Mit »Zucker« ist hier immer der Blutzucker gemeint, genauer gesagt, die Menge von Glukose, die im Blutsystem zirkuliert. Übersteigt sie dauerhaft einen bestimmten Grenzwert, liegt ein Diabetes vor.

Bei Typ-1-Diabetikern ist das der Fall, beim Typ 2 eventuell in einem späteren Stadium. Sie müssen dem Körper ja geben, was ihm fehlt. Das Hormon spritzen Sie sich dann mehrmals täglich selbst in den Bauch oder in den Oberschenkel. Das ist lästig, muss aber nicht schmerzhaft sein, wenn man dabei richtig vorgeht.

Muss ich jetzt immer früh aufstehen?

Nein, Ihren Tagesablauf behalten Sie wie gewohnt bei. Kommt Insulin für Sie infrage, werden Sie in einem gewissen Abstand vor den Mahlzeiten Insulin spritzen müssen. Das bedeutet natürlich, dass Sie morgens möglichst nicht auf den letzten Drücker aus dem Bett springen. Mit Zeit und Muße in den Tag starten, diese Devise gilt natürlich für jeden. Ansonsten: Ob Lerche oder Nachteule – Ihren Schlafrhythmus bestimmen Sie selbst; wichtig ist dabei die Regelmäßigkeit.

Soll ich die Krankheit verschweigen?

Im Gegenteil. Je früher Sie sich Freunden und guten Bekannten mitteilen und offen über Ihren ständigen Begleiter sprechen, desto eher wird die Krankheit selbstverständlich. Man wird Ihnen keine unnötigen Steine mehr in den Weg legen, Sie zu ungesunden, süßen Sünden verführen wollen. Und Sie brauchen sich nicht zu verstecken, wenn es darum geht, den Blutzucker zu messen oder Insulin zu spritzen.

Außerdem bietet das eine zusätzliche Sicherheit für den Fall, dass der Blutzuckerspiegel doch einmal entgleist. Die anderen können Ihnen dann schneller zu Hilfe kommen.

Was bedeutet eine »gute Einstellung«?

Die Maßnahmen, die Ihr Arzt Ihnen empfohlen hat, bewirken, dass sich Ihr Blutzuckerspiegel auf gesunde Werte einpendelt und nicht mehr nach oben oder unten »ausbricht«. Der Blutzuckerspiegel wird damit quasi auf die gewünschten Werte reguliert.

Wie bemerkt man Unter- und Überzuckerung?

Eine Unterzuckerung (Hypoglykämie) kündigt sich mit Schweißaus-brüchen, Heißhunger und Herzklopfen an, eine Entgleisung des Blut-zuckers nach oben (Hyperglykämie) dagegen mit Müdigkeit, häufigem Wasserlassen und starkem Durst, Übelkeit und einem Azetongeruch in der Atemluft (riecht wie Nagellackentferner oder faulige Äpfel).

Muss ich mich jetzt anders ernähren?

Ja, aber nur auf eine Weise, die vielen Stoffwechselgesunden ebenfalls sehr gut täte. Im Prinzip gilt für alle Menschen: kohlenhydratreich und fettarm essen. Typ-2-Diabetiker müssen ein akzeptables Körper-gewicht anstreben, meist also abnehmen und deswegen die Kalo-rien im Auge behalten.
Typ-1-Diabetiker dagegen sollten in jedem Fall die Kohlenhydrat-menge (also den Zucker) genau berechnen. Dafür gibt es die Einheit BE (Broteinheit). Die aufgenommenen Kohlenhydrate müssen sich mit dem gespritzten Insulin unbedingt die Waage halten, sonst steigt der Blutzuckerspiegel an. Aber vergessen Sie alles, was Sie je über strikte, freudlose Diabetikerdiäten gehört haben. Sie können (fast) alles essen, was Ihnen gefällt. Manches aber eben nur in Maßen.

Die Ernährung spielt eine große Rolle: Durch gezielte Diät kann Diabetes sogar in sein Vorstadium zurückgedrängt werden. Und: Je mehr Übergewicht, desto größer ist die Gefahr des Aus-bruchs eines even-tuell schlafenden Diabetes.

Alkohol gefährdet eine gute Diabetes-einstellung. Deshalb sollten Diabetiker den Genuss von Alkohol genau kontrollieren. Abzuraten ist von süßem Schnaps, Likör, Wein oder Sekt, besser ist durchgegorener, naturreiner Wein bzw. Diabetikerwein und -bier. Allgemein gilt: Das Maß macht's.

Sind Schokolade und Pommes frites tabu?

Sie sollten zumindest die ganz große Ausnahme sein. Mit viel Zucker und viel Fett tun Sie sich nichts Gutes. Beides kann das sensible Zusammenspiel von Insulin und Zucker überfordern. Aber keine Sorge: An das Weniger kann man sich sehr gut gewöhnen, und es gibt jede Menge köstlicher Alternativen. Die muss man nur erst entdecken oder wiederentdecken.

Darf ich keinen Alkohol mehr trinken?

Alkohol gehört bei vielen Gelegenheiten mit dazu. Leider. Das ist nichts als pure Gewohnheit. Aber keine Angst! In Maßen dürfen auch Sie zugreifen. Am besten wählen Sie trockene Weine. Bleiben Sie, wenn es geht, bei einem einzigen Glas. Und kalkulieren Sie auch die Kalorien mit ein sowie den Umstand, dass Alkohol den Blutzucker gefährlich abfallen lassen kann.

Darf ich noch Sport treiben?

Natürlich! Das ist sogar wünschenswert. Als Typ-2-Diabetiker verbessern Sie Ihre Stoffwechselsituation dadurch enorm. Unter Umständen können Sie sogar wieder auf Medikamente verzichten, wenn Sie Gewicht verlieren und in Bewegung bleiben.
Typ-1-Diabetiker dürfen ebenfalls gern Sport treiben. Viele tun das auch mit Begeisterung. Allerdings müssen Sie vorher Ihre Insulindosis genau anpassen, damit der Zucker im Lot bleibt.

Darf ich Auto fahren bzw. den Führerschein machen?

Diabetes ist kein Grund, den Führerschein nicht zu bekommen. Egal, ob Sie nur mit Ernährungsumstellung behandelt werden und/oder Tabletten. Ausnahme: Typ-1-Diabetiker dürfen keine Busse und Lkws fahren; die Gefahr einer Unterzuckerung ist bei ihnen groß. Das kann gefährlich werden, denn man ist nicht mehr voll verkehrstüchtig. Daher gilt für alle Diabetiker: immer etwas Traubenzucker griffbereit haben. Meldet sich die Unterzuckerung – rechts ranfahren und den Zuckerspiegel wieder auffüllen.

Kann ich noch reisen?

Zu Hause ist es natürlich auch ganz schön, aber bleiben Sie bitte nur aus freien Stücken daheim. Ihr Diabetes zwingt Sie jedenfalls nicht dazu. Ob mit dem Auto oder dem Flugzeug – einige spezielle Dinge sollten Sie natürlich beachten. Beim Arzt und auf Schulungen bekommen Sie ganz genaue Anweisungen. Folgen Sie diesen, steht einem Urlaub auch in fernen Gefilden nichts im Weg. Bon voyage!

Werde ich meinen Beruf behalten können?

Grundsätzlich gilt: Diabetiker ohne andere schwer wiegende Erkrankungen oder Folgekomplikationen können alle Berufe und Tätigkeiten ausüben, die sie mögen. Allerdings sollten keine Berufe gewählt werden, in denen Sie sich und andere durch plötzliche Unterzuckerungen gefährden können (z. B. Taxifahrer, Busfahrer, Dachdecker). Eine berufliche Umorientierung sollten Sie erwägen, wenn sich die Anforderungen Ihrer neuen Lebensweise nicht mit dem Berufsalltag vereinbaren lassen. Sprechen Sie mit Ihrem Arzt darüber.

Das gehört ins Diabetikerreisegepäck: Blutzuckermessgerät, Reservegerät und Batterien; die doppelte Menge Teststreifen; ein Reserveset Insulin-Pens bzw. Spritzen extra; ein großer Vorrat an Traubenzucker und anderen schnell wirkenden Kohlenhydraten.

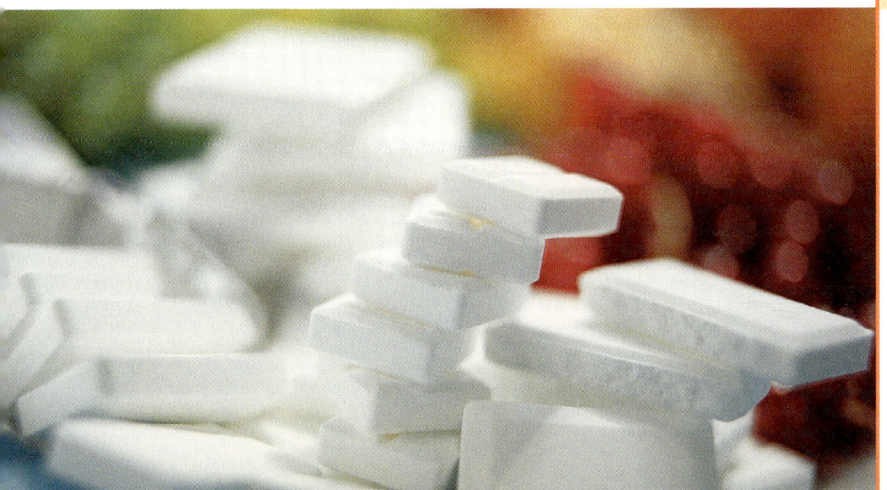

Traubenzucker in Form von Täfelchen oder auch Gel und Tabletten ist eine gute »Notfallmedizin« zum Ausgleich von Unterzucker.

Bringt die Krankheit mein Baby in Gefahr?

Vorweg: Auch Diabetikerinnen bringen gesunde Babys auf die Welt. Allerdings kann die Schwangerschaft unter Umständen riskant für Mutter und Kind werden. Durch intensive Überwachung sowie eine angepasste Therapie wird diese Gefahr aber weitgehend reduziert. Lediglich bei fortgeschrittenen Nierenschädigungen oder Veränderungen an den großen Gefäßen raten Ärzte von einer Schwangerschaft ab. Wenn es geht, planen Sie genau, damit Sie alle bezüglich Diabetes notwendigen Maßnahmen rechtzeitig treffen können.

Wie kommt mein Kind mit Diabetes zurecht?

Wie steht's mit einem diabetischen Kind und Schule? Kein Problem bei ausreichender Information: Aufsichtspersonen und Lehrer sollten von Ihnen so viel wie möglich über die Krankheit Ihres Kindes und Erste-Hilfe-Maßnahmen, z. B. bei Unterzuckerung, erfahren.

In Deutschland leben etwa 10 000 Kinder mit Diabetes. Natürlich ist es für sie besonders schwer, das Spritzen und die Ernährungsvorgaben einzuhalten. Bis die Kleinen die Spritztechnik lernen, müssen die Eltern ran. Aber: Lernen Kinder schon früh die notwendigen Maßnahmen kennen, werden diese schnell zur Normalität. Aber Sie sind als Eltern besonders gefragt. Je unbefangener und selbstverständlicher Sie mit allem umgehen, desto eher »wird Gesetz«, was notwendig ist.

Werde ich jetzt impotent?

Störungen der Potenz kommen bei Diabetikern tatsächlich recht häufig vor, vor allem beim Typ 1 nach langjähriger Krankheitsdauer. Ein sensibles Thema, das Betroffene auf keinen Fall verschweigen sollten, denn es gibt heute viele Möglichkeiten der Behandlung. Sprechen Sie vertrauensvoll Ihren Arzt an!

Ist meine Lebenserwartung verkürzt?

Die Statistik sagt: Diabetiker haben vom Zeitpunkt der Diagnose an eine um ein Drittel reduzierte Lebenserwartung. Das macht Angst. Aber halten Sie sich dabei vor Augen: Es handelt sich um einen statistischen Mittelwert! Das bedeutet: Es gibt zwar Menschen, die früher an den Folgen des Diabetes sterben, aber auch solche, die länger leben. Und zu denen sollen Sie gehören! Mit einer durchweg guten Blutzuckereinstellung sind Sie auf dem richtigen Weg. Sie haben es selbst in der Hand.

Werde ich ab 40 dauernd krank sein?

Das wollen wir nicht hoffen. Die Chancen sind sehr groß, dass Sie wahrscheinlich wenig von Ihrem Diabetes merken werden. Voraussetzung dafür ist, dass es Ihnen gelingt, Ihren Blutzuckerspiegel dauerhaft im Normbereich zu halten und die wichtigen ärztlichen Untersuchungen auf mögliche Folgekrankheiten penibel einzuhalten. Hier kommt man möglichen Schäden schnell auf die Schliche und kann frühzeitig gegensteuern.

Wer bezahlt die teure Therapie?

Sie jedenfalls nicht. Oder zumindest nur einen ganz kleinen Teil. Gesetzliche Krankenkassen müssen die Kosten der Diabetesbehandlung im erforderlichen Rahmen übernehmen.
Bei privaten Krankenkassen gibt es über das, was als erforderlich gilt, leider keine verbindlichen Richtlinien. Rehabilitationsmaßnahmen beispielsweise werden oftmals nicht gezahlt.

Mit denselben Einschränkungen wie bei den privaten Krankenkassen können Diabetiker natürlich auch eine Lebensversicherung abschließen. Die Versicherer entscheiden nach eigenen Kriterien und verlangen höhere Prämien.

Welche Krankenkasse nimmt Diabetiker?

Sagen wir so: Wenn Sie in einer gesetzlichen Krankenkasse versichert sind, bleiben Sie auf jeden Fall dort. Sie sind prima aufgehoben. Bei einem Wechsel zu einer privaten Krankenversicherung können Sie sich nur verschlechtern: Bei Aufnahme werden in der Regel die Behandlungen des Diabetes und der Folgen ausgeschlossen, und es werden wesentlich höhere Prämien verlangt.

Hier erfahren Sie
zunächst das Wich-
tigste darüber, wie
der Blutzuckerspie-
gel unter normalen
Verhältnissen regu-
liert wird. So kann
man besser verste-
hen, was genau im
eigenen Körper
nicht richtig funktio-
niert. Aus dem
Fremdwort »Diabe-
tes« wird damit
ein begreifbares
Phänomen.

Was im Körper bei Diabetes geschieht

Zuckerkrankheit, so wird Diabetes im Volksmund genannt. Krank an oder durch Zucker, das weist deutlicher als der medizinische Fachausdruck »Diabetes mellitus« darauf hin, was dieser Erkrankung zugrunde liegt: nämlich eine dauerhaft falsche bzw. krankhaft erhöhte Zuckerkonzentration im Körper, genauer gesagt im Blut. Die Ursache liegt, wie bereits erwähnt, beim Insulin, dem Hormon, das die Zuckermoleküle aus dem Blut in die Körperzellen schleust und dabei quasi wie ein Schlüssel funktioniert.

Fehlt Insulin, wird es vom Körper in zu geringen Mengen hergestellt; ist es weniger wirksam als normal, bleibt der Zucker im Blut, und der so genannte Blutzuckerspiegel steigt an. Abbau und Verwertung von Zucker im Körper sind also gestört.

Auch dies spielt bei der Diabetesentstehung eine bedeutsame Rolle: Eine übermäßige Aufnahme von Zucker und das entstehende Übergewicht können bewirken – die Veranlagung vorausgesetzt –, dass das Insulin nicht mehr voll wirksam ist. Das beeinflusst die Zuckerverarbeitung und leistet dem Diabetes Vorschub.

Zucker im Blut hat jeder

Zucker nehmen wir in Form von Kohlenhydraten mit der Nahrung auf. Darunter versteht man eine spezielle Nährstofffamilie, die aus verschieden großen Zuckermolekülen besteht. Unterschieden werden Einfach-, Zweifach- und Mehrfachzucker. Letztere werden auch komplexe Kohlenhydrate genannt. Die Zucker bestehen jeweils aus einer verschieden großen Zahl von Zuckerringen, die ein typisches

Netz bilden. Die Verdauung der Kohlenhydrate, also die Aufspaltung in kleinere und kleinste Bausteine, beginnt bereits beim Kauen im Mund. Das merkt man z. B., wenn man ein trockenes Stück Brot bewusst etwas länger kaut. Nach einer Weile schmeckt es süßlich. Ein Zeichen dafür, dass die komplexen, also zusammengesetzten Kohlenhydrate bereits in kleinere Zuckereinheiten zersetzt wurden, die eben süßer schmecken.

Möglich macht dies das Speichelenzym Amylase. Gleichzeitig regt der Einsatz von Amylase auch die Bauchspeicheldrüse an, im Darm schon mal Verdauungsenzyme bereitzustellen. Über Speiseröhre und Magen erreicht der Nahrungsbrei den Dünndarm, wo die eigentliche Verdauung stattfindet.

Die Umwandlung des Zuckers

Eine zentrale Rolle spielt dabei die Bauchspeicheldrüse (Pankreas). Hinter dem Magen und quer vor der Wirbelsäule liegt diese etwa 15 bis 20 Zentimeter lange Drüse, die bis zu 100 Gramm wiegen kann. Ein lebenswichtiges Leichtgewicht, das Schwerstarbeit leistet! Tag für Tag produziert sie etwa einen Liter Verdauungssaft, den klaren, farb- und geruchlosen »Bauchspeichel«, ein Gemisch aus zehn verschiedenen Enzymen, das in den Dünndarm abgesondert wird und mit dessen Hilfe der Abbau der komplexen Kohlenhydrate zu Einfachzuckern vollendet wird. Denn nur in dieser Form kann Zucker durch die Darmwände in das Blut aufgenommen werden.

Woher der Körper Energie bezieht

▶ Kurzfristig: hauptsächlich aus Kohlenhydraten, Fetten und Proteinen

▶ Mittelfristig: aus den Zuckerspeichern in Muskeln, Leber und Gehirn

▶ Langfristig: aus dem Depot des Fettgewebes

Da die Ernährung einen so großen Einfluss auf den ganzen Stoffwechsel hat, könnte man auch sagen: Nicht wenige Menschen haben sich ihren Diabetes schlichtweg angegessen.

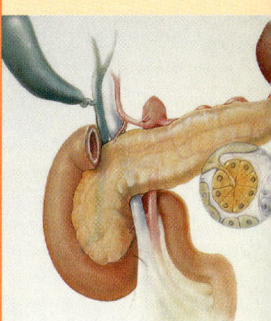

Das den Zuckerstoffwechsel regulierende Insulin wird in den Beta-Zellen (siehe Kreisvergrößerung) der Bauchspeicheldrüse produziert.

Verschiedene Zuckerformen

Zucker hat je nach Anzahl der Bausteine unterschiedliche Bezeichnungen:

▸ Einfachzucker (Monosaccharide): z. B. Glukose in Traubenzucker, Fruktose in Fruchtzucker. Schmecken süß, gelangen sehr schnell nach Verzehr in
das Blut, weil sie nicht mehr aufgespalten werden müssen.

▸ Zweifachzucker (Disaccharide): z. B. Laktose in Milch, aber auch Haushaltszucker (zusammengesetzt aus Traubenzucker und Fruchtzucker).

▸ Mehrfachzucker (Polysaccharide): z. B. Stärke in Reis, Kartoffeln und
Brot. Ihr Spaltprodukt Glukose gelangt erst nach einiger Zeit ins Blut, da
die Aufspaltung dieser hochkomplexen Kohlenhydrate Zeit benötigt.

So wird Glukose verwertet

Der größte Teil der Glukose wird über das Blut zu den Organen transportiert und mit Hilfe des Insulins in die Körperzellen eingeschleust.
Dort wird der Zucker dann mit Hilfe von Sauerstoff und Wasser ver-
brannt – ein lebensnotwendiger Prozess, Glykolyse genannt, bei dem
Energie frei wird. Ein weiterer Teil der Glukose gelangt über die Pfort-
ader in die Leber, wird quasi von ihr eingefangen und zu Glykogen
umgewandelt, die Speicherform der Glukose. Die Leber legt sich also,
sozusagen für Notfälle, ein kleines Energiedepot an. Muskeln und
Gehirn tun das Gleiche.

Was aber, wenn wir dem Körper viel mehr Kohlenhydrate zuführen, als
er für seinen Energiebedarf benötigt? Dann passiert, was viele Menschen aus leidvoller Erfahrung selbst kennen: Überschüssigen Zucker
wandelt der Organismus kurzerhand in Fett um. Das kann zwar wieder zur Energiegewinnung herangezogen werden, aber eben auch
im Fettgewebe liegen bleiben, wenn es nicht zum Einsatz kommt.
Mit »pfundigen« Folgen …

Zucker im Blut ist an sich nicht unge-
sund. Eine gewisse Menge Blutzucker hat jeder Mensch, denn neben Eiweiß und Proteinen ist er schließlich unser wichtigster Energie-
lieferant. Ohne Zucker fehlte uns die Energie zum Leben, würden unsere Körperzellen sterben.

Und wann greift der Körper auf die gespeicherte Energie zurück? Wenn er zu wenig Kohlenhydrate bekommt, etwa bei Diäten, oder wenn der Bedarf an Energie erhöht ist und der Kohlenhydratnachschub nicht ausreicht, bei viel Sport beispielsweise. Zuerst bedient sich unser Organismus am Glykogen, danach geht es ans Fett, und der Betroffene nimmt ab.

Die Regulierung des Blutzuckers

Für das reibungslose Funktionieren des Organismus ist es also wichtig, dass einerseits immer eine ausreichende Menge Zucker zur Energiegewinnung im Blut parat steht, andererseits aber der Zucker auch prompt dorthin gelangt, wo Energie benötigt wird. Um diese Aufgabe zu bewerkstelligen, besitzt der Körper ein ausgefeiltes Regulationssystem. Egal, wie viele Kohlenhydrate wir zu uns nehmen, wie viele davon durch die Körperzellen zur Energiegewinnung »verfeuert« werden: Der Körper bringt den Blutzuckerspiegel immer wieder auf einen ganz bestimmten gesunden Wert. Er überwacht und registriert wie ein Seismograf jede noch so kleine Schwankung und gleicht sie dann gezielt aus: Ein zu niedriger Blutzuckerspiegel wird angehoben, ein zu hoher wieder auf das gesunde Maß abgesenkt. Und auch hier spielt die Bauchspeicheldrüse eine entscheidende Rolle. Sie produziert nicht nur das blutzuckersenkende Hormon Insulin, sondern gleichzeitig seinen Gegenspieler, das Hormon Glukagon.

Insulin und Glukagon – ein perfektes Team

Insulin sorgt für eine Blutzuckersenkung, indem es die Zellwände für Zucker durchlässig macht. Das Hormon dockt an die Zelle an, und die öffnet sich für den Zucker. Daher auch die passende Vorstellung von einer Schlüsselfunktion des Insulins.

Die Regulation des Blutzuckers und damit der Energieversorgung im Körper brauchen wir eigentlich für all unser Tun: für sämtliche bewussten und unbewussten Bewegungen, vom Joggen bis zum Atmen, aber auch fürs Denken und die Erhaltung des Organismus insgesamt.

Gebildet wird diese lebenswichtige Substanz in den Beta-Zellen bestimmter Zellgruppen, den Langerhans-Inseln, benannt nach deren Entdecker. Es sind winzig kleine Areale, die insgesamt nur ca. zwei bis drei Prozent der gesamten Bauchspeicheldrüse ausmachen. Wird Insulin benötigt, weil sich zu viel Zucker im Blut befindet, wird das Hormon an das Blut abgegeben. Rund zwei Gramm Insulin produziert ein gesunder Mensch pro Tag.

Der Gegenspieler Glukagon

Gegenspieler des Insulins ist das Glukagon, das in den Alpha-Zellen der Langerhans-Inseln entsteht. Auch dieses Hormon wird bei Bedarf, in diesem Fall bei Abfallen des Blutzuckerspiegels, an das Blut abgegeben, wo es vor allem auf die Leber wirkt und hier die Aufspaltung des Speicherzuckers (Glykogen) in Glukose anregt. Außerdem mobilisiert Glukagon das Depotfett zur Energiegewinnung. Unterstützung gibt es von den Hormonen Adrenalin und Kortison, die ebenfalls die Freisetzung von Glukose aus Glykogen anregen. Auf der Gegenseite aber steht nur das Insulin. Es muss im Kohlenhydratstoffwechsel ganz allein für die Blutzuckersenkung sorgen. Das zeigt, welche wichtige Rolle es spielt und dass seine qualitative oder quantitative Veränderung enorme Auswirkungen auf den Körper hat.

Alles im Lot?

Für einen gesunden Blutzuckerspiegel gibt es feste Werte. Normalerweise pendelt er nüchtern – die letzte Nahrungsaufnahme liegt also mindestens acht Stunden zurück – zwischen 80 und 110 mg/dl. Nach dem Essen kann er aufgrund der Kohlenhydratverdauung auch auf 140 mg/dl ansteigen. Aber mehr nicht. Ist der Blutzucker nüchtern dauerhaft höher als 126 mg/dl, liegt ein Diabetes vor. Eine solche Menge Zucker dauerhaft im Blut zu haben, wirkt toxisch.

Besonders die schnell ansteigenden Blutzuckerspitzenwerte bei einer Diabeteserkrankung machen den Experten Sorgen. Auf die Auswirkungen einer Überzuckerung gehen wir später umfassend ein.

Der Blutzuckerwert darf aber auch nicht auf unter 70 mg/dl sinken, etwa als Folge einer Leberfunktionsstörung. Ab einer Konzentration von 50 mg/dl droht der hypoglykämische Schock, landläufig auch Unterzuckerung genannt (Hypoglykämie). Begleitet wird sie von Hungergefühlen und Schweißausbrüchen bis hin zu Koordinationsstörungen und Ohnmacht.

Ein internes Warnsystem

Zum Schutz vor diesen beiden Extremen besitzt der gesunde Körper ein Warnsystem, mit dem er den Blutzuckerspiegel pedantisch überwacht, um entsprechend reagieren zu können – eine biologische Meisterleistung. Funktioniert dieses hochkomplexe System der Blutzuckerregulation nicht mehr und ist folglich die Blutzuckerkonzentration dauerhaft erhöht, nennt man den Betroffenen zuckerkrank.

Welche Symptome bei einer Unterzuckerung auftreten und welche Gegenmaßnahmen ergriffen werden müssen, können Sie auf Seite 145 nachlesen.

Das Auf und Ab des Blutzuckers

So kann die Glukosekonzentration im Blut gesenkt werden
▸ Aufnahme in die Zellen zur Energiegewinnung

▸ Einlagerung in Form von Glykogen in Leber und Muskeln

▸ Umwandlung in Fett und Speicherung im Fettgewebe; Leber, Muskulatur und Fettgewebe sind hierbei absolut auf die Schlüsselfunktion des Insulins angewiesen

So wird der Blutzuckerspiegel angehoben
▸ Aufnahme von Glukose aus dem Darm, vorausgesetzt, man nimmt Kohlenhydrate zu sich

▸ Abbau von Glykogen zu Glukose (nur aus der Leber möglich, Muskelglykogen wird vor Ort verbraucht, gelangt nicht in das Blut)

▸ Neubildung von Glukose aus verschiedenen Ausgangsstoffen

Damit es nicht zu schwer wiegenden Verwechslungen kommt, sollten Sie immer im Hinterkopf behalten: Es gibt unterschiedliche Maßeinheiten für Blutzuckerwerte! Noch besser ist, wenn Sie den durchschnittlichen Umrechnungswert parat haben.

Blutzuckerwerte in Zahlen

Die in Deutschland übliche Angabe des Blutzuckerspiegels lautet mg/dl = Milligramm Glukose pro Deziliter Blut. In anderen Ländern ist allerdings die Angabe mmol/l = Millimol pro Liter üblich. Zur Umrechnung von mmol/l nach mg/dl müssen Sie mit 18 multiplizieren, umgekehrt durch 18 teilen.

Von mg/dl	In mmol/l	Von mmol/l	In mg/dl
35	2,0	2,5	45
40	2,2	3,0	54
45	2,5	3,5	63
50	2,8	4,0	72
55	3,1	4,5	81
60	3,4	5,0	90
65	3,6	5,5	99
70	3,9	6,0	108
75	4,2	6,5	117
80	4,5	7,0	126
85	4,8	7,5	135
90	5,0	8,0	144
95	5,3	8,5	153
100	5,6	9,0	162
110	6,2	9,5	171
120	6,7	10,0	180
130	7,3	10,5	189
140	7,8	11,0	198
150	8,4	11,5	207
160	9,0	12,0	216
170	9,5	12,5	225
180	10,1	13,0	234
190	10,6	13,5	243
200	11,2	14,0	252
220	12,3	14,5	261
240	13,4	15,0	270
250	14,0	15,5	279
260	14,6	16,0	288
270	15,1	16,5	297
280	15,7	17,0	306
300	16,8	17,5	315
350	19,6	18,0	324

(Quelle: Elisabeth Lange: Diabetes Typ 2. Südwest Verlag. München 2001)

Was »zuckerkrank« bedeutet

Die Bezeichnung »Diabetes« umfasst eine Vielzahl von verschiedenen Krankheitsbildern, die sich in Ursache, Zeitpunkt des Auftretens, Stärke der Beeinträchtigung sowie der entsprechenden Behandlung unterscheiden. Gemeinsam ist allen Diabetikern, dass ihr Blutzuckerspiegel ohne Behandlung dauerhaft oberhalb der Norm liegt. Die Hyperglykämie ist also das Kardinalsymptom.

Die Ursache dafür ist das völlige oder teilweise Fehlen des Insulins oder dessen mangelhafte Wirkung (Insulinresistenz). Dadurch fehlt der Zucker zur Energiegewinnung in den Zellen, im Blut dagegen befindet er sich im Übermaß.

Süß wie Honig – Diabetes mellitus

Dass Diabetiker »süßeres« Blut als andere Menschen haben, spiegelt sich anschaulich in der griechisch-lateinischen Bezeichnung der Krankheit wider. »Diabetes mellitus« heißt so viel wie »honigsüßer Durchfluss«. So wurde anschaulich in Worte gefasst, was Ärzte in früheren Zeiten mit ihren vergleichsweise eingeschränkten Diagnosemöglichkeiten feststellen konnten: Der Urin des Patienten schmeckte süßlich. Der Grund: Hat der Blutzucker erst einmal eine bestimmte Konzentration überschritten, wird ein Teil über die Nieren und den Urin ausgeschieden. Diese Blutzuckerkonzentration bezeichnet man als Nierenschwelle: Das Organ funktioniert wie ein Überlaufventil.

Die Geschmacksprobe bleibt den Experten heute glücklicherweise erspart; inzwischen gibt es natürlich wesentlich effizientere Methoden, die Erkrankung schon zu einem viel früheren Zeitpunkt zu diagnostizieren. Aber auch heute noch sucht man nach dem Zucker im Urin. Lässt er sich nachweisen, ist die Blutzuckerkonzentration bereits viel zu hoch, und die Krankheit befindet sich in einem fortge-

Um Folgeschäden zu vermeiden, muss man einem Diabetes so früh wie möglich auf die Schliche kommen und ihn richtig behandeln. Zu Recht sorgt man sich um all die unerkannten Fälle, in denen der Zucker sein schädliches Werk jahrelang im Geheimen verrichten kann.

schrittenen Stadium. Nicht nur, dass den Körperzellen in diesem Zustand die notwendige Energie fehlt, die Betroffenen sich schlapp und müde fühlen: Zu viel Zucker schadet den Zellen auf Dauer, ist Gift für Nerven und Gefäße.

Verschiedene Diabetestypen

Die Ursachen einer Diabeteserkrankung sind so zahlreich wie die verschiedenen Typen – mal erblich angelegt und durch falsche Ernährung selbst heraufbeschworen oder etwa durch ein Virus ausgelöst. In diesem Ratgeber stehen die beiden häufigsten Formen des Diabetes mellitus im Mittelpunkt, Typ 1 und Typ 2. Der Orientierung halber sollen hier aber auch die anderen, sekundären Formen erwähnt werden, zumal die krankhaften Vorgänge im Kohlenhydratstoffwechsel allen Diabetesformen gemeinsam sind.

Typ-1-Diabetes

Diese Form tritt deutlich seltener auf als Typ 2: Bis zu zehn Prozent aller Betroffenen sind diesem Typ zuzuordnen. Da es sich in der Regel um jüngere Menschen handelt, wird in diesem Zusammenhang oft auch vom juvenilen (jugendlichen) Diabetes gesprochen. Anders als bei Typ 2 geht diese Form der Zuckerkrankheit meistens nicht mit Übergewicht einher.

Häufig beginnt die Erkrankung im Rahmen von Infektionen, dabei meist schlagartig und nicht selten sehr dramatisch. Deshalb wird der Typ-1-Diabetes auch entsprechend schnell erkannt. Ein absoluter Insulinmangel ist schuld an dem Geschehen. Der Kohlenhydratstoffwechsel ist völlig aus der Bahn geraten. Man hat heute klare Hinweise dafür, das die Ursache in einem so genannten Autoimmunprozess zu suchen ist, also in einer Erkrankung, bei der sich

Generell ist die Vererbbarkeit des Diabetes Typ 1 eher gering: Ist ein Elternteil erkrankt, liegt die Wahrscheinlichkeit für Kinder, die Krankheit ebenfalls zu bekommen, lediglich bei fünf Prozent.

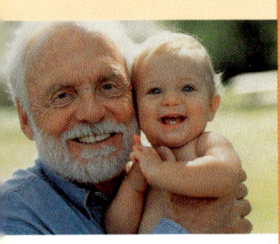

Erwachsene sind häufiger von Typ-2-, Kinder häufiger von Typ-1-Diabetes betroffen.

das Immunsystem fälschlicherweise gegen körpereigene Zellen richtet. Fatalerweise sind das in diesem Fall die Insulin produzierenden Beta-Zellen der Bauchspeicheldrüse. Die Abwehrzellen des Immunsystems verwechseln sie mit gefährlichen Feinden, greifen sie an und zerstören sie. Ein Prozess, der längere Zeit unbemerkt bleibt: Erst wenn 80 Prozent dieser Insulin produzierenden Beta-Zellen zerstört sind, bricht der Diabetes mit schwersten Symptomen aus. Die Folge: Betroffene müssen ab sofort Insulin spritzen, und das ihr Leben lang. Es ist ihre einzige Chance. Deshalb nennt man diese Form auch den insulinabhängigen Diabetes.

Die Rolle des Immunsystems

Wie das Immunsystem strukturiert ist, hängt von erblichen Faktoren ab. Eine wichtige Rolle für die Veranlagung zu einem Typ-1-Diabetes scheinen die HLA-Faktoren zu spielen. Das sind spezielle Merkmale auf der Zelloberfläche. U. a. mit ihrer Hilfe kann das Immunsystem zwischen körpereigen und körperfremd unterscheiden. Bei über 95 Prozent aller Typ-1-Diabetiker konnten die HLA-Faktoren DR3 und DR4 nachgewiesen werden. Eine genetisch bedingte Konstellation, die ein erhöhtes Risiko darstellt, am Typ 1 zu erkranken, was aber nicht notgedrungen der Fall ist: 90 Prozent aller Träger dieser Konstellation bleiben ein Leben lang unbehelligt. Es muss also noch andere Auslöser geben.

Ein weiterer Hinweis für das Vorliegen einer Autoimmunkrankheit: Man hat bei frisch erkrankten Patienten eine ungewöhnlich hohe Zahl an Antikörpern (Abwehrzellen) gegen bestimmte Eiweißstrukturen der Bauchspeicheldrüse entdeckt (u. a. GAD und IAS).

Viren stehen im Verdacht

Was genau die fehlgeleitete Immunreaktion auslöst, konnte noch nicht nicht eindeutig geklärt werden. Bestimmte Viren scheinen eine Rolle zu spielen, etwa solche, die Infektionen wie Grippe, Mumps oder Röteln auslösen, oder die weniger bekannten Coxsackie-Viren, die u. a. eine Hirnhautentzündung verursachen können. Coxsackie-Viren ähneln in ihrer Eiweißstruktur einem Enzym, das auch in den Insulin produzierenden Beta-Zellen der Bauchspeicheldrüse enthalten ist (GAD). Kommt es ganz schlimm, verwechselt das Immunsystem Virus und Beta-Zelle und greift fälschlich Letztere an. Doch viele Menschen machen eine Coxsackie-Infektion durch, ohne Diabetes zu bekommen. Es müssen also noch andere Risikofaktoren hinzukommen, die die Ausbildung eines gesunden Immunsystems beeinträchtigen.

Typ-2-Diabetes

Über 90 Prozent aller Diabetiker (also zwischen vier und fünf Millionen) haben diese Form der Krankheit. Auch wenn es später einmal notwendig werden kann, brauchen Betroffene in der Regel zunächst kein Insulin zu spritzen. Die Bauchspeicheldrüse des Typ-2-Diabetikers ist grundsätzlich noch in der Lage, Insulin zu bilden. Verschiedene Ursachen bewirken aber, dass die Insulinproduktion im Lauf der Jahre nachlässt. Ein unmerklicher Prozess und der Grund, warum die Krankheit häufig erst spät diagnostiziert wird: Nicht selten vergehen fünf bis zehn Jahre, bis dieser Diabetes entdeckt wird.

Es liegt noch weitgehend im Dunkeln, was zu den Entgleisungen des Immunsystems führt. Risikofaktoren könnten eventuell ungesunde Ernährung oder übertriebene Hygiene im Säuglingsalter sein, so die Mutmaßungen.

Diabetes trifft alle Altersstufen

Auch wenn man den Typ-1-Diabetes als juvenilen Diabetes bezeichnet, betrifft er nicht nur junge Menschen: Typ 1 wird verhältnismäßig häufig bei Menschen unter 30 Jahren festgestellt, er kann aber auch noch später auftreten. Nur ca. ein Zehntel der bis zu 300 000 deutschen Typ-1-Diabetiker sind momentan Kinder und Jugendliche; sie leiden meist schon sehr früh daran. Genauso irreführend ist der Beiname für Typ 2: Der so genannte Altersdiabetes kann sehr wohl schon in jungen Jahren ausbrechen. Um Missverständnisse zu vermeiden, wird in diesem Ratgeber ausschließlich von Diabetes Typ 1 und Typ 2 gesprochen.

Erbliche Faktoren zählen

Im Gegensatz zum Diabetes Typ 1 spielt hier die erbliche Veranlagung eine wesentlich größere Rolle bei der Entstehung. Leidet ein Elternteil am Typ-2-Diabetes, tragen die Kinder ein 40-prozentiges Risiko, an der gleichen Störung zu erkranken; sind beide Eltern betroffen, gar 60-prozentig! In manchen vorbelasteten Familien ist daher fast jeder, der über 50 Jahre alt ist, zuckerkrank.

Doch selbst in diesen Fällen müssen meist erst noch weitere Risikofaktoren hinzukommen, bevor die Krankheit ausbricht. Faktoren, die auch einen bereits bestehenden Diabetes Typ 2 gefährlich vorantreiben: Bewegungsmangel etwa, ungesunde einseitige Ernährung, vor allem aber Übergewicht. Bezeichnenderweise sind 90 Prozent aller Typ-2-Diabetiker zum Zeitpunkt der Diagnose zu dick. Wobei vor allem das Fett um den Bauch als riskant gilt. Riskanter zumindest als der Speck an Po, Hüfte und Oberschenkeln.

Bildlich gesehen, leben Menschen mit einem aufgrund von Fettansammlungen apfelförmigen Körper gefährlicher als solche mit einem birnenförmigen. Studien zufolge erkranken Apfeltypen doppelt so häufig an Diabetes.

Übergewicht und Insulinresistenz

Starkes Übergewicht hat für Menschen generell schlimme Folgen, erst recht für jene mit einer Disposition zum Diabetes Typ 2. Hier fachen die Pfunde einen schlimmen Teufelskreis an, die Insulinresistenz, die in manchen Fällen auch schon bei normalem Körpergewicht zu finden ist. Das Insulin wird bei den Betroffenen immer unwirksamer:
▶ Die Insulinschlüssel funktionieren nicht mehr so gut; jetzt werden auf einmal »zwei Schlüssel im Schloss« benötigt.
▶ Die Zielzellen reagieren viel langsamer auf das Insulin.
▶ Der Körper registriert einen vermeintlichen Mangel in den Zellen und fordert sofort mehr Insulin an.
▶ Die Bauchspeicheldrüse drückt auf die Tube und liefert die gewünschte Menge. Mit der Folge, dass größere Mengen als gewöhnlich im Blut zirkulieren, was wiederum den notwendigen Fettabbau hemmt.

Ein teuflischer Kreislauf

Eine Zeit lang gelingt es dem Körper auf diese Weise, den Blutzuckerspiegel im Normbereich zu halten. Er versucht, mit einer größeren Menge Insulin die nachlassende Wirkung zu kompensieren. Doch das viele Insulin im Blut beeinflusst fatalerweise die Insulinrezeptoren, lässt die »Türschlösser« immer unempfindlicher werden. Und so beginnt irgendwann ein dramatischer Endspurt: Das Hormon wird immer unwirksamer, die Bauchspeicheldrüse arbeitet auf Hochtouren dagegen an, bis die Beta-Zellen nach jahrzehntelanger Dauerproduktion förmlich ausbrennen und sich geschlagen geben. Die Insulinproduktion nimmt ab, der Blutzucker steigt dauerhaft an. Aus der Vorstufe des Diabetes ist eine manifeste Stoffwechselstörung geworden. Aber so weit soll es möglichst gar nicht kommen – mit einer entsprechenden Therapie wird gegengesteuert.

Gute Chancen bei Früherkennung

Für einen Typ-2-Diabetes, der in einem relativ frühen Stadium erkannt wird, sind die Chancen einer erfolgreichen Therapie sehr gut. Besteht neben der Blutzuckererhöhung nämlich eine Insulinresistenz, kann diese in vielen Fällen durch geeignete Maßnahmen wieder rückgängig gemacht werden: Durch eine Umstellung der Ernährung, mehr Bewegung und damit Gewichtsabnahme, kurz, durch eine gesündere und bewusstere Lebensweise wird das im Körper produzierte Insulin wieder wirksamer und kann die Zuckerlast wieder besser bewältigen. Und dabei genügen nicht selten schon kleine Schritte.

MODY-Diabetes

Hierbei handelt es sich um eine besonders seltene Form des Diabetes Typ 2, die schon bei Kindern und Jugendlichen unter 25 Jahren auftritt und bei der die Vererbung eine außerordentlich große Rolle spielt.

Zwei Dinge gelten heute als Grundvoraussetzungen für die erfolgreiche Therapie der Zuckerkrankheit: das frühzeitige Erkennen der Krankheit und das Erreichen oder Halten eines vernünftigen Körpergewichts.

Der Name dieser speziellen Form, MODY, ergibt sich aus den Anfangs-buchstaben der englischen Bezeichnung »Maturity Onset Diabetes on Young People«. Für den MODY-Diabetes steht bereits ein Gentest zur Verfügung, der das mögliche Risiko für diese Erkrankung klären kann. Eine wichtige Maßnahme für Familien, in denen der Typ-2-Diabetes besonders häufig auftritt. Ist das Risiko des Kindes nämlich erhöht, kann durch regelmäßige Untersuchungen eine beginnende Insulin-resistenz rechtzeitig erkannt und behandelt werden.

Sekundäre Diabetesformen

Über die genannten Diabetestypen hinaus gibt es noch weitere Dia-beteserkrankungen, denen jedoch andere Krankheiten bzw. die Gabe bestimmter Medikamente zugrunde liegen, nicht eine primäre Stö-rung des Kohlenhydratstoffwechsels. Man bezeichnet sie daher auch als sekundäre Diabetesformen.

Schwangerschaftsdiabetes

Veränderungen im Hormonhaushalt während einer Schwangerschaft können sich auch auf den Kohlenhydratstoffwechsel auswirken und einen Typ-2-Diabetes auslösen. Bei zwei bis drei Prozent aller gesun-den, erstmals schwangeren Frauen ist das der Fall. Eine Situation, die besondere Maßnahmen zum Schutz von Mutter und Kind erfordert (siehe Seite 210ff.). Auch wenn der Diabetes nach der Geburt des Kin-des wieder verschwindet, bei etwa der Hälfte dieser Frauen bricht er innerhalb der nächsten zehn Jahre erneut aus. Das Risiko ist also beachtlich. Aber: Der Diabetes wäre früher oder später wahrschein-lich ohnehin aufgetreten, jetzt sind die betroffenen Mütter jedoch vorgewarnt und können vorbeugen. Sie haben die Chance, durch Abbau von Übergewicht, ausreichend Bewegung und gesunde Ernährung den Ausbruch der Krankheit zu verhindern oder hinauszuzögern.

Wurde durch die Schwangerschaft ein Diabetes ausgelöst, so bedeutet das nicht, dass Sie kein weiteres Kind mehr bekommen sollten. Wenn Sie bestimmte Grundregeln beach-ten, steht einem zweiten Kind nichts im Weg – mehr Zuwachs sollten Sie allerdings wegen nicht kalkulierbarer Folgen nicht ein-planen.

*Lesen Sie die Beipack-
zettel von Medika-
menten immer
genau. Lassen Sie
sich Unverständliches
vom behandelnden
Arzt bzw. in der Apo-
theke erklären.*

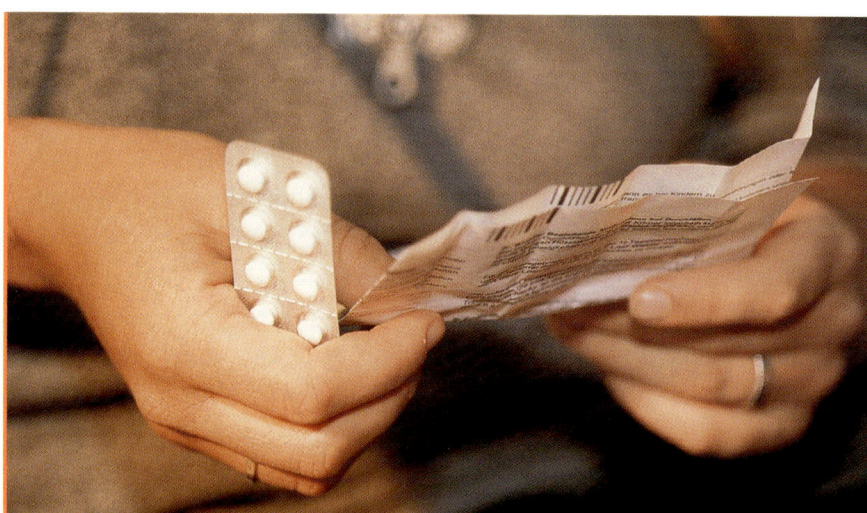

Auch zahlreiche
Hormonerkrankun-
gen können mit Dia-
betes oder seinen
Vorstufen gekoppelt
sein. Dazu gehören:
Hormonerkrankun-
gen der Schilddrüse
und der Neben-
schilddrüsen, der
Hirnanhangsdrüse,
der Eierstöcke und
der Nebennieren.

Diabetes nach Einnahme von Medikamenten

Seltener sind die Fälle, in denen die Einnahme von Medikamenten
wie Kortison, der Antibabypille oder blutdrucksenkender Mittel einen
Diabetes auslöst. Man kann zwar davon ausgehen, dass diese Medikamente nur verschrieben werden, wenn sie medizinisch wirklich
ratsam sind, d. h. der Nutzen für die Gesundheit und ein mögliches Risiko genau abgewogen wurden. Dennoch sollte man darüber informiert sein, dass sie in einigen Ausnahmefällen einen negativen Einfluss auf den Kohlenhydratstoffwechsel haben können, der zu einem
dauerhaft erhöhten Blutzucker führt.

Diabetes als Folgekrankheit

Auch bestimmte Grunderkrankungen können eine diabetische Stoff-
wechsellage auslösen und die Gesundheit des Betroffenen zusätzlich belasten: Entzündungen oder Tumore der Bauchspeicheldrüse
etwa, in deren Folge die Insulin produzierenden Beta-Zellen ganz oder

teilweise zerstört werden. Aber auch im Anschluss an eine Leberzir-
rhose oder im Verlauf einer Schilddrüsenüberfunktion kann der Blutzuckerspiegel entgleisen. Ebenso können sich bei Mukoviszidose-
kranken und Menschen mit der Eisenspeicherkrankheit Leber und
Bauchspeicheldrüse im Verlauf derart verändern, dass es später zu
einer diabetesähnlichen Erkrankung kommt.

Folgen der Insulinresistenz

Die Insulinresistenz ist das erste Anzeichen für eine erbliche Veranlagung zum Diabetes Typ 2 – ein Warnsignal, das oft unentdeckt
bleibt. Denn: Eine Insulinresistenz bereitet zunächst keine Beschwerden und lässt sich auch nicht über den Blutzuckerspiegel nachweisen,
weil die Bauchspeicheldrüse mit einer erhöhten Insulinproduktion
noch gegensteuern kann. Aber je länger dieser Zustand anhält, desto
gravierender sind die Folgen.

Die Bauchspeicheldrüse ist überfordert

Weil ständig viel Insulin im Blut zirkuliert, verstärkt sich die Fettsucht,
denn Insulin hemmt den Fettabbau. Die Fähigkeit, Glukose nach den
Mahlzeiten zu verdauen, ist nachweislich gestört (reduzierte Glukose-
toleranz). Irgendwann kommt die Bauchspeicheldrüse nicht mehr
nach und reduziert deshalb die Insulinproduktion. Der Blutzuckerspiegel steigt, der Diabetes ist jetzt manifest. Ständig zu viel Zucker
im Blut aber führt wiederum zu arteriosklerotischen Veränderungen
an den Gefäßen – mit fatalen Folgen für Herz, Gehirn, Nieren und
Augen. Bei einer Insulinresistenz besteht somit langfristig eine erhöhte Gefahr für die Gefäße. Diese nimmt noch dramatisch zu, wenn sie
mit weiteren Folgen einhergeht, die teilweise durch die Insulinresistenz
begünstigt werden und die man das metabolische Syndrom nennt.

Unter Insulinresis-
tenz versteht man
eine zu geringe blut-
zuckersenkende Wir-
kung von Insulin,
das überraschender-
weise anfänglich in
völlig normalen
oder sogar erhöhten
Mengen bei einer
erblichen Veran-
lagung zum
Typ-2-Diabetes vor-
handen ist.

Von dem metaboli-
schen Syndrom, das
früher auch Wohl-
standssyndrom
genannt wurde,
sind enorm viele
Menschen in den
westlichen Industrie-
staaten betroffen.
Experten gehen von
bis zu 30 Prozent
aus, was wiederum
den alarmierenden
Stellenwert der
Herz-Kreislauf-
Erkrankungen
erklärt. Ein fataler
Umstand, geht man
davon aus, dass ein
Großteil der Betrof-
fenen nichts daher
weiß und damit
unbehandelt lebt.

Das metabolische Syndrom – Alarmstufe Rot

Nachweisliche Risikofaktoren für die Entstehung der gefährlichen Arteriosklerose – Todesursache Nummer eins in Europa –, häufig gemeinsam
oder in Folge auftretend:

- Insulinresistenz
- Erhöhte Blutfette
- Erhöhter Blutdruck
- Übergewicht

Liegt einer oder mehrere dieser Faktoren vor, sollten Ärzte alarmiert sein
und immer auch die anderen Faktoren kontrollieren, um sie behandeln zu
können und das Risiko für die gefährliche Arteriosklerose zu reduzieren.

Arteriosklerose wird begünstigt

Herz-Kreislauf-Erkrankungen, basierend auf arteriosklerotischen Veränderungen der Gefäße, sind mittlerweile Todesursache Nummer
eins in westlichen Ländern. Herzinfarkt und Schlaganfall fordern die
meisten Todesopfer in der Bevölkerung. Die Insulinresistenz spielt
bei der Entstehung einer Arteriosklerose eine ganz wesentliche Rolle.
Aber nicht allein. Mittlerweile sind eine ganze Reihe von Risikofaktoren bekannt, die man unter dem Begriff »metabolisches Syndrom«
zusammenfasst. Sie treten häufig gemeinsam auf und erhöhen das
Risiko für Arteriosklerose immens, wobei das Vorliegen eines mani-
festen Diabetes besonders schwer wiegt: Diabetiker, heißt es, haben
ein dreimal höheres Risiko für Arterienverkalkung.

Symptome – häufig ignoriert

Der Diabetes Typ 2 beginnt schleichend. Nach jahrelangem Zustand
der Insulinresistenz kommt es irgendwann zu einer dauerhaften Erhöhung des Blutzuckerspiegels, die jedoch aufgrund ihrer sehr unspe-
zifischen Symptome ebenfalls lange unentdeckt bleiben kann.

Die Symptome können so diskret sein, dass meist viel Zeit vergeht, bevor die Diagnose gestellt wird. Oder sie werden als harmlose Alterserscheinungen abgetan. Man schätzt, dass die Krankheit im Schnitt bis zur Diagnose bereits fünf bis zehn Jahre bestanden hat. Das ist umso bedauerlicher, wenn man sich vor Augen hält, wie hilfreich eine frühzeitige Diagnose und entsprechende Änderungen der Lebensweise sein können, um die Folgeschäden hinauszuzögern: ein paar Kilogramm abnehmen, dazu eine Ernährungsumstellung und mehr Bewegung sowie eventuell eine medikamentöse Therapie.

Die frühe Diagnose ist möglich

Wer eines oder mehrere der im Kasten auf Seite 46 genannten Symptome an sich feststellt und dafür keine plausible Erklärung findet, der sollte seinen Hausarzt aufsuchen, um entsprechende Untersuchungen durchführen zu lassen. Leider ist die Sensibilisierung der Bevölkerung in dieser Richtung noch nicht weit genug vorangeschritten. Das erklärt auch den hohen Anteil unerkannter Diabetiker. Dabei gibt es verschiedene, unaufwändige Möglichkeiten, das Vorliegen eines Diabetes mit Sicherheit auszuschließen oder zu bestätigen. Die geläufigsten werden hier kurz vorgestellt.

Wesentlich dramatischer als bei Typ 2 stellt sich der Ausbruch eines Typ-1-Diabetes dar. Hier treten die drängenden Symptome, die mit dem Ausfall des Insulins einhergehen, fast immer schlagartig auf, nicht selten nach einem Infekt.

Zunächst zum Hausarzt

Fast alle genannten Untersuchungen zur Bestimmung des Blutzuckerwerts kann der Hausarzt durchführen. Dabei sollte er sich nicht nur auf die Blutglukosehandmessgeräte beschränken, die eine gewisse Fehlerquote aufweisen können. Bestehen Sie auf Blutuntersuchungen im Labor, die genauer sind. Sollten Sie zu einer Risikogruppe zählen, oder fühlen Sie sich bei Ihrem Arzt nicht gut aufgehoben, scheuen Sie sich nicht, einen anderen aufzusuchen.

Mögliche Symptome

Hinweise, die mit einem möglichen Diabetes in Zusammenhang gebracht werden können, sind:

- ▶ Appetitlosigkeit
- ▶ Erhöhte Infektanfälligkeit
- ▶ Häufiges Wasserlassen
- ▶ Juckreiz der Haut
- ▶ Konzentrationsschwierigkeiten
- ▶ Müdigkeit und Abgeschlagenheit

- ▶ Unerklärliche Gewichtsabnahme
- ▶ Mundtrockenheit
- ▶ Geschwächte Libido und Potenz
- ▶ Nachlassende Sehkraft
- ▶ Starker Durst
- ▶ Wundheilungsstörungen

Eine spezialisierte Arztpraxis brauchen Sie für die genannten Voruntersuchungen nicht aufzusuchen. Dorthin wird Ihr Hausarzt Sie bei Bedarf rechtzeitig überweisen.

Die Blutuntersuchung

Um die aktuelle Glukosekonzentration im Blut zu messen, wird Ihnen in der Regel aus der Fingerkuppe oder dem Ohrläppchen ein Tropfen Blut entnommen und mit Hilfe von Messgeräten sofort analysiert.

▶ Im nüchternen Zustand – die letzte Mahlzeit liegt dabei acht Stunden zurück – sollte der Blutzuckerwert zwischen 70 und 110 mg/dl liegen, Werte darüber müssen genauer kontrolliert werden.

▶ Ab 126 mg/dl geht man von einem Diabetes aus; natürlich muss auch dieser Wert nochmal überprüft werden.

▶ Wird der Blutzucker nach einer Mahlzeit gemessen, sind Werte über 160 mg/dl dringend diabetesverdächtig.

Der Glukosetoleranztest

Auch wenn sich Ihr Blutzuckerspiegel im Normbereich befindet: Unter Umständen wird der Arzt zusätzlich diesen Test anordnen, der etwas mehr Zeit in Anspruch nimmt. Voraussetzung für den oralen Glukosetoleranztest (OGTT): Der Patient hat sich zuvor mindestens drei Tage lang kohlenhydratreich ernährt und ist beim Test nüchtern.

Für die Untersuchung wird zunächst Blut zur Blutzuckerbestimmung abgenommen. Dann muss der Patient eine bestimmte Menge einer hochprozentigen Zuckerlösung trinken, meist ein Standardgemisch. Nach zwei Stunden wird der Blutzucker noch einmal gemessen, um zu sehen, wie der Stoffwechsel des Betroffenen auf diese »Zucker-bombe« reagiert. Dieser Test ist sehr wertvoll in der Frühdiagnostik.

▸ Als normal gelten Werte unter 110 mg/dl bzw. unter 140 mg/dl (Zwei-Stunden-Wert).

▸ Ist der Zwei-Stunden-Wert auf bis 199 mg/dl erhöht, ist die Fähig-keit des Organismus, Glukose angemessen zu verarbeiten (Glukose-toleranz), deutlich gestört. Letzteres ist ein eindeutiges Zeichen für eine vorliegende Insulinresistenz und einen sich anbahnenden Diabetes.

Der Harntest

Eine besonders einfache, aber viel weniger aussagekräftige Methode ist die Untersuchung des Harns auf seinen Zuckergehalt. Dazu wird zunächst ein spezieller Teststreifen in den Urin getaucht. Entspre-chend des Zuckergehalts kommt es hierbei zu einer ablesbaren che-mischen Farbreaktion. Daraus lassen sich Rückschlüsse auf den Zu-ckergehalt im Blut ziehen. Denn Zucker wird erst über den Harn ausgeschieden, wenn ein bestimmter Blutzuckerwert überschritten ist, die individuell unterschiedliche Nierenschwelle. Diese liegt etwa bei 180 mg/dl, also relativ hoch. Für die Früherkennung ist dieser Test daher völlig unbrauchbar, wohl aber für Massenuntersuchungen, bei denen die Bevölkerung in Routinetests untersucht wird.

Der Azetongehalt

Neben dem Harnzucker kann man mit anderen Teststreifen auch den Azetongehalt des Urins überprüfen. Auch hier ist ein positives Ergeb-nis ein klares Alarmsignal. Azeton im Urin weist auf einen massiven

Vorsicht: Durch die Einnahme von Medikamenten kann das Ergebnis eines Harnzuckertests ver-fälscht werden! Und auch Vitaminpräpa-rate, z. B. Vitamin C, können zu einem Fehlresultat auf dem Teststreifen führen.

Fettabbau im Körper hin, der Azeton freisetzt. Der Körper kann keine Energie aus dem Zucker gewinnen und muss daher auf die Fettreserven zurückgreifen. Eine fatale Situation: Der Blutzucker ist zwar gewaltig hoch, doch weil Insulin fehlt oder wirkungslos geworden ist, kommt der Zucker nicht in die Zellen.

Die Messung des HbA$_{1c}$-Werts

Nicht nur der jeweils aktuelle Blutzuckerwert ist von Interesse. Im Rahmen einer Therapie ist es für Arzt und Patient ebenso wichtig zu wissen, wie gut der Blutzucker in den letzten Wochen insgesamt eingestellt war. Der HbA$_{1c}$-Wert gibt darüber Auskunft.

Folgenden Umstand macht man sich dabei zunutze: Glukose und der Farbstoff der roten Blutkörperchen, das Hämoglobin, gehen zu einem gewissen Prozentsatz eine unlösliche Verbindung ein. Beim gesunden Menschen sind etwa sechs Prozent des Hämoglobins »verzuckert«, beim Diabetiker aufgrund des erhöhten Blutzuckerspiegels dagegen deutlich mehr; der Wert kann schon einmal über zehn Prozent liegen. Und weil diese Verzuckerung nicht rückgängig zu machen ist, sondern so lange besteht, wie das rote Blutkörperchen lebt (etwa 120 Tage), eignet sich der Test als Messinstrument für den Langzeitzuckerspiegel und hilft bei der Überprüfung der Einstellung des Diabetikers. Als Diabetiker, insbesondere Typ 1, sollte man ruhig darauf bestehen, dass dieser Test regelmäßig durchgeführt wird, für den nur etwa fünf Milliliter Blut notwendig sind.

Der Fruktosamintest

Ähnlich wie die Messung des HbA$_{1c}$-Werts, beruht dieser Nachweis auf der Verzuckerung von Substanzen; in diesem Fall handelt es sich jedoch um Eiweiße. So erhält man Aussagen über die durchschnittlichen Blutzuckerwerte der letzten acht Tage.

Ein Harnzuckertest ist eine unkomplizierte Messmethode für die häusliche Selbstkontrolle. Eine Messung des Azetongehalts wird dagegen von Ihrem Arzt veranlasst – z. B. wenn der Harntest wiederholt schlecht ausfällt oder Verdacht auf eine Funktionsstörung der Insulinpumpe vorliegt.

Nach der Diagnose – weitere Schritte

Wurde bei einer Untersuchung ein erhöhter Blutzucker festgestellt und haben die Nachfolgetests eine diabetische Erkrankung bestätigt, muss dieser niederschmetternde Befund erst einmal verarbeitet werden. Für Sie beginnt nun die lange und häufig schwierige Phase der psychischen und körperlichen Problembewältigung. Aber Sie werden merken: Während Sie sich jetzt verstärkt mit den Ursachen und Behandlungsmöglichkeiten auseinander setzen, stellen Sie fest, dass man durchaus gut mit Diabetes leben kann – natürlich anders als zuvor, aber je nach Schweregrad nicht unbedingt schlechter.

Die drei Grundpfeiler jeder Diabetestherapie

▶ Stellen Sie Ihre Ernährung auf eine ballaststoffreiche und ausgewogene Kost um. Die früheren einschränkenden Diäten sind längst überholt. Was man Diabetikern heute empfiehlt, legt man allen Menschen nahe, die fit und gesund bleiben möchten.

▶ Sorgen Sie für mehr körperliche Bewegung.

▶ Arbeiten Sie eng mit Ihrem Arzt zusammen, um die für Sie ideale medikamentöse Therapie (Tabletten oder Insulin) zu ermitteln.

Alle drei Therapieansätze ergänzen einander bzw. bauen aufeinander auf. Während ein Typ-1-Diabetiker von Anfang an Insulin spritzen muss, kann ein Typ-2-Diabetiker seinen Blutzucker unter Umständen viele Jahre lang über gesunde Ernährung und ausreichend Bewegung unter Kontrolle halten.

Doch handelt es sich auch hierbei prinzipiell um eine fortschreitende Krankheit, so dass mit der Zeit Medikamente notwendig werden, in einigen Fällen sogar die Gabe von Insulin. Letzteres ist bei 20 Prozent aller Typ-2-Diabetiker der Fall. In den folgenden Kapiteln werden Sie die Behandlungsmethoden im Einzelnen kennen lernen.

Diabetes ist zwar nicht heilbar, doch mit dem nötigen Wissen können Sie weiterhin ein normales Leben führen. Wie, das können Sie in strukturierten Kursen in Gruppenschulungen lernen, die von vielen Schwerpunkteinrichtungen angeboten werden.

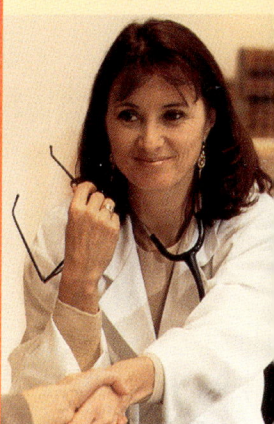

Arbeiten Sie Hand in Hand mit Ihrem Arzt – Grundvoraussetzung für eine erfolgreiche Diabetestherapie.

Rigorose Diäten sind auch
bei Diabetes zum Glück passé –
ausgewogen und vollwertig
essen, heißt jetzt die Devise.

Die richtige
Ernährung

Auch Diabetiker
dürfen genießen

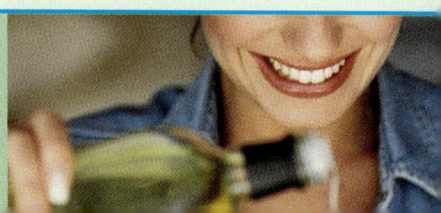

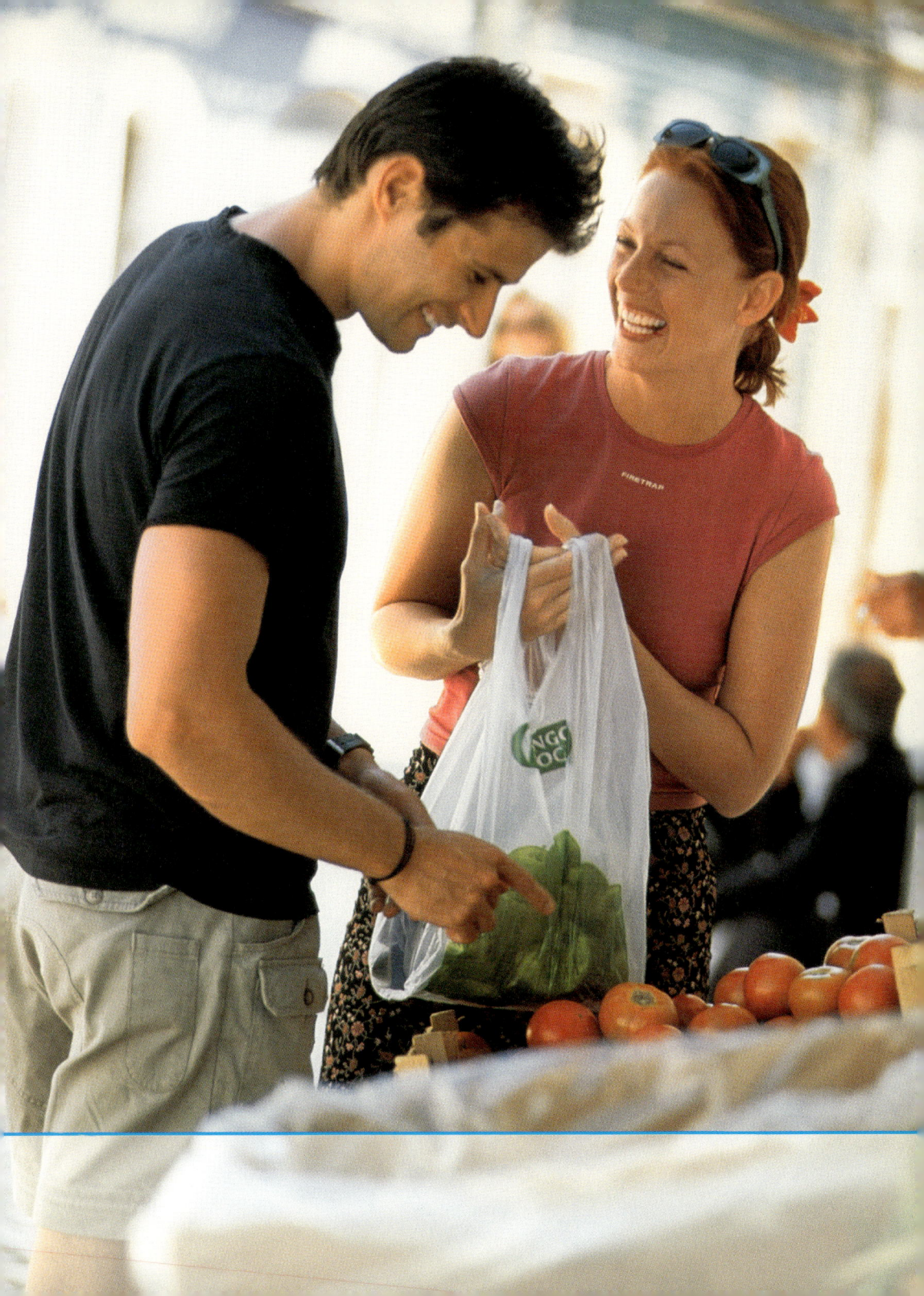

Die Reform des Magenfahrplans

In den letzten Jahren wurde in Sachen Ernährung beim Diabetes vieles auf den Kopf gestellt. Was früher als eiserne Regel galt, wird heute viel lockerer gehandhabt. Das Wort »Diabetikerdiät« jedenfalls wurde völlig aus dem Sprachgebrauch gestrichen. Es gibt nur noch ganz wenige Tabus.

Eine gesunde Kost ist das Kernstück einer Diabetestherapie – das gilt für beide Diabetestypen. Denn Sie tun sich einen großen Gefallen, wenn Sie auf eine ausgewogene, vollwertige Kost achten. Das bedeutet Chance und Fluch zugleich. Einerseits haben Sie die Möglichkeit, auf diesem Weg den Krankheitsverlauf zu beeinflussen, andererseits bedeutet das tatsächlich oft auch eine deutliche Umstellung, was vielen gar nicht so leicht fällt.

Klar: Alte, ungesunde Ernährungsgewohnheiten haben sich schließlich über Jahre etabliert. Doch wenn man weiß, dass etwa 80 Prozent aller Typ-2-Diabetiker ihre Krankheit durch rechtzeitige Änderung der Lebensweise in den Griff bekommen und auf Medikamente verzichten könnten, sollte einem dies den ersten Schritt in diese Richtung etwas leichter machen.

Essen mit Verstand

Je mehr Sie über die Vor- und Nachteile, über positive und negative Auswirkungen der einzelnen Lebensmittel auf Ihren gestörten Kohlenhydratstoffwechsel wissen, desto sicherer werden Sie im Umgang mit ihnen und desto eher werden Sie eine gute Wahl treffen können. Irgendwann werden Sie Ungesundes ganz selbstverständlich vom Speiseplan streichen, und zwar aus Selbstschutz und Überzeugung. Als Typ-2-Diabetiker müssen Sie jetzt mehrere Fliegen mit einer Klappe schlagen, denn die Ernährung dient in Ihrem Fall nicht nur dem Genuss: Sie soll sich positiv auf Ihre Stoffwechselsituation auswirken, zur Gewichtsabnahme beitragen und auf diesem Weg die Insulinresistenz verringern, was wiederum Gefäßveränderungen vorbeugt. Alles Ziele, für die es sich lohnt zu kämpfen und den »inneren Schweinehund« zu überwinden. Für Diabetiker Typ 1 gelten dagegen striktere Regeln. Hier geht es nicht darum, das Gewicht zu reduzieren, sondern Nahrungszufuhr und Insulingaben exakt aufeinander abzustimmen. Auch dafür benötigen Sie ganz spezielles, aktuelles Wissen – und das wird Ihnen bei Schulungen vermittelt.

Ganz einfach gesund

Das Beste ist jetzt gerade gut genug für Sie, muss dabei aber nicht unbedingt teuer sein. Ihre Ernährung muss allerdings hohen Ansprüchen gerecht werden. Mit einer ausgeglichenen Vollwertkost erfüllen Sie diese optimal. Ihre Mahlzeiten sollten somit hauptsächlich aus kohlenhydratreichen Lebensmittel bestehen, die für den Körper nur langsam zu verwerten sind.

Diese komplexen Kohlenhydrate (Mehrfachzucker/Polysaccharide) findet man z. B. in Kartoffeln, Reis, Pasta und Getreide. Sie sind von Vorteil, weil der Körper eine Zeit lang braucht, um sie aufzuspalten. Folglich werden die Glukosemoleküle im Darm erst nach und nach vom Blut aufgenommen. Gelangt der Zucker quasi peu à peu nach der Mahlzeit aus dem Darm in das Blut, hat der Körper es leichter, den Zucker zur Energiegewinnung in die Zellen zu schleusen. Der Blutzuckerspiegel steigt also nicht so stark an.

»Schnelle« Kohlenhydrate meiden

Nähmen Sie hingegen weniger komplexe Zucker zu sich (Zweifachzucker), wären diese in Windeseile aufgespalten, und der Blutzuckerspiegel würde plötzlich auf gefährliche Werte hochschnellen. Doch genau das gilt es ja zu vermeiden. Schnell verwertbare Kohlenhydrate stecken beispielsweise in Konfitüren, Weißmehlkuchen, hellen Brötchen, Obstsaft oder natürlich Haushaltszucker. Damit sollten Sie

Die meisten Gemüsesorten enthalten wenig Kohlenhydrate und müssen daher bei einem BE-Diätplan – bei Portionen bis 200 Gramm – nicht berücksichtigt werden. Ausnahmen sind Kartoffeln, Erbsen, Kichererbsen, dicke Bohnen, Linsen, Mais und Rote Bete.

Mit vielen Dingen dürfen Diabetiker heute wesentlich flexibler umgehen. So ist z. B. selbst Zucker nicht mehr absolut verboten. Auf kulinarische Freuden müssen Sie als Diabetiker also keineswegs verzichten – richten Sie sich danach, was Ihnen schmeckt und gut tut.

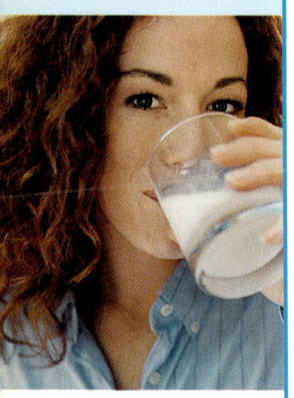

Der Fitmacher Milch enthält neben Eiweiß auch Vitamine und Mineralstoffe. Achten sollten Sie allerdings auf den Fettgehalt.

also unbedingt sparsam umgehen. Wenn Sie nicht darauf verzichten wollen, dann essen Sie wenigstens etwas dazu, das Ballaststoffe, Eiweiß oder Fett enthält. Denn diese Inhaltsstoffe werden langsamer verdaut – und mit ihnen auch die Kohlenhydrate. Die Kombination kann die Zuckeraufnahme in das Blut also etwas verzögern.

Was »Vollwert« bedeutet

Vollwertkost ist für Sie als Diabetiker genau die richtige Ernährungsform, wie im Übrigen für alle Menschen. Trotzdem gibt es dazu immer noch allerhand Vorurteile in der Bevölkerung: Manche assoziieren damit fleischloses »Körnerfutter«, halten sie für besonders teuer oder ausgesprochen zeitaufwändig in der Zubereitung. Nichts von dem trifft zu.

»Vollwert« bedeutet lediglich die glückliche und schmackhafte Kombination von vielen Vitalstoffen in weitgehend naturbelassenen, unverarbeiteten Lebensmitteln. Und die sollten Sie künftig zum Kernstück Ihrer Ernährungsweise machen.

Die Zusammensetzung der Nährstoffe

Generell wird Diabetikern und Stoffwechselgesunden heute folgende Zusammensetzung der Nahrung empfohlen: 50 bis 60 Prozent der Energie sollte aus Kohlenhydraten stammen – vorwiegend aus komplexen –, maximal 30 Prozent aus Fett und höchstens 10 bis 20 aus Eiweiß. Außerdem dürfen natürlich die wichtigen Vitalstoffe (Vitamine, Mineralien und Spurenelemente) nicht fehlen.

In der bekannten Ernährungspyramide des VFED (siehe dazu die Abbildung auf der nächsten Seite) wurde diese Faustregel umgesetzt. Vereinfacht kann man hier ablesen, bei welchen Lebensmitteln man zugreifen darf und bei welchen man sehr vorsichtig sein sollte. Letztere sitzen in der Pyramidenspitze.

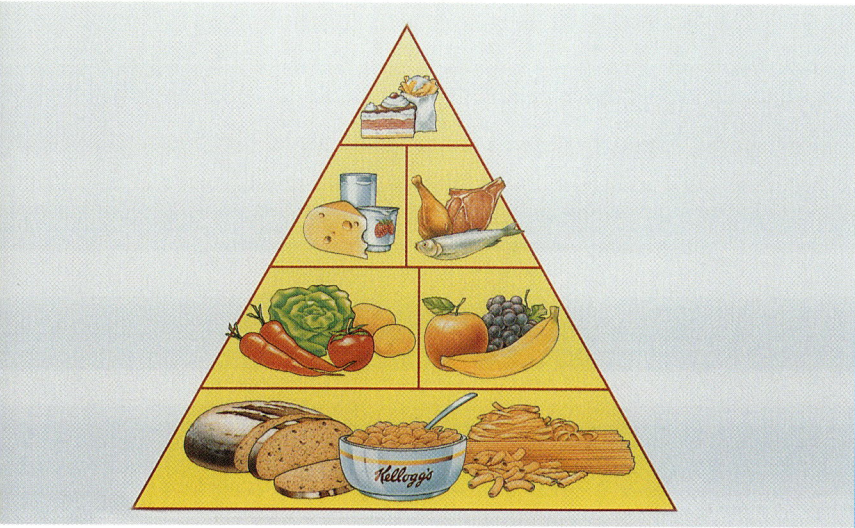

Die Basis gesunder Ernährung bilden Getreideerzeugnisse, wie z. B. Brot. Obst und Gemüse bilden die zweite Stufe, es folgen Milchprodukte, Fisch, Fleisch und Geflügel und zuletzt Süßes sowie Fetthaltiges.

Schluss mit dem Kalorienzählen

Kalorienzählen ist der Tod einer genussvollen Ernährung. Vergessen Sie also die Erbsenzählerei ein für allemal – auch als Diabetiker. Im Auge behalten müssen Sie die Kalorien aber schon. Schließlich sollte die Aufnahme nicht höher als Ihr Bedarf sein, um nicht zuzunehmen. Als Typ-2-Diabetiker werden Sie sehr wahrscheinlich sogar weniger davon zu sich nehmen wollen, damit Sie mittelfristig Gewicht verlieren. Zuvor sollen Sie aber eine Vorstellung davon bekommen, was sich hinter der Bezeichnung »Kalorie« verbirgt, die Generationen von Diätwilligen gequält und geknebelt hat.

Die Einheit für Energie

Eine Kalorie ist diejenige Wärmemenge, die erforderlich ist, um ein Gramm Wasser bei einem Druck von einer Atmosphäre von 14,5 °C auf 15,5 °C zu erwärmen. Auch diese wissenschaftliche Definition ver-

Früher ging jeder Mahlzeit eines Diabetikers eine komplizierte Berechnung der Nährwerte voraus. Penibles Zusammenzählen einzelner Kalorien können Sie getrost vergessen, wenn Sie ein paar Regeln beherzigen.

gessen Sie am besten gleich wieder. Denn ganz allgemein kann man sagen: Kalorien sind Angaben dafür, welche Menge Energie im Lebensmittel enthalten ist bzw. wie viel Energie der Körper bei der Verstoffwechslung aus dem Lebensmittel ziehen kann. Während Typ-2-Diabetiker auf Kalorien achten sollten, ist für Typ-1-Diabetiker und insulinspritzende Typ-2-Diabetiker die Broteinheit (BE) die wichtigste Größe, obwohl sich auch deren Bedeutung gewandelt hat.

Außerhalb Deutschlands ist der Begriff »BE« kaum bekannt. Auch in den neuen EU-Vorschriften wird die Broteinheit gar nicht mehr berücksichtigt. Lebensmitteltauschtabellen, so genannte Kohlenhydrataustauschtabellen, helfen, die erlaubte Menge eines Lebensmittels abzulesen, und sind im Buchhandel erhältlich.

Broteinheit – was ist das?

BE ist die Abkürzung für Broteinheit oder auch für Berechnungseinheit. Diabetiker mussten laut ärztlicher Verordnung jahrelang ihre Aufnahme von Kohlenhydraten systematisch beschränken. Zur besseren Übersicht teilte man den Kohlenhydratgehalt der einzelnen Lebensmittel in Broteinheiten auf. Eine BE entspricht der Menge eines Nahrungsmittels, das 10 bis 12 Gramm Kohlenhydrate enthält. Das sind etwa 12 Gramm Mehl, 25 Gramm Brot, 75 Gramm gekochte Kartoffeln, 100 Gramm Apfel oder 250 Gramm Milch.

Grundsätzlich können Lebensmittelportionen, die eine BE enthalten, gegeneinander ausgetauscht werden. Da aber nach neuesten Forschungen Kohlenhydrate in Verbindung mit ballaststoffreichen Lebensmitteln empfohlen werden, wird die BE von vielen Experten weniger verwendet bzw. anders interpretiert. Auch auf den Lebensmitteln findet sich kaum noch ein entsprechender Vermerk, sondern nur die Grammangaben der einzelnen Inhaltsstoffe wie Fett, Eiweiß, Kohlenhydrate und Zucker. Wollen Sie diese Angaben in eine Broteinheit umrechnen, teilen Sie die Menge der in Gramm angegebenen Kohlenhydrate durch zwölf (1 BE ~ 10–12 Gramm Kohlenhydrate) – schon erhalten Sie die Broteinheit.
(Quelle: Deutsche Diabetes-Stiftung)

Zuckeraustauschstoffe mitberechnen

Seit einigen Jahren ist eine lebensmittelrechtliche Bestimmung in Kraft, in der die Berechnung der Diabetesdiät neu definiert wird. Neben den für den Diabetiker ungünstigen Kohlenhydraten werden nun auch die Zuckeraustauschstoffe, wie etwa Fruchtzucker, Sorbit, Xylit etc., in die Berechnung einbezogen. Diese bleiben aber beim BE-Wert außen vor, weil sie – und das ist der große Vorteil gegenüber dem Zucker – den Insulinstoffwechsel nur wenig belasten. Das hat nach Ansicht der Fachleute dazu geführt, dass so genannte Zuckeraustauschstoff-Nahrungsmittel ohne Rücksicht auf die darin enthaltene Kalorienmenge verspeist wurden – mit negativen Folgen. Denn Zuckeraustauschstoffe haben fast denselben Brennwert wie Zucker. Das belastet zwar nicht den Blutzucker, macht aber dick!

Die Fettmenge niedrig halten

Zurück zur Broteinheit. Sie sollten sich vor Augen führen: Die Broteinheit diente als Grundlage, um den Kohlenhydratgehalt eines Nahrungsmittels abzuschätzen. Für Typ-1-Diabetiker und insulinspritzende Typ-2-Diabetiker unerlässlich, um den Insulinbedarf abzustimmen. Aber: Für den übergewichtigen Typ-2-Diabetiker ist die Begrenzung der Kohlenhydrate in der täglichen Nahrungsaufnahme zwar bedeutsam, aber dennoch nur die halbe Wahrheit. Sie verbietet nämlich nicht die reichliche Fett- oder Alkoholaufnahme; beides enthält jedoch besonders viele Kalorien.

Viel wichtiger und besser ist daher eine Umstellung der Ernährung auf eine fettarme Kost, in der komplexe Kohlenhydrate den größten Teil der täglichen Kalorienmenge ausmachen. Um die Menge der Nahrungszufuhr für den Anfänger überschaubar zu halten, bedient man sich somit heute lieber der Angaben, wie sie auf fast allen Lebensmitteln abgedruckt stehen, statt der BE.

Kalorientabellen leisten als grobe Orientierungshilfe immer noch wertvolle Dienste. Neben dem Blick auf die Kalorien kommt es aber auch entscheidend auf die Qualität der Nahrungsmittel an.

Frisches Obst liefert
wertvolle Vitamine
– denken Sie aber
daran, dass natürlich
die süßesten Kir-
schen oder auch
Trauben bei Diabe-
tes nicht exzessiv
genossen werden
dürfen.

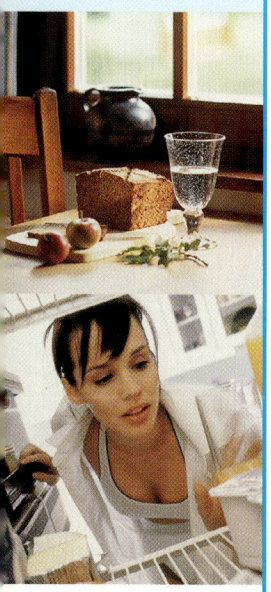

*Diabetes und Genuss
sind längst keine
Gegensätze mehr:
Die richtige Speisen-
auswahl macht's!*

Kalorientabellen als Wegweiser

Kalorientabellen werden zwar oft als Folter empfunden, sind aber ein guter Wegweiser, um abschätzen zu lernen, welche Anzahl an Kalorien, sprich, wie viel verwertbare Energie in welchen Produkten steckt. Für Diabetiker, die Insulin spritzen, ist es allerdings grundlegend, dass sie die Kohlenhydratportionen bzw. BE-Einheiten einschätzen können. Je nach aufgenommener Kohlenhydratmenge und den aktuellen Blutzuckerwerten kann dann die notwendige Insulindosis geplant werden. Das Abschätzen der Kohlenhydratmenge (bzw. BE) muss in Schulungskursen intensiv eingeübt werden. Nach einer Weile wird der Typ-1-Diabetiker durch Übung und seine Erfahrung abschätzen können, wie viel und was er essen kann und welche Insulinmenge er dafür jeweils benötigt. Ist die tägliche Insulindosis dagegen vorgegeben, muss er umgekehrt seine Ernährung anpassen und darf nur eine bestimmte Menge an Kohlenhydratportionen zu sich nehmen.

Was darf's denn sein?
Bestandteile unserer Nahrung

Die Basis Ihrer Ernährung sind also möglichst vollwertige Getreideprodukte, Kartoffeln, reichlich Salat sowie frisches Obst in maßvollen Mengen. Obst liefert zwar Vitamine und Mineralstoffe, lässt aber den Blutzucker steigen. Deshalb kombiniert man Obst so oft wie möglich mit Getreideflocken und Milchprodukten oder Brot, um eine Überzuckerung zu verhindern. Eier, mageres Fleisch (z. B. Geflügel ohne Haut) sollten einen wesentlich kleineren Anteil der Ernährung ausmachen. Außerdem gilt: Möglichst fettarm essen. Bei der Wurst sind fettarme Sorten zu wählen. Zur Orientierung: Je weicher das Produkt, desto mehr Fett ist enthalten. Dasselbe gilt für Käse.

Tipps für die Ernährung im Alltag

▶ Fünf bis sechs kleinere Mahlzeiten über den Tag verteilen, um Blutzuckerspitzen und Überzucker zu vermeiden

▶ Langsam verwertbare Kohlenhydrate zu sich nehmen, wie beispielsweise Vollkornprodukte, Hülsenfrüchte und Kartoffeln

▶ Schnell verwertbare Kohlenhydrate reduzieren oder, wenn es geht, ganz meiden

▶ Fettarme Lebensmittel und Zubereitungsarten bevorzugen

▶ Ausreichend trinken, in kleinen Schlucken und über den Tag verteilt: mindestens 1,5 Liter pro Tag, am besten Mineralwasser oder ungesüßten Kräutertee

▶ Beim Essen unterwegs immer geeignete Speisen auswählen bzw. von zu Hause mitnehmen

▶ Alkohol so oft wie möglich links liegen lassen, auch wenn das Bier oder der Wein noch so verlockend ist

Ballaststoffe – mehr als Sattmacher

Der größte Anteil der Kalorien sollte aus Kohlenhydraten kommen, der geringere Anteil aus Fetten und Eiweißen! Viele Diabetiker glauben zunächst, dass es gerade die Kohlenhydrate sind, die es zu meiden gilt, weil diese den Blutzucker erhöhen. Genau das Gegenteil ist der Fall. Kohlenhydrate sind die wichtigsten Energielieferanten für den Körper, denn vornehmlich werden sie zur Verbrennung im Stoffwechsel herangezogen. Außerdem bieten kohlenhydrathaltige Lebensmittel dem Körper wichtige Ballaststoffe, z. B. für die Bestandteile der Zellwände. Ballaststoffe sind unverdaulich und werden daher nicht zur Energieverwertung herangezogen.

Ungünstig ist fettreicher Brotbelag wie Leberwurst oder Pasteten. Versuchen Sie es alternativ mit Roastbeef oder Schweinebraten als Aufschnitt. Zusammen mit Tomaten oder Gurkenscheiben kann das köstlich schmecken.

Wie viele Ballaststoffe sind in 100 Gramm enthalten?

Äpfel	2,0 g	Kartoffeln	2,0 g
Brokkoli	3,0 g	Knäckebrot	4,2 g
Champignons	2,0 g	Pflaumen, getrocknet	9,4 g
Erbsen, gekocht	5,3 g	Roggenmischbrot	4,6 g
Erdnüsse	7,7 g	Roggenvollkornbrot	8,5 g
Feigen, getrocknet	9,2 g	Speisekleie	45,4 g
Gurken	0,5 g	Spinat	2,6 g
Haselnüsse	8,2 g	Vollkornnudeln, roh	5,2 g
Himbeeren	6,7 g	Weizenbrot	3,7 g

(Quelle: Pfarrer-Kneipp-Gesellschaft (Hg.): Kneippsche Ernährungsregeln. Bad Wörishofen o. J.)

Ballaststoffe bieten viele gesundheitliche Vorteile, sorgen aber auch für Zufriedenheit nach der Mahlzeit: Man kann so viel davon zu sich nehmen, wie man will – darf sich also satt essen.

Regen den Darm an und binden Giftstoffe

Die große Bedeutung der Ballaststoffe: Sie regeln die Darmtätigkeit, indem sie aufquellen und für ein vergrößertes Volumen sorgen, ausreichende Flüssigkeitsaufnahme vorausgesetzt. Der dadurch entstehende Druck regt die Darmtätigkeit über einen Dehnungsreiz an. Schadstoffe können so besser ausgeschieden werden. Ballaststoffe erhöhen auch Dauer und Intensität des Kauens. Dadurch erreicht man schneller ein Sättigungsgefühl. Außerdem binden Ballaststoffe im Darm Gallensäuren, wodurch dem Körper auf natürliche Weise Cholesterin entzogen und der Cholesterinspiegel gesenkt wird.

Eiweiß & Co.

Milchprodukte liefern Eiweiß, Fett, Kohlenhydrate, Vitamine und Mineralstoffe wie Kalzium, das für gesunde Knochen und Zähne sorgt. Natürlich ist der Magerjoghurt besser für Sie als sein sahniger Bruder, weil er weniger Fett enthält. Dasselbe gilt für Quark. Für Eiweiß können Sie sich merken: 10 bis 20 Prozent der gesamten Energie sollten daraus bezogen werden – bei einem angenommenen Tagesbedarf von 2000 Kilokalorien also 200 bis maximal 400 Kilokalorien. Früher rieten die Ärzte zu einem höheren Eiweißanteil, weil man Fleisch, Wurst, Eier und Käse als Hauptlieferanten ansah. Leider nimmt man damit auch viel Fett zu sich und damit oft viel mehr Kalorien als benötigt. Fleisch und Milchprodukte sind also in dieser Hinsicht sparsam zu verwenden. Als Lieferanten für pflanzliches Eiweiß kommen vielmehr Kartoffeln, Getreide und Hülsenfrüchte infrage.

Die Alternative Fisch

Fisch, vor allem Seefisch, ist ein guter Eiweißlieferant, der zudem viel wichtiges Jod enthält: Unsere Schilddrüse braucht ausreichend Jod für die Herstellung ihrer Hormone. Mit diesen reguliert sie viele Stoffwechselvorgänge und bewirkt die Erhöhung des so genannten Grundumsatzes (die Energieproduktion, die zur Erhaltung der Körperfunktionen in Ruhe benötigt wird). Dies reduziert das Körpergewicht automatisch, denn es werden viele aufgenommene Kalorien verbraucht. Verwenden Sie zusätzlich auch mit Jod angereichertes Salz.

Fett macht fett

Abnehmen und Gewichthalten sind wichtig für Typ-2-Diabetiker. Fettkalorien werden nicht primär zur Energiegewinnung herangezogen, Überflüssiges landet im Fettgewebe. Also achten Sie auf Fettaugen in Suppe und Wurst. Verzehren Sie so wenig davon wie möglich. Weniger als ein Drittel oder maximal 30 Prozent Ihres Energiebedarfs soll daraus kommen. Aber es gibt Unterschiede, »gute« und »schlechte« Fette. Ungünstig sind vor allem Fette wie Butter oder Schmalz und gehärtete Fette wie Plattenfett oder viele Margarinesorten.

Mit den im Fisch enthaltenen gesunden Omega-Fettsäuren können Sie den Fettstoffwechsel verbessern und somit einem Herzinfarkt oder der Arteriosklerose vorbeugen. Sie schützen die Gefäße und halten das Blut dünnflüssig.

Hochwertige Öle verwenden

Mit guten Fetten können Sie sogar bereits erhöhte Blutfette senken und bestehende Gefäßschäden verbessern. Sie haben einen hohen Anteil an ungesättigten, vor allem einfach ungesättigten Fettsäuren. Dazu zählen Ölsorten wie Oliven-, Raps-, Mandel-, Erdnuss- und Sesamöl. Auch Gänseschmalz, viele Nusssorten und Avocados enthalten günstige Fette – da fällt der Verzicht auf Speck, Butter oder Sahne leicht. Generell gilt übrigens: Sie sollten pflanzliche Fette den tierischen vorziehen.

Hochwertige Fette sind wichtig für eine ausgewogene Ernährung. Aber nochmal: Sie dürfen natürlich nicht die Kalorien vergessen, die Sie sich damit antun und auf die Hüften bringen.

Sichtbare Fette als Tagesportionen

400 Kilokalorien	300 Kilokalorien	200 Kilokalorien
10 g Sonnenblumenöl	20 g Diätmargarine	20 g Mayonnaise
20 g Mayonnaise	10 g Distelöl	(50 % Fett)
(50 % Fett)	10 g Olivenöl	10 g Distelöl
20 g Diätmargarine		10 g Diäthalbfett-
20 g Crème fraîche		margarine
oder	*oder*	*oder*
20 g Sahne	10 g Crème fraîche	10 g Leinöl
10 g Schweineschmalz	20 g Diäthalbfettmargarine	10 g Mayonnaise
20 g Distelöl	10 g Mayonnaise (80 % Fett)	(80 % Fett)
20 g Diäthalbfett-	10 g Rapsöl	15 g Sahne
margarine	5 g Sonnenblumenöl	
oder	*oder*	*oder*
20 g Frittierfett	20 g Kaffeesahne	20 g Kaffeesahne
20 g Distelöl	10 g Margarine	10 g Diätmar-
10 g Mayonnaise	10 g Walnussöl	garine
(50 % Fett)	10 g Mayonnaise (50 % Fett)	10 g Sojaöl
	10 g Sojaöl	

(Quelle: Elisabeth Lange: Diabetes Typ 2. Südwest Verlag. München 2001)

Richtwert sind 70 Gramm

Fettkalorien sollten allerdings ein Drittel der gesamten täglichen Energiezufuhr – auch bei Gesunden! – ausmachen. Bei 2000 Kilokalorien pro Tag sind das also etwa 665 Kilokalorien; das entspricht pro Tag rund 70 Gramm, um nicht zu-, aber auch nicht abzunehmen. Wer abspecken will, muss sich weiter einschränken. Leider ist Fett ein hervorragender Geschmacksverstärker und macht Speisen angenehm weich und cremig. So kommen viele von uns auf 130 bis 150 Gramm pro Tag statt auf das gesunde Maß von rund der Hälfte. Denken Sie daran: Ein Gramm Fett liefert bereits 9,2 Kilokalorien. Und damit doppelt so viele wie ein Gramm Eiweiß oder Kohlenhydrate. Fette sind damit die energiereichsten Nährstoffe der Nahrung. Und das gilt auch für die hochgelobten mehrfach ungesättigten Fettsäuren.

Tricks zum Fettsparen

Kochen Sie also mit wenig oder ganz ohne Fett. Das bedeutet zwar, dass sich Ihr Gaumen umstellen muss, was am Anfang gar nicht so einfach ist. Kleine Tricks können Ihnen jedoch helfen, überall Fett einzusparen, besonders dort, wo Sie es geschmacklich kaum bemerken:

▸ Legen Sie in Öl gebackene Speisen anschließend auf Küchenpapier. So wird ein Teil des Fetts aufgesaugt.

▸ Lassen Sie alle Suppen und Saucen erst einmal abkühlen, um das erkaltete Fett dann entfernen zu können. Oder besorgen Sie sich ein Fettkännchen, mit dem Sie gleich das Fett abgießen können.

▸ Dosieren Sie Ihre Fettbeigaben. Streichen Sie z. B. die Backform mit einem Pinsel aus, nicht mit Butterbrotpapier.

▸ Reduzieren oder meiden Sie Fertigprodukte und industriell hergestellte Gerichte. Sie enthalten oft viel Fett. Halten Sie bei Süß- und Backwaren, Schokoladen und Pflanzenplattenfetten Maß, denn auch in ihnen ist reichlich Fett enthalten.

Wer etwa pro Tag drei bis fünf Scheiben Brot isst und diese jeweils mit zehn Gramm Butter, Margarine oder anderem Fetthaltigen bestreicht, kommt pro Jahr auf mehr als 15 Kilogramm Fett.

Hochwertiges kalt-gepresstes Olivenöl (extra vergine) verwenden Sie am besten vorrangig für Salate. Diese Öle sollten nicht erhitzt werden, das verändert den Geschmack und kann gesundheitsschädliche Stoffe bilden. Nehmen Sie lieber Oliven-, Raps- oder Sonnenblumenöl zum Braten.

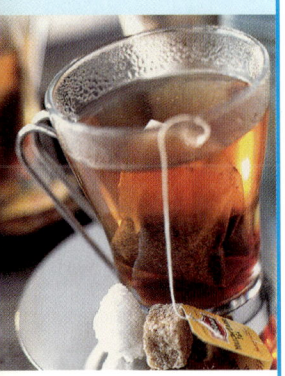

Zucker ist für Diabetiker nicht mehr völlig tabu; jedoch sollte er nur mit anderen Speisen kombiniert werden.

Die gesunde Küche des Südens

In groß angelegten Langzeitstudien konnte nachgewiesen werden, dass die Menschen in den Mittelmeerländern viel seltener an Gefäßerkrankungen leiden als ihre Nachbarn weiter nördlich. Das liegt zum größten Teil an der Verwendung von Olivenöl statt Sahne. Und zwar nicht nur für Salate, sondern auch zum Braten und sogar zum Backen wird es verwendet. Eine Mittelmeerkost mit Olivenöl und reichlich frischen Zutaten ist also genau das Richtige für Sie und weckt zusätzlich vielleicht Urlaubserinnerungen.

Zuckersüß und doch erlaubt

Und last but not least: der Zucker selbst. Ab und zu in maßvoller Menge ist er erlaubt. Seit Mitte der 1990er Jahre schon besagen Richtlinien für Diabetiker, dass Zucker, sprich Haushaltszucker, unter bestimmten Bedingungen akzeptabel ist. Das heißt nicht, dass Zucker geradezu empfohlen wird, aber zehn Prozent der täglichen Kalorienmenge aus Zucker, also schnell verwertbaren Kohlenhydraten, zu beziehen, ist in Ordnung. Das sind 30 bis 50 Gramm Zucker pro Tag. Eine solche Menge ist auch für Nichtdiabetiker ideal.

Beispiel: Wer täglich einen Bedarf von 2000 Kilokalorien hat, darf sich bis zu 200 Kilokalorien aus Zucker (zehn Prozent) genehmigen. Demnach sind 50 Gramm Zucker erlaubt. Gut zu wissen, wenn einen der Hunger auf Süßes überkommt.

Besser in Kombination

Die Meinung der Wissenschaftler hat sich diesbezüglich also etwas geändert. Trotzdem sollte der Zucker niemals solo, sondern immer kombiniert mit anderen Nährstoffen aufgenommen werden, wie etwa Ballaststoffen, die die Aufnahme in das Blut verzögern. Der Blut-

zucker würde sonst zu rasch zu hoch ansteigen. Ausnahme: ein akuter Fall von Unterzuckerung. Grundsätzlich gilt: Lebensmittel wie
Zucker, Honig, Marmelade, Kuchen, Süßigkeiten, Eis, Limonade und
auch überreifes Obst, Weißbrot, weißer Reis oder Weichweizennu-
deln stellen Ihren Körper vor eine komplizierte Aufgabe. Er wird geradezu überschwemmt von einem Zuckerangebot und ist damit überfordert. Der Körper muss blitzschnell viel Insulin aufbringen, was er
entweder nicht besitzt (Typ 1) oder nicht in gewünschter Menge liefern kann (Typ 2). Der Blutzucker schnellt hoch.
Nur ein kleiner Teil Kohlenhydrate kann jetzt auf die Schnelle in die Zellen geschleust und zu Energie umgewandelt werden.

Womit kann ich gesund süßen?

▸ *Mit Süßstoff:* Süßstoffe liefern keine Kohlenhydrate und sind in der
Regel energiefrei. Das bedeutet: Sie haben keinen Einfluss auf den
Blutzuckerspiegel. Saccharin, Zyclamat, Aspartam, Azesulfam, Thau-
matin und Neohesperidin heißen sie.
▸ *Mit Zuckeraustauschstoffen:* Fruktose, Sorbit, Xylit, Mannit, Isomalt
und Laktit gehören dazu. Sie lassen den Blutzuckerspiegel nicht oder
nur schwach ansteigen, enthalten aber fast genauso viele Kilokalorien
wie der Haushaltszucker. Bei Überdosierung kann es zu Blähungen und
Durchfällen kommen. Es sollten daher nicht mehr als 50 Gramm am
Tag und höchstens 10 bis 15 Gramm pro Mahlzeit verzehrt werden.
Übrigens: Zuckeraustauschstoffe sind auch zum Kochen und Backen
gut geeignet.
▸ *Mit Zucker:* Erfahrene Diabetiker können Zucker (bzw. Glukose, Maltose, Maltodextrin und Glukosesirup) in geringen Mengen innerhalb
einer Mahlzeit, z. B. in Form einer gesüßten Nachspeise, aufnehmen.
Pur jedoch ist Zucker nach wie vor tabu.
(Quelle: Schneekoppe (Hg.): Diabetiker-Kochbuch. München 1999)

Man weiß inzwi-
schen: Absolute Ver-
bote steigern erst
recht die Sucht nach
Süßem. Man kann
sehr viel besser mit
der Einschränkung
umgehen, wenn
man dem natür-
lichen Bedürfnis
auch einmal nach-
kommen darf.

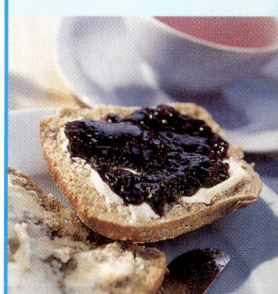

*Süße Träume dürfen
wahr werden, wenn
sie die Ausnahme und
nicht die Regel sind.*

Entdecken Sie Grünzeug neu

Obst und Gemüse sind die wichtigsten Fitmacher. Gönnen Sie sich davon so viel wie möglich, an Gemüse können Sie sich ohne Hemmungen satt essen. Am besten verzehren Sie es schonend gedämpft oder auch roh, denn jede Verarbeitung verringert den Vitamingehalt. Greifen Sie möglichst zum Grünzeug der Saison aus Ihrer Region, denn das ist frischer, weil die langen Transportwege entfallen. Für viele ist Fleisch zu den Hauptmahlzeiten ein Muss. Doch das ist oftmals nur reine Gewohnheit. Salate und Gemüse bieten eine ungeahnte Vielfalt – entdecken Sie die Geheimnisse der grünen Küche! Beachten Sie dabei folgende Dinge für die Zubereitung:

Wasser, Licht, Sauerstoff und Hitze sind die Feinde der Vitalstoffe in Gemüse. Bedenken Sie das bei der Zubereitung, und arbeiten Sie außerdem möglichst zügig.

Gemüse richtig zubereiten

▸ Gemüse nie in Wasser liegen lassen, das laugt wichtige Biostoffe aus.

▸ Waschen Sie Salat und Gemüse nur kurz unter fließendem Wasser.

▸ Verwenden Sie zum Kochen immer nur ganz wenig Wasser.

▸ Nutzen Sie das Kochwasser – außer bei Kartoffeln und Spinat – auch einmal zur Zubereitung von Saucen und Suppen.

▸ Kartoffeln in der Schale kochen; so bleiben die Vitamine erhalten.

▸ Verwenden Sie zum Schälen oder Schneiden ein scharfes Messer, damit die Gemüsefasern nicht zu stark beschädigt werden und die Vitamine A und C nicht verloren gehen.

▸ Frische Produkte sind am besten, Tiefkühlgemüse geht aber auch. Es sollte jedoch gleich verarbeitet und nicht erst lange aufgetaut werden.

▸ Obwohl sie härter und unansehnlicher sind, haben die äußeren Blätter am Salat mehr Kalzium, Eisen und Vitamin A als die inneren.

▸ Rostfreier Stahl, Glas und Emaille eignen sich am besten für Kochtöpfe. Kupfer- und Eisengefäße können Vitamine zerstören.

Erlaubt ist, was gefällt – innerhalb der Spielregeln

Damit diese Redewendung auch wirklich auf die gesunde Ernährung für Diabetiker zutrifft, gilt es, einige Regeln einzuhalten. Sie sollen dem Körper die Kohlenhydratverwertung erheblich erleichtern, die bei ihm gestört ist.

Mahlzeiten über den Tag verteilen

Essen Sie fünf kleine statt drei große Mahlzeiten am Tag. Mit der Zeit wird es Ihnen leichter fallen, die Hauptmahlzeiten zugunsten kleinerer Mahlzeiten zu reduzieren. Die Verteilung der Kohlenhydrate über den Tag sorgt dafür, dass der Blutzuckerspiegel nicht zu stark schwankt. Planen Sie für den kleinen Hunger zwischendurch somit immer eine passende Kleinigkeit ein, und vermeiden Sie es, unkontrolliert über den Kühlschrank herzufallen.

Für den Hunger zwischendurch

Wählen Sie als Zwischenmahlzeit z. B. ein Joghurt mit Müsli, frisches, nicht zu reifes Obst, Vollkornbrötchen, Knäckebrot, Gemüse oder Vollkornkekse. Auch ein Teil der Hauptmahlzeit kann zur Zwischenmahlzeit werden. Sind Sie viel unterwegs, nehmen Sie sich am besten etwas von zu Hause mit. Das ist eine gute Unterstützung, um den Versuchungen der süßen Sünden, Salzigem und der fettreichen Fastfoodkost zu trotzen.

Kleine Ausrutscher ausgleichen

Sollten Sie dennoch einmal zu viel geschlemmt haben, ist Sport oder auch mehr Bewegung, vielleicht ein Spaziergang, genau das Richtige und für Typ-2-Diabetiker die beste Notfallmaßnahme, um den hohen

Essen Sie möglichst immer langsam und bewusst. Sie werden sehen: Das fördert den Genuss. Sie lernen wieder, auch feinste Nuancen zu schmecken.

Blutzuckerspiegel abzubauen. Gartenarbeit, Tanzen und Radfahren sind ebenfalls geeignet, wenn Ihnen das Spaß machen. Haben Sie dagegen zu wenig gegessen oder eventuell zu viele Tabletten genommen, spüren Sie ein Zittern, Schwächegefühl, Schwitzen oder Kopfschmerzen. Sofortmaßnahme: Traubenzucker. Eine gewisse Menge sollten Sie deshalb immer bei sich haben. Ausnahmsweise darf es auch ein zuckerhaltiges Getränk sein.

Statistiken belegen, dass sich Singles wesentlich schlechter als Verheiratete ernähren, obwohl sie allgemein als sehr körperbewusst gelten. Aber es fehlt ihnen an Zeit. Als Diabetiker sollten Sie sich Zeit nehmen. Sie essen dann bewusster und geben Ihrem Diabetes so die Bedeutung, die ihm zukommen muss.

Tagsüber genügend essen

Berufstätige Diabetiker haben meist erst nach Feierabend Zeit und Lust, ihren diätischen Pflichten nachzukommen. Bei vielen ist die Kalorienzufuhr dann sehr nachtlastig – was gerade die Insulintherapie erheblich erschwert: Je später der Abend, desto sensibler reagiert der Körper auf das Insulin. Viele nächtliche Unterzuckerungen sind die Folge zu hoher abendlicher Insulindosierungen, die wegen großer ENahrungsmengen zwar sachlich richtig gerechnet sind, aber viel zu lange in die Nacht hinein wirken. Solche Fehler sind schwierig auszugleichen; es sei denn mit einem veränderten Essverhalten.

Der glykämische Index

Es gibt Lebensmittel, die werden so schnell abgebaut, dass der Blutzuckerspiegel geradezu hochschnellt. Bei anderen geht das viel langsamer. Die Glukose geht kontinuierlich und in kleinen Mengen in das Blut über. Kohlenhydrate haben also, je nachdem, mit welchen Speisen sie aufgenommen werden, unterschiedliche Wirkung auf den Blutzucker und damit die benötigte Insulinmenge. Um diese Tatsache zu nutzen, sollten Sie die Lebensmittel in der nebenstehenden Tabelle in ihrer Wirkung genau unterscheiden können und solche bevorzugen, deren glykämischer Index unter 60 liegt. Je größer der glykämische Index ist, desto schneller gelangt der Zucker ins Blut.

Glykämischer Index verschiedener Lebensmittel

Index	Zucker	Getreide-produkte	Stärke-produkte	Obst/ Gemüse	Sonstiges
100	Glukose (Traubenzucker)				
100–80	Maltose (Malzzucker)	Sehr helles Brot Knäckebrot Cornflakes Bier Popcorn	Schnellkochreis Bratkartoffeln Kartoffelpüree	Zuckermais	Brot Honig
80–60	Saccharose (Kristallzucker)	Graubrot Feines Roggenbrot Kekse Müsli mit Zucker Schokoriegel	Naturreis Gekochte Kartoffeln	Melonen Kürbisse Bananen Dörrobst Mais Rüben	Marmelade
60–40		Vollkornbrot Pumpernickel Müsli ohne Zucker Haferflocken	Vollkornreis Teigwaren	Äpfel Orangen Erbsen Rote Bohnen	Frischer Fruchtsalat ohne Zucker Milch
40–20		Grobes Schrotbrot Ballaststoffreiches Müsli ohne Zucker	Vollkornteig-waren	Frisches Obst Trockene Hülsen-früchte	Marmelade ohne Zucker Milchpro-dukte, Eis
20–0	Fruktose (Fruchtzucker)			Frisches Gemüse Soja Erdnüsse	

(Quelle: Elisabeth Lange: Diabetes Typ 2. Südwest Verlag. München 2001)

Sie werden schnell im Gefühl haben, was Sie essen dürfen und was nicht. Und denken Sie daran: Selbst eine Pizza können Typ-1-Diabetiker durch eine entsprechende Insulingabe verkraften. Trotzdem sollte sie die Ausnahme bleiben.

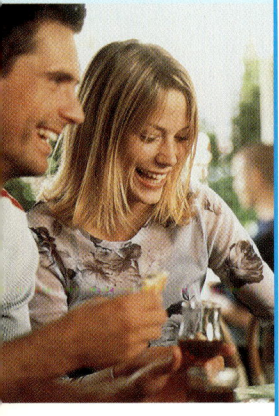

Die neue Lust am Essen: Machen Sie aus der Not eine Tugend, und entdecken Sie, wie gut gesundes Essen schmecken kann.

Die Familie mit einbinden

Da die für Diabetiker empfohlene Ernährungsweise einer ausgewogenen Kost mit kleinen Einschränkungen entspricht, ist alles, was Sie als Patient essen müssen, auch dem Nichtdiabetiker absolut zu empfehlen. Das bedeutet: Eigentlich könnten sich alle so ernähren, um ihrer Gesundheit einen Gefallen zu tun.

Wenn Ihre Familienmitglieder erst einmal erkannt haben, welche Vorteile auch sie aus einer verbesserten Ernährungsweise ziehen können, ist eine Umorientierung bestimmt sehr viel leichter zu verwirklichen. Leisten Sie also ruhig ein bisschen konstruktive Überzeugungsarbeit, natürlich auch aus praktischen Gründen: Einkaufen und Zubereitung werden einfacher, das Kochen macht mehr Spaß, »Extrawürste« fallen weg.

Im Restaurant die freie Wahl

Früher waren Restaurantbesuche für Diabetiker ein Problem. Heute müssen selbst Insulinpflichtige darauf nicht mehr verzichten. Sie müssen nur eine gesunde Auswahl treffen.

Sie haben Diabetes, aber das hindert Sie in keiner Weise daran, Ihre Nahrung zu genießen. Vieles müssen wir allerdings erst wieder entdecken: Unsere Geschmacksknospen sind von jahrelangem Fastfood und Convenience-Produkten quasi stumpf geworden und müssen sensibilisiert werden.

Auch im Restaurant können Sie sich an die empfohlenen Ernährungsrichtlinien halten. Wie wär's beispielsweise mit der asiatischen Küche: Reichlich kurz und schonend gegartes Gemüse zeichnet sie aus. Das bringt Vitamine und Mineralien sowie Flavonoide und Karotinoide auf den Teller. Dies sind die natürlichen Farbstoffe, die helfen, fit zu bleiben. Aber auch andere Küchen haben Bekömmliches und sehr Schmackhaftes zu bieten.

Alkohol – das Maß macht's

Natürlich wissen Sie bereits, dass zu viel Alkohol der Gesundheit schadet. Warum es also nochmals erwähnen? Nur um Ihnen zu sagen, dass Sie es lieber lassen sollten? Genau! Denn der Zucker im Alkohol treibt Ihren Blutzuckerspiegel extrem in die Höhe, und je eher Sie Ihren Alkoholkonsum einschränken, desto besser. Sie müssen aber keineswegs auf Alkohol verzichten. Sprechen Sie mit Ihrem Arzt darüber. Er wird Sie beraten und Ihnen vielleicht empfehlen, trockene Weine zu bevorzugen, die über einen geringen Restzuckergehalt verfügen. Erkennen kann man solche Weine im Laden daran, dass sie ein gelbes DLG-Siegel tragen – jedenfalls die deutschen. Sie enthalten einen Zuckergehalt von höchstens vier Gramm pro Liter. Konsumieren Sie alkoholische Getränke nur in Verbindung mit einer kohlenhydratreichen Mahlzeit. Das mag Sie wundern, wo doch Alkohol schon den Blutzuckerspiegel erhöht. Danach sackt er aber wieder ab, oftmals noch Stunden später. Die langsam verwertbaren Kohlenhydrate können das Risiko der gefährlichen Unterzuckerung abfangen, indem sie den Blutzuckerspiegel ausgleichen.

Übergewichtige Typ-2-Diabetiker sollten schon der Kalorien wegen auf Alkohol verzichten. Grundsätzlich gilt: Ein Glas Wein pro Tag – und nicht nur solcher mit dem genannten Weinsiegel – ist für Diabetiker in der Regel kein Problem. Leiden Sie schon unter Diabetesfolgeerkrankungen, sollten Sie aber ganz auf Bier und Wein verzichten.

»Rauchen gefährdet die Gesundheit«

»Wenn ich aufhöre zu rauchen, werde ich dick. Nervös. Unausstehlich.« Solche und ähnliche Ausreden hört man häufig, wenn es darum geht, mit dem Rauchen aufzuhören. Natürlich: Rauchen schadet der Gesundheit. Es steht auf jeder Packung. Aber selbst das Vorführen von Raucherbeinen lässt den echten Raucher nicht von dem Glimmstängel zurückschrecken. Überlegen Sie einmal sehr genau, ob Sie die Anstrengung nicht unternehmen sollten. Denn beim Diabetiker ist das Risiko für Gefäßkrankheiten sowieso schon erheblich erhöht – was sich durch das Rauchen noch dramatisch verstärkt. Sie schaden sich gewaltig!

Bitte beachten Sie bei der Kohlenhydrataustauschtabelle: Ein BE-Schätzwert entspricht zehn bis zwölf Gramm Kohlenhydraten (einer Portion Kohlenhydrate).

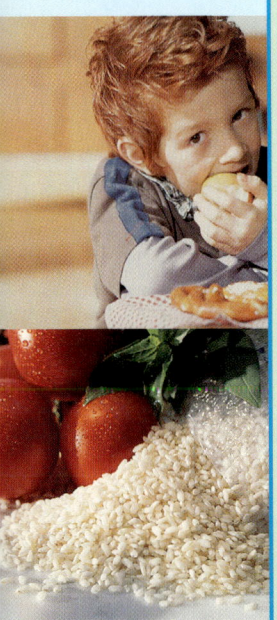

Grundsätzlich sind komplexe Kohlenhydrate (z. B. in Reis) den schnell verwertbaren vorzuziehen.

Kohlenhydrataustauschtabelle

Nährmittel, Getreide	Menge	1 BE	kcal
Buchweizen	1 gehäufter EL	20 g	60
Cornflakes	3 EL	15 g	60
Graupen, Grieß	1 gehäufter EL	20 g	60
Grünkern, Schrot oder ganzes Korn	2 EL	20 g	60
Haferflocken	2 gehäufte EL	20 g	60
Hirse	1 gehäufter EL	15 g	60
Kartoffelpüree, Knödelmehl	1 gehäufter EL	15 g	50
Paniermehl	1 gehäufter EL	15 g	60
Puddingpulver	1 gehäufter EL	15 g	50
Reis, roh	1 gehäufter EL	15 g	60
Reis, gekocht	2 gehäufte EL	45 g	60
Sago, Stärkemehl (Mais-, Reis-, Kartoffelstärke)	1 gehäufter EL	15 g	50
Teigwaren, roh	Bitte wiegen	20 g	70
Teigwaren, gekocht	Bitte wiegen	60 g	70
Vollkornmehl (Weizen, Roggen)	2 EL	20 g	60
Weizenmehl, Type 405	1 gehäufter EL	15 g	60

Brot			
Brötchen, Brezel	1/2 Stück	25 g	60
Toast (Weizen, Roggen)	1 Scheibe	25 g	60
Weizenmischbrot	1/2 Scheibe	25 g	60
Roggenmischbrot	1 dünne Scheibe	30 g	60
Vollkornbrot (Weizen, Roggen, Leinsamen)	1 kleine Scheibe	30 g	60
Knäckebrot, Zwieback	2 Stück	20 g	70

Milch und Milchprodukte			
Voll-, Dickmilch, Joghurt, Kefir (je 3,5 % Fett)	2 Tassen	1/4 l	170

Kohlenhydrataustauschtabelle

Milch und Milchprodukte	Menge	1 BE	kcal
Milch, Sauermilch, Joghurt, Kefir (je 1,5 % Fett)	2 Tassen	1/4 l	120
Buttermilch, Molke, Magerjoghurt	2 Tassen	1/4 l	90

Gemüse, Hülsenfrüchte	Menge	1 BE	kcal
Kartoffeln	1 mittelgroße	80 g	50
Kartoffelknödel	1/2 Knödel	50 g	60
Kartoffelbrei	2 gehäufte EL	100 g	80
Pommes frites	1/2 Tasse	35 g	110
Hülsenfrüchte, roh	2 EL	25 g	75
Hülsenfrüchte, gekocht	3 gehäufte EL	50–70 g	75
Grüne Erbsen (frisch oder aus der Dose)	3 gehäufte EL	110 g	70
Dicke Bohnen	9 EL	170 g	70
Maiskörner	4 EL	80 g	70
Maiskolben	3/4 mittelgroßer	170 g	70
Rote Bete	1 Schälchen	140 g	70

Obst	Menge	1 BE	kcal
Ananas	1 große Scheibe	90 g	50
Apfel	1 mittelgroßer	100 g	50
Aprikose ohne Stein (120 g mit Stein)	2 Stück	130 g	50
Banane ohne Schale (60 g mit Schale)	1/2 mittelgroße	90 g	50
Birne	1 kleine	120 g	60
Brombeeren	9 EL	170 g	50
Erdbeeren	15 mittelgroße	200 g	50
Grapefruit ohne Schale (130 g mit Schale)	1/2 Stück	200 g	50
Heidelbeeren	8 EL	170 g	50

Gemüse und Salate, deren geringer Kohlenhydratanteil nicht berücksichtigt werden muss: Auberginen, Brokkoli, Blumenkohl, Chicorée, Chinakohl, Eisberg-, Endivien-, Feldsalat, Fenchel, grüne Bohnen, Grünkohl, Gurken, Karotten, Kohlrabi, Kopfsalat, Kürbis, Lauch, Paprikaschoten, Pilze, Radicchio, Radieschen, Rettich, Rosenkohl, Rotkohl, Rhabarber, Sauerkraut, Schwarzwurzeln, Sellerie, Spargel, Spinat, Tomaten, Weißkohl, Wirsing, Zucchini und Zwiebeln. Eine 200-Gramm-Portion dieser Gemüse enthält ca. 40 Kilokalorien.

Der Kohlenhydrat-
anteil von Erd-,
Hasel-, Kokos-, Para-
und Walnüssen
sowie Mandeln ist
so gering, dass er
unberücksichtigt
bleiben kann; aller-
dings enthalten
diese Lebensmittel
reichlich Fett.

Kohlenhydrataustauschtabelle

Obst	Menge	1 BE	kcal
Himbeeren	12 EL	200 g	50
Holunderbeeren	6 EL	170 g	50
Honigmelone mit Schale	1/12 Stück	130 g	50
Rote Johannisbeeren	10 EL	200 g	60
Schwarze Johannisbeeren	9 EL	180 g	50
Sauerkirschen	12 Stück	110 g	50
Süßkirschen	10 Stück	100 g	50
Kiwi	1 mittelgroße	120 g	60
Mandarine ohne Schale (120 g mit Schale)	2 Stück	160 g	50
Nektarine mit Stein	1 Stück	110 g	60
Orange ohne Schale (130 g mit Schale)	1 mittelgroße	180 g	50
Pfirsich ohne Stein (130 g mit Stein)	1 Stück	140 g	60
Pflaumen ohne Stein (110 g mit Stein)	4 kleine	120 g	50
Stachelbeeren	20 Stück	150 g	50
Trockenobst	Bitte wiegen	20 g	50
Wassermelone mit Schale	1/8 Stück	250 g	50
Weintrauben	10 mittelgroße	80 g	60

Obst- und Gemüsesäfte (ohne Zucker)			
Apfelsaft	1 kleines Glas	1/8 l	60
Grapefruitsaft	1 kleines Glas	1/8 l	50
Karottensaft	1 Glas	1/4 l	50
Orangensaft	1 kleines Glas	1/8 l	60

Nüsse und Hartschalenobst			
Cashewnüsse (ohne Schale)	2 EL	40 g	235
Kastanien (ohne Schale)	5 Stück	30 g	60

Fettaustauschtabelle

Streich- und Kochfette, Eier		Portion	kcal
Butter, Margarine, Mayonnaise		10 g	75
Milch halbfett, Margarine halbfett		25 g	90
Pflanzenöle, Butterschmalz, Kokosfett		10 g	90
1 Hühnerei (Gewichtsklasse 4)		6 g	85

Milch, Milchprodukte, Käse

		Portion	kcal
Trink-, Dickmilch, Joghurt, Kefir	(3,5 % Fett)	280 g	180
Fettarme Milch, Joghurt	(1,5 % Fett)	625 g	345
Saure Sahne, Sahnejoghurt	(10 % Fett)	100 g	120
Süße Sahne, Schlagsahne	(30 % Fett)	30 g	90
Crème fraîche	(40 % Fett)	25 g	90
Camembert	(30 % Fett i. Tr.)	75 g	170
Camembert	(45 % Fett i. Tr.)	50 g	150
Edamer, Tilsiter	(30 % Fett i. Tr.)	60 g	150
Edamer, Tilsiter	(40 % Fett i. Tr.)	40 g	130
Emmentaler, Gouda	(45 % Fett i. Tr.)	35 g	130
Chester, Edelpilzkäse	(50 % Fett i. Tr.)	30 g	120
Schmelzkäse	(45 % Fett i. Tr.)	45 g	120
Quark, Hüttenkäse	(20 % Fett i. Tr.)	200 g	220
Mozzarella, Schafskäse	(40 % Fett i. Tr.)	65 g	150

Fleisch

	Portion	kcal
Hackfleisch, gemischt (Rind, Schwein)	50 g	130
Hammelfleisch, Keule, Schlegel	55 g	130
Kalbfleisch, Bug, Schulter, Kotelett	380 g	420
Kalbfleisch, Keule, Schlegel, Haxe	280 g	310
Kalbsschnitzel	550 g	550
Kalbsherz	195 g	230
Kalbsleber	245 g	320

Bitte beachten Sie bei der Fettaustauschtabelle: Die in Gramm angegebenen Portionen enthalten zehn Gramm Fett und die in der entsprechenden Spalte angegebene Kalorienmenge. Bei Mager- und Buttermilch sowie magerem Speisequark wird kein Fett berechnet.
100 Gramm dieser Produkte enthalten jeweils 80 Kilokalorien.

Damit Sie möglichst flexibel mit den Richtlinien für Ihre Ernährung umgehen können und so essen können, wie es Ihren persönlichen Vorlieben entspricht, reicht es erst einmal aus, dass Sie sich die Besonderheiten dieser Tabelle einprägen. Sie bilden die Grundlage für Ihre tägliche Ernährung.

Fettaustauschtabelle

Fleisch	Portion	kcal
Kalbszunge	160 g	210
Lammkotelett, Filet	70 g	140
Rindfleisch, Lende, Roastbeef	220 g	290
Rindfleisch, Brust	70 g	130
Rindfleisch, Bug, Schulter, Rostbraten	130 g	200
Rindfleisch, Filet	250 g	300
Rindfleisch, Keule, Schlegel, Fehlrippe	150 g	230
Rinderleber	325 g	370
Rinderzunge	60 g	130
Schweinefleisch, Bug, Keule, Haxe, Kotelett	100 g	180
Schweinefleisch, Filet, Schnitzel	120 g	160
Schweineleber	175 g	140
Schweineherz	210 g	220
Schweinezunge	55 g	230

Wild und Geflügel

	Portion	kcal
Hase (Durchschnitt)	330 g	400
Hirsch (Durchschnitt)	300 g	360
Reh, Keule, Schlegel	800 g	780
Rehrücken	310 g	400
Ente (ganz)	60 g	140
Gans (ganz)	30 g	110
Brathuhn (ganz)	180 g	250
Hühnerbrust (ohne Fettberechnung)	100 g	110
Suppenhuhn	50 g	130
Hühnerleber	215 g	300
Truthahn (ganz)	70 g	150
Truthahn (Keule)	280 g	340
Truthahnbrust (ohne Fettberechnung)	100 g	110

Fettaustauschtabelle

Wurstwaren und Fleischerzeugnisse	Portion	kcal
Speck, durchwachsen	15 g	90
Mettwurst, Salami	20 g	100
Blut- und Leberwurst, Teewurst, Schweinsbratwurst, Gelbwurst, Mortadella	25 g	100
Presssack, Schinken, roh und geräuchert	30 g	110
Leberkäse, Leberpastete, Lyoner	35 g	110
Kalbsbratwurst, Fleischwurst, Weißwurst	40 g	120
Bierschinken, Wiener Würstel	50 g	120
Kasseler Ripperl	60 g	150
Schweineschinken, gekocht und mager	80 g	170
Bündner Fleisch, Rinderschinken	105 g	260
Corned Beef	175 g	260
Geflügelwurst, fettarm	200 g	220
Lachsschinken, ohne Fettrand	250 g	380
Tatar	300 g	340

Fisch		
Forelle, Renke, Felchen (ganzer Fisch)	350 g	370
Goldbarsch, Heilbutt	300 g	330
Karpfen (ganzer Fisch)	210 g	250
Makrele, Lachs, Hering	70 g	150
Brathering, Bückling, Makrele geräuchert	65 g	150
Hering in Gelee	80 g	140
Matjesfilet, Thunfisch in Öl	45 g	120
Aal, Schillerlocke geräuchert	35 g	200

Sonstiges		
Kartoffelchips	30 g	150
Pommes frites	70 g	200

(Quelle: Deutsche Gesellschaft für Ernährung)

Bei Seelachs, Schellfisch, Kabeljau, Hecht, Scholle, Zander, Seezunge, Tintenfisch und Schaltieren wird kein Fett berechnet.
100 Gramm dieser Lebensmittel enthalten jeweils 80 Kilokalorien.

Ernährung bei konventioneller und intensivierter Insulintherapie

Als Typ-1-Diabetiker, unter Umständen auch als Typ-2-Diabetiker in einem späteren Stadium, ist Ihre Insulinproduktion derart eingeschränkt, dass Sie ohne Insulinspritzen nicht auskommen. Darauf müssen Sie auch Ihre Ernährung ausrichten. Bei der konventionellen Insulintherapie ist die Insulindosis für den Tag vorgegeben. Entsprechend viele Kohlenhydratportionen müssen Sie aufnehmen.

Der Mahlzeitenplan ist diesbezüglich genau festgelegt. Drei Hauptmahlzeiten und zwei Snacks sind dabei üblich. Sie müssen in jedem Fall die vorgegebenen Mengen einhalten, sonst kommt der Blutzucker aus dem Lot. Also: Egal, ob Sie Hunger haben oder nicht, eine bestimmte Menge an Kohlenhydraten braucht Ihr Körper, damit das Gleichgewicht stimmt. Ansonsten drohen Unter- oder Überzuckerungen (siehe auch Seite 145).

Genaue Planung ist unumgänglich

Die Auswahl der Nahrungsmittel aber unterscheidet sich nicht von der, die Diabetikern des Typs 2 gut tut. Sie wissen ja, welche Kohlenhydrate günstig und welche schlecht sind. Schnell wirkende sind stets zu vermeiden. Langsam wirkende sind günstig, weil sie den Blutzuckerspiegel nur geringfügig, dafür aber über einen längeren Zeitraum erhöhen.

Die Menge des Insulins ist genau nach der Kohlenhydratmenge ausgerichtet. Denn man will den optimalen Status möglichst über den ganzen Tag erhalten. Planen Sie ein Sporttraining oder andere Aktivitäten, die vom Alltag abweichen und den Blutzuckerspiegel beeinträchtigen, müssen Sie dieser Veränderung die Nahrungsmittelaufnahme und/oder die Insulindosis anpassen.

Anpassungsfähige Therapieform

Ist Ihnen ein strenges Einhalten eines diabetischen Mahlzeitenplans nicht möglich, besprechen Sie mit Ihrem Arzt, ob für Sie vielleicht eine intensivierte Insulintherapie infrage kommt, die heutzutage ohnehin die gängigere ist. Bei dieser müssen Sie sich, was Essen und Ernährung angeht, im Tagesablauf am wenigsten einschränken. Die Insulindosis bei dieser Therapieform richtet sich jeweils danach, wie viel Sie essen oder wie viel Sie sich bewegen wollen sowie nach Ihren aktuellen Blutzuckerwerten. Voraussetzung ist allerdings, dass Sie Ihren Blutzucker mehrmals täglich messen und die Insulindosis, die Sie kurz vor oder nach dem Essen spritzen (je nach Insulintyp) der Menge an Kohlenhydraten anpassen – und dies gut beherrschen.
Bei der intensivierten Insulintherapie dürfen Sie fast alles essen und trinken, worauf Sie Appetit haben, am besten wieder nach den Richtgrößen einer ausgewogenen Vollwertkost. Ausnahme sind gesüßte Getränke. Diese lassen den Blutzuckerspiegel quasi explodieren.

Hilfsmittel bei der Essensumstellung

Eine genussvolle Ernährung ist auch für Diabetiker möglich – so viel steht fest. Denn richtig essen heißt nicht fasten und sich nur kasteien, das ganze Leben umkrempeln. Natürlich: Menschen, bei denen ein Typ-2-Diabetes festgestellt wird, sind überwiegend in der zweiten Hälfte ihres Lebens angekommen. Sie haben ihre Gewohnheiten und Vorlieben bereits fest in ihr Leben integriert und möchten meist nur sehr ungern auf Liebgewonnenes verzichten. Mit der Diagnose »Diabetes« muss aber manche eingeschliffene Gewohnheit über Bord geworfen werden. Die erste Reaktion ist in vielen Fällen: verdrängen und sich selbst belügen. Oder: immer wieder vertrösten und sich gut zureden, aber nicht handeln.

Wenn gerade einige Ihrer Lieblingsnahrungsmittel wegen der Erkrankung auf dem Index stehen, können Sie es mit Lightprodukten versuchen, wenn Sie nicht ganz darauf verzichten wollen.

Dass die Ernährungsumstellung nicht immer gleich optimal gelingt, ist nachvollziehbar und menschlich. Aber in den meisten Fällen muss sie ja auch gar nicht von heute auf morgen komplett vollzogen werden. Oft reicht es, sich Schritt für Schritt, dafür aber dauerhaft, an das Ziel heranzuarbeiten.

Morgen, morgen, nur nicht heute ...

»Morgen fange ich an, all meine Vorsätze in die Tat umzusetzen.« – »Nur noch einmal eine Praline, ein Stück Torte oder ein üppiges Mahl genießen!« Klar, verordnete Veränderungen können das Leben zur Qual machen. Arbeiten Sie daher ruhig an Ihrer inneren Einstellung. Versuchen Sie es zumindest.

Sehen Sie die Sache positiv: Veränderungen zuzulassen, bedeutet auch, sich Neuem zu öffnen und bisher Unbekanntes kennen zu lernen. Und das ist eine Chance, die Ihnen neue Wege zu ganz anderen Lebensweisen eröffnet. Und: Es muss schließlich nicht alles von heute auf morgen passieren.

Die Umgewöhnung braucht Zeit

Lassen Sie sich Zeit, um herauszufinden, mit welchen Veränderungen Sie am besten zurechtkommen und welche Sie sogar als Bereicherung empfinden. Haben Sie etwas Geduld mit sich, wenn der »innere Schweinehund« nach Altbekanntem ruft. Fangen Sie immer wieder von vorne an. Mit der Zeit werden Sie nachhaltig Ihr neues Leben so gestalten können, wie es Ihnen gut tut. Ohne Zweifel: Vieles werden Sie auch als Gewinn erkennen. Vielleicht werden Sie sogar den Kopf schütteln, wie sorglos – und eventuell verantwortungslos – Sie früher mit Ernährung umgegangen sind.

Der Austausch mit Leidensgenossen

Denken Sie auch daran: Sie sind nicht allein. Viele stehen vor der Herausforderung, sich an die Erfordernisse dieser Krankheit anpassen zu müssen – und Gemeinschaft macht stark.

Nehmen Sie möglichst früh an den Diabetikerberatungskursen bei Ihrem Hausarzt oder in Ihrer Diabetes-Schwerpunktpraxis teil. Dort sind Fachärzte und speziell ausgebildete Ernährungsberater, die Sie mit allem Rüstzeug ausstatten, das Sie für eine konsequente Umsetzung Ihrer Ernährungsziele benötigen. Hier haben Sie außerdem die Gelegenheit zum Austausch mit anderen Mitstreitern. Das macht Mut – auch mal zu scherzen und zu lachen; das hilft, einen eventuell verlorenen Sinn für Humor wiederzufinden.

Führen Sie ein Tagebuch

Ein Ess- und Befindlichkeitstagebuch zu führen, kann sehr sinnvoll sein, vor allem für Typ-1-Diabetiker. Besonders am Anfang der Umstellung, wenn Ihnen noch die Routine fehlt, um sich Ihrer Sache sicher zu sein. Ein Muster für ein solches Tagebuch finden Sie auf Seite 82. Schreiben Sie darin alles auf, was Ihnen erwähnenswert erscheint. Auf diese Art können Sie sich selbst und Ihre Gewohnheiten besser kennen lernen. Beispielsweise sollten Sie notieren:

▸ Was Sie an einem Tag essen. Ergänzen Sie zu allen Lebensmitteln die entsprechenden Kalorienangaben.
▸ Welche Gründe Sie hatten, etwas Bestimmtes zu essen.
▸ Welche Gefühle Sie dabei hatten.
▸ Welche Blut- oder Harnzuckerwerte Sie festgestellt haben.
▸ Wie sich Ihr Essverhalten auf Ihren Stoffwechsel auswirkte.

Als Langzeitübung sinnvoll

Ein solches Tagebuch sollten Sie mehrere Monate lang führen, am besten zunächst einmal über ein halbes Jahr hinweg. Für etwa vier bis sechs Wochen tragen Sie Ihre Beobachtungen täglich ein. Danach können Sie dazu übergehen, zwei- bis dreimal in der Woche etwas in Ihrem Tagebuch zu vermerken. Seien Sie ehrlich in allem, was Sie schreiben, sonst hat die ganze Übung keinen Sinn. Denn nur dann werden Sie die Gründe für Ihr bisheriges Essverhalten herausfinden und es bewusst und nachhaltig verändern können.

Diabetesschulungen sind das A und O bei der ersten Kontaktaufnahme mit der Krankheit. Dort erfahren Sie nicht nur alles Nötige zum Thema »Ernährungsumstellung«, sondern auch vieles andere, das Ihnen den Umgang mit der Krankheit erleichtert.

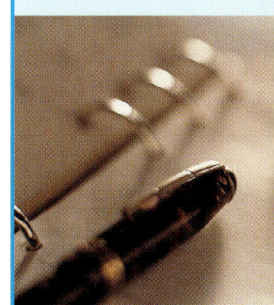

Das Tagebuch kann zum wertvollen Begleiter einer Diabetestherapie werden.

In der Rubrik »Bemerkungen« können Sie alle Dinge notieren, die von Ihrer Tagesroutine abweichen, z. B. Unterzuckerung (mit Uhrzeit), besondere körperliche Anstrengungen, Familienfeiern, Theater- und Konzertbesuche, Ärger oder Streit.

Muster für eine Tagebuchseite

Uhrzeit

Was ich gegessen habe

Kilokalorien

Warum ich bestimmte Dinge gegessen habe

Wie es mir dabei geht

Blutzucker (BZ)/Harnzucker (HZ)

Bemerkungen

(Quelle: Bayer DiabetesHaus (Hg.): Genuss, Gesundheit, Wohlbefinden)

Übergewicht abbauen

Nahezu jeder zweite Deutsche ist übergewichtig. Rund 15 Prozent der Betroffenen sind sogar sehr bis extrem dick, Tendenz steigend. Somit ist das Problem Übergewicht schon lange kein Problem Einzelner mehr. Häufig handelt es sich leider um ein chronisches Krankheitsbild mit weit reichenden Folgen für die Gesundheit und somit auch für die Lebenserwartung.

Keine radikalen Maßnahmen

Auch Typ-2-Diabetiker sind in aller Regel übergewichtig. Häufig haben die überschüssigen Pfunde überhaupt erst die Insulinresistenz herbeigeführt, die ihrerseits wieder durch Übergewicht voranschreitet. Deshalb ist Abnehmen angesagt, keine Frage. Aber – das haben neuere Studien gezeigt – Diabetiker müssen nicht gertenschlank werden; erst recht nicht von heute auf morgen. Denn schon eine Gewichtsverminderung von wenigen Kilogramm führt in vielen Fällen zu einer Verbesserung der Insulinempfindlichkeit und somit zu besseren Blutzuckerwerten. Das kann man leicht nachvollziehen, wenn man sich klar macht, dass jedes Gramm Körperfett Insulin beansprucht.

Viele Diabetiker haben zusätzlich erhöhte Blutfette und oft auch erhöhten Blutdruck – alles Symptome, die eine ernsthafte Gefahr für die Gesundheit bedeuten und die durch eine Gewichtsreduktion verbessert werden.

Hungern ist keine Lösung

Sie müssen abnehmen, aber richtig essen heißt nicht: fasten, hungern, darben. Streichen Sie diese Begriffe aus Ihrem Wortschatz; Sie wollen und dürfen genießen – aber das Richtige. Man weiß durch die Forschung auf diesem Gebiet, dass Radikalkuren eher das Gegenteil von dem bewirken, was beabsichtigt ist, und dass Sie nur inneren Widerstand gegen die radikalen Maßnahmen aufbauen. Wahrscheinlich haben Sie dieses Phänomen schon selbst kennen gelernt.

Ein sanfter Start

Beispiel: Ein Typ-2-Diabetiker ist 1,75 Meter groß und wiegt 105 Kilogramm. Laut Bodymass-Index (BMI; siehe Seite 86) dürfte dieser Mann eigentlich nur 75 Kilogramm wiegen. Bis vor einigen Jahren war die übliche Aussage des behandelnden Arztes: »Sie müssen möglichst schnell Ihr Normalgewicht von 75 Kilogramm erreichen.« Doch bereits eine Gewichtsreduktion von fünf bis sechs Kilogramm, d. h. ein Gewicht knapp unter 100 Kilogramm, reicht aus, um die Stoffwechselsituation erheblich zu verbessern. Das bedeutet eine große Erleichterung für den Patienten, denn ein paar Kilogramm abzunehmen traut sich jeder zu – und die meisten schaffen es auch –, aber gleich ein Drittel seines Körpergewichts verschwinden zu lassen, scheint unendlich schwieriger und ist für viele ein Ziel in unerreichbarer Ferne. Frustriert fangen sie gar nicht erst an.

Für einen Diabetiker Typ 2 lautet die wichtigste Regel: Jedes Kilogramm weniger verbessert den Blutzuckerspiegel. Aber es gilt auch: Kleine Erfolge sind besser als gar keine. Unrealistische Ziele führen zu Frust und sollten deshalb unbedingt vermieden werden.

Wöchentliches Wiegen

Hungern ist also nicht gewünscht und für Sie als Diabetiker sogar gefährlich. Und trotzdem: Für die meisten Typ-2-Diabetiker wird die Waage ein ständiger Begleiter werden, um das Gewicht immer unter Kontrolle zu halten. Mindestens einmal pro Woche ist Wiegen angesagt. Auf diese Weise können Sie sich auch immer wieder über Ihre Erfolge freuen.

Manchmal wird die Waage Ihnen zwar nur zeigen, dass sich nichts verändert hat. Aber das ist auch schon ein Erfolg! Schließlich haben Sie sich Ihre Pfunde jahrelang angefuttert. Sie wieder abzubauen, braucht einfach Zeit, Geduld und natürlich Disziplin. Machen Sie einen Neuanfang! Gesundes Essen und Genuss sind kein Widerspruch. Genau betrachtet ist der Verzicht auf gewisse Dinge also eigentlich gar keiner. Er ist auf lange Sicht eher ein Gewinn.

Das hilft beim Abnehmen

Vermindern Sie die Zahl der Kalorien, die Sie aufnehmen, immer nur in 500-Kilokalorien-Schritten. Auf diese Weise können Sie im Monat bereits etwa 2,5 Kilogramm abnehmen, ohne dass Sie das Gefühl haben, auf alles verzichten zu müssen. Kommen Sie letztlich auch auf nur drei bis vier Kilogramm in einem Jahr insgesamt, so wirkt sich das äußerst günstig auf Ihren Stoffwechsel aus. Merken Sie sich bitte: Mit dem Gewicht sinkt auch der Blutzuckerspiegel.

Mahlzeiten geschickt zusammenstellen

Fünf kleinere Mahlzeiten sind besser als drei große. Das kommt nicht nur dem Blutzuckerspiegel entgegen. Heißhungerattacken lassen sich so am besten vermeiden. Umgehen Sie fettreiche Nahrung. Gerade die versteckten Fette in Wurst und Käse sind gemeine Fettfallen. Vielleicht stellen Sie in der Zeit von BSE und der damit zusammenhängenden Unsicherheit sowieso auf Vegetarisches, z. B. Tomaten mit Quark als Brotbelag, um. Schnell verwertbare Kohlenhydrate sind Gift für Sie. Ihr Blutzucker steigt dadurch rasch an, und dem Gewicht tun Sie auch nichts Gutes.

Speziell dem Bauchfett muss es an den Kragen gehen: Denn bei dieser Form der Fettanlagerung ist das Arterioskleroserisiko verstärkt. Im Gegensatz dazu ist das Fett an Hüften, Po und Beinen in dieser Hinsicht weniger bedenklich.

Kleine Tricks machen vieles leichter

Bewegen Sie sich, so viel Sie können. Das verbrennt mehr Kalorien, reduziert das Gewicht, bremst den Hunger und gibt ein angenehmes Körpergefühl. Trinken Sie vor jeder Mahlzeit ein Glas Wasser. Das sättigt, weil es den Magen füllt, und hilft, die erforderliche Tagesmenge an Flüssigkeit zu erreichen.

Vielleicht können Sie Ihre Familie für die neue Kost begeistern. Gemeinsam ist der Neustart leichter und macht mehr Freude. Das gibt die notwendige Unterstützung, bewirkt einen schnelleren Erfolg – und Ihrer Familie tut das auch gut.

Die gute Einstellung
eines Diabetikers
spiegelt sich nicht
nur in guten Blut-
zuckerwerten wider,
sondern entspre-
chend auch in
einem guten HbA1c-
Wert, angemesse-
nen Triglyzerid- und
Cholesterinwerten
sowie einem akzep-
tablen Körperge-
wicht und einer
altersentsprechen-
den Fitness.

Überlisten Sie sich selbst

Essen Sie stets langsam und mit Bedacht. Kauen Sie ausführlich jeden Bissen, und das Sättigungsgefühl wird sich schneller und deutlicher bemerkbar machen. Sie essen dann automatisch weniger. Hören Sie auf zu essen, wenn Sie keinen Hunger mehr verspüren. Das Gefühl dafür haben wir aber häufig schon verloren. Schärfen Sie also Ihre Sinne für diese Signale Ihres Körpers.

Gewöhnen Sie sich an, nur das zu kaufen, was auf Ihrer Liste steht. Bietet der Kühlschrank keine verbotenen Versuchungen, werden Sie auch nicht wankelmütig. Uralte Einkaufsregel: Kaufen Sie niemals mit knurrendem Magen ein. Dann ist die Verlockung, nach weniger Gesundem zu greifen, geringer, als wenn der Hunger bohrt.

Der Bodymass-Index

Mit dem von Wissenschaftlern entwickelten Körpermasseindex (BMI = Bodymass-Index) kann zuverlässig beurteilt werden, ob jemand zu dick oder zu dünn ist. Werte unter 19 sind zu niedrig, Werte über 25 zu hoch – eine Formel, die Körpergewicht und -größe in einen speziellen Zusammenhang stellt. So können Sie Ihren BMI berechnen:

$$BMI = \frac{\text{Körpergewicht in Kilogramm}}{(\text{Körperlänge in Meter})^2}$$

Ein Beispiel: BMI = 80 Kilogramm : (1,85 m)² = 23

Erreichen Sie einen Wert zwischen 19 und 25, liegen Sie im grünen Bereich; Sie brauchen nicht abzunehmen und sich keine Gedanken über weniger Kalorien zu machen. Liegt der BMI hingegen über 30, dann schon. Sie müssen langfristig abnehmen. Vielleicht fangen Sie mit einem schrittweisen Verzicht auf Alkohol und Fett an. Nehmen Sie Fett ab jetzt nur noch in homöopathischen Dosen zu sich.

Fettsäuregehalte gängiger Fette

Flüssige Fette/Öle – Fettsäuren in Gramm pro 100 Gramm

	Gesättigt	Einfach ungesättigt	Mehrfach ungesättigt	Kilokalorien
Distelöl	8,9	11,8	74,4	879
Leinöl	10,0	18,2	67,0	879
Maiskeimöl	14,7	25,5	55,3	883
Olivenöl	14,6	71,2	9,3*	881
Rapsöl	7,7	55,1	31,9*	875
Sojaöl	14,0	23,8	61,0	871
Sonnenblumenöl	11,5	22,3	61,4	882
Walnussöl	10,8	16,2	68,2	879
Weizenkeimöl	16,2	17,2	61,4	879

Feste Fette – Fettsäuren in Gramm pro 100 Gramm

	Gesättigt	Einfach ungesättigt	Mehrfach ungesättigt	Kilokalorien
Butter	50,5	25,8	3,1	741
Frittierfett	44,4	37,8	13,4	883
Gänseschmalz	26,8	58,1	10,7*	883
Halbfettbutter	24,2	12,0	1,5	382
Hühnerfett	27,8	45,1	22,6*	883
Kokosfett	85,9	6,0	1,4	878
Margarine	20,3	36,7	19,4	709
Diätmargarine	19,4	15,6	41,8	709
Diäthalbfettmargarine	9,5	7,8	20,9	362
Mayonnaise (80 % Fett)	11,0	19,6	49,7	753
Mayonnaise (50 % Fett)	7,0	18,0	10,4	482
Rinderfett	41,0	48,4	3,0	861
Schweineschmalz	40,0	45,2	10,8	882

(Quelle: Elisabeth Lange: Diabetes Typ 2. Südwest Verlag. München 2001)

Beachten Sie bitte: Die mit * versehenen Öle und Fette haben ein besonders günstiges Fettsäuremuster und eignen sich gut zum Kochen und Braten.

Wählen Sie auch bei Ölen gut aus: Bei Diabetes zu empfehlen sind z. B. Oliven-, Distel-, Raps- und Erdnussöl.

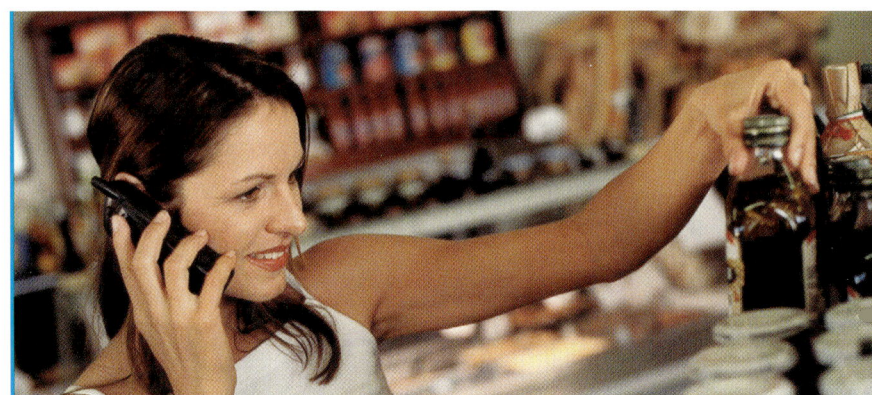

Hände weg von salzigen und süßen Knabbereien! Greifen Sie stattdessen lieber zu Rohkost. Frisches Gemüse und Obst sollten sowieso ganz oben auf Ihrer Einkaufsliste stehen.

Richtiges Einkaufen ist die halbe Miete

Gesunde Ernährung fängt im Supermarkt an. Schließlich können Sie zu Hause ja nur essen, was Sie eingekauft haben. Mit ein paar einfachen Regeln können Sie sich selbst ein Schnippchen schlagen – nach dem Motto »Gib der Gier keine Chance!«.

▶ Gehen Sie niemals hungrig einkaufen. Sonst können Sie köstlichen Leckereien kaum widerstehen.

▶ Verzichten Sie weitgehend auf fettreiche Wurst- und Käsesorten. Wenn Sie gar nicht widerstehen können, kaufen Sie nur sehr kleine Mengen davon.

▶ Wählen Sie Ihr Fleisch sorgfältig aus. Einerseits, weil Sie sich vor den BSE-Gefahren schützen müssen, und andererseits, weil für Sie nur magere Sorten infrage kommen.

▶ Seien Sie vorsichtig bei allen Fertigprodukten. Sie enthalten oft viele versteckte Fette. Außerdem wissen Sie nie ganz genau, was wie verarbeitet wurde, trotz der Zutatenliste. Denken Sie beispielsweise an die vielen verschiedenen Konservierungsstoffe. Bereiten Sie sich lieber selbst etwas zu, und sei es auch noch so simpel, dann kennen Sie wenigstens die Inhaltsstoffe.

Verschiedene Diäten und ihr Nutzen

Trennkost nach Hay, Mayo-, Atkins-, Hollywood-Diät oder FdH – das sind alles wohlklingende Namen für ein und dasselbe: Abnehmen nach Formel X. Ein Wunder, das leider quasi nie eintrifft. Und wenn, dann jedenfalls nicht nachhaltig. Sie kennen ihn wahrscheinlich schon, den berühmten Jo-Jo-Effekt. Mit all diesen Diätformen wird es Ihnen nicht gelingen, Ihr Körpergewicht langfristig zu senken, denn Sie verändern Ihr Essverhalten nicht wirklich in gesunder Weise und dauerhaft. Sparen Sie sich am besten die frustrierende Mühe. Kuren, bei denen nur bestimmte Lebensmittel erlaubt sind, taugen für Sie als Diabetiker schon gar nicht. Überhaupt sollten nicht Verbote im Vordergrund stehen, denn die können einem die Freude an der gesunden Ernährung nachhaltig verderben.

Ausgewogen und fettreduziert

Ernährungsweisen hingegen, wie sie beispielsweise die »Brigitte-Diät« und die »Pfundskur« vorschlagen und die auf einer kalorienreduzierten Mischkost basieren, sind von Ernährungswissenschaftlern anerkannt. Erlaubt ist hier fast alles, nur eben wenig Fett. Hier handelt es sich also um ausgewogene Diäten, die dafür allerdings auch etwas aufwändiger in der Zubereitung sind, weil man nach Plan kochen muss. Sollten Sie sich für eine solche kalorienreduzierte Diät entscheiden, liegen Sie bei den beiden genannten richtig.

Pausentage erleichtern

Sobald Sie sich mit einer gesunden ausgewogenen Kost angefreundet haben, können Sie ganz flexibel mit den Lebensmitteln umgehen und so normal wie vorher leben. Wenn es dann doch einmal zu viel des Guten geworden ist, legen Sie einen Pausentag ein.

Den bequemen Erfolg dürfen Sie von keiner Methode erwarten. Jede Diät fordert Eigeninitiative und Geduld. Wenn Sie sich aber nicht übertrieben unter Druck setzen und die Sache motiviert anpacken, kann es gelingen.

Ab und zu können
Sie sich ein kalorien-
armes Lightgetränk
oder eine Diätlimo-
nade gönnen. Ver-
boten sind jedoch
Fruchtsäfte aller Art,
also auch Diätsäfte
und Säfte ohne
Zuckerzusatz. Denn
sie bewirken eine zu
rasche Erhöhung
des Blutzuckers.

An solch einem Tag essen Sie am besten nur Obst und Gemüse, das gleicht die Sünde vom Vortag aus. Wählen Sie dafür etwas aus, was Sie am liebsten mögen, dann fällt der Verzicht auf anderes nicht so schwer. Aber halten Sie Ihren Pausentag auch konsequent ein.

Spezielle Diätprodukte für Diabetiker

Diabetiker brauchen sich nicht anders als gesund zu ernähren, so viel ist aus dem Gesagten bereits klar geworden. Sämtliche herkömmlichen Nahrungsmittel sind bis auf einige Ausnahmen (z. B. die fettreichen) geeignet. Diätetische Lebensmittel sind somit in der Regel für Diabetiker nicht wirklich notwendig.

Sollten Sie trotzdem solche Lebensmittel verwenden, achten Sie immer auf den speziellen Vermerk »Für Diabetiker geeignet«. Der Energie- und Fettgehalt, der auf den Nährwerttabellen angegeben ist, gibt auch hier den Ausschlag. Denn der ist manchmal sogar höher als bei herkömmlichen Produkten. Ohne Ende genießen kann man so genannte Diabetikerprodukte also leider nicht.

Oft ebenso kalorienreich

Bei vielen Diabetikersüßwaren ist der Zucker durch kalorienhaltige Zuckeraustauschstoffe ersetzt. Diese Produkte sind nur dann sinnvoll, wenn sie gleichzeitig weniger Fett und weniger Kalorien als andere Produkte enthalten. Lesen Sie also genau die Angaben zu den Nährwerten und Kalorien auf der Zutatenliste, wenn Sie im Supermarkt danach greifen.

Der Vermerk »Diät« führt diesbezüglich also eher zu Verwirrung, als dass er helfen würde. Er bedeutet nur, dass in dem Produkt ein oder mehrere Bestandteile künstlich ersetzt wurden, also beispielsweise Zucker durch Zuckeraustauschstoffe. Eine Reduzierung der Gesamtkalorienmenge bewirkt das aber meistens nicht – im Gegenteil:

Abnehmen können Sie damit kaum. Verzichten Sie also ruhig auf diese Diabetikerprodukte, und richten Sie Ihre Aufmerksamkeit lieber auf normale Lebensmittel.

Essen ohne Reue

Jetzt kommen wir zum schönsten Teil dieses Kapitels, nämlich zu den Lebensmitteln, die Sie unbesorgt auch in großen Mengen verzehren dürfen. Bestimmte Nahrungsmittel enthalten nämlich keine/kaum Kohlenhydrate und haben deshalb auch keine/wenig Auswirkung auf Ihren Blutzuckerspiegel. Außerdem enthalten sie kein/wenig Fett, schlagen also auch nicht aufs Gewicht.

Eine weitere Gruppe enthält nur wenige Kohlenhydrate. Aus dieser können Sie bis zu 200 bzw. 125 Gramm zu sich nehmen, ohne das Sie das in Ihrer Berechnung berücksichtigen müssen. Mit Hilfe einer feinen Waage können Sie die entsprechende Lebensmittelmenge berechnen. Typ-2-Diabetiker müssen die Kohlenhydrate nicht berechnen.

Das A und O jeder Diät ist die ausreichende Versorgung mit Flüssigkeit; mindestens zwei Liter pro Tag sollten es schon sein. Wenn Ihnen immer nur Mineralwasser zu langweilig ist, experimentieren Sie mit Früchte- oder Kräutertees – im Winter mit einer Prise Zimt, im Sommer »on the rocks«.

Beispiele für Lebensmittel ohne Anrechnung

▶ Bleichsellerie	▶ Kresse	▶ Sauerkraut
▶ Brühe	▶ Mangold	▶ Schnittlauch
▶ Endivie	▶ Mineralwasser	▶ Schwarzer Tee
▶ Feldsalat	▶ Petersilie	▶ Spargel
▶ Gurke	▶ Pfifferlinge	▶ Spinat
▶ Kaffee	▶ Radieschen	▶ Tomaten
▶ Knoblauch	▶ Rettich	▶ Weißkohl
▶ Kräuter	▶ Rhabarber	▶ Wirsing
▶ Kräutertee	▶ Sauerampfer	▶ Zitronensaft

(Quelle: Deutsche Diabetes-Stiftung)

Der medizinische Fortschritt hat eine breite Auswahl von Diabetesmedikamenten hervorgebracht, mit denen die Krankheit wirksam kontrolliert werden kann.

Die Behandlung mit Medikamenten

Es gibt mehr als Insulinspritzen

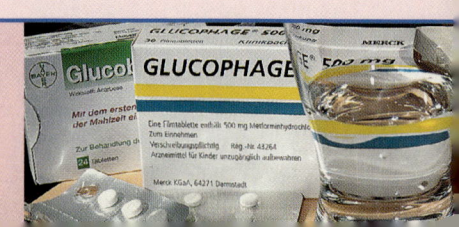

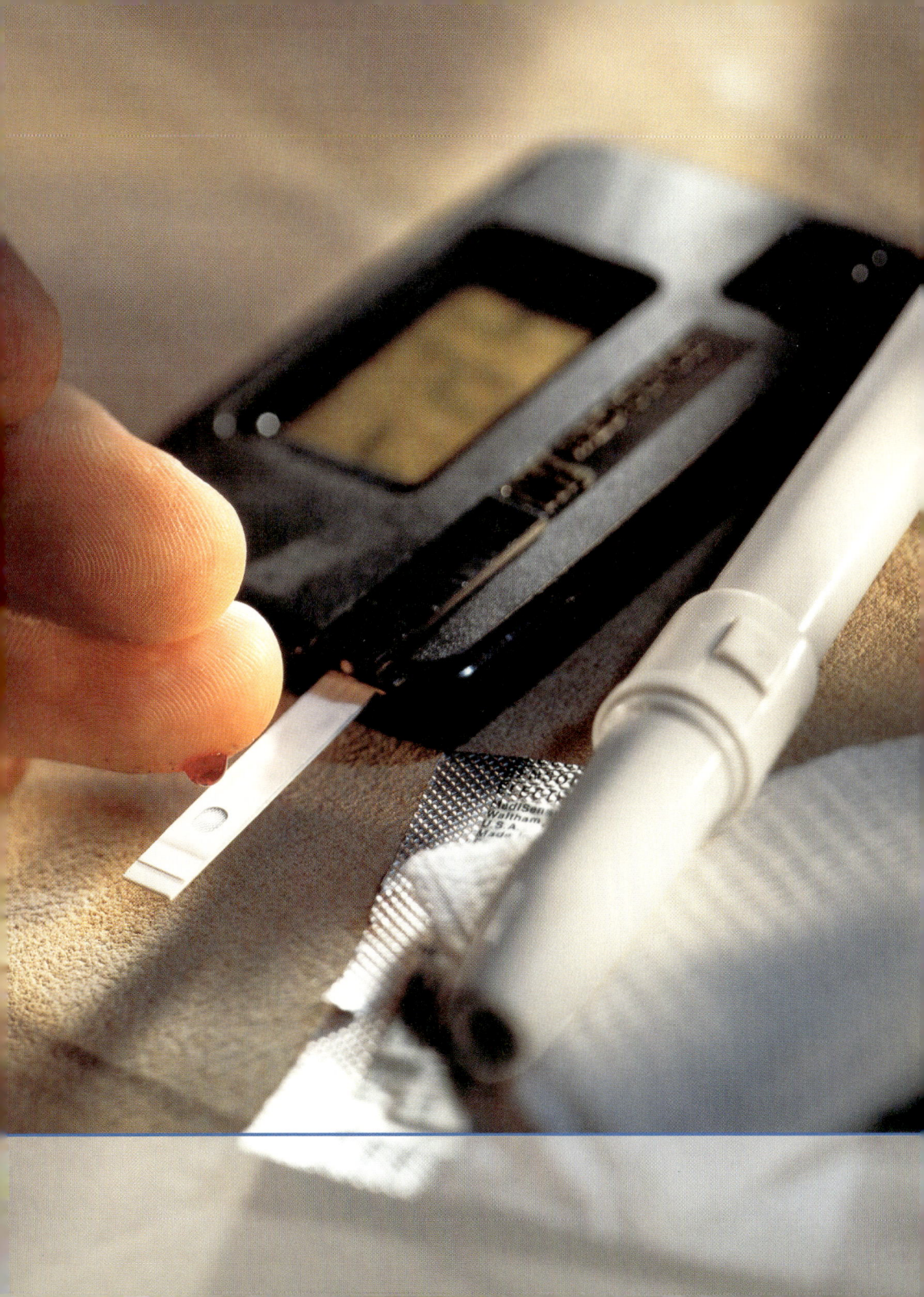

Antidiabetika zur oralen Einnahme

In vielen Fällen genügen ein gesunder und ausgeglichener Speiseplan sowie körperliche Betätigung über Jahrzehnte, um den Diabetes im Griff zu behalten. Es kann aber auch sein, dass eine Ernährungsumstellung allein nicht oder nicht mehr ausreicht, um den erhöhten Blutzuckerspiegel zu senken bzw. das Ungleichgewicht zwischen Zuckeraufnahme ins Blut und Zuckerweitergabe an die Körperzellen auszugleichen. Dann helfen Medikamente weiter.

Die Auswahl wurde größer

Zwei Fälle sind denkbar, in denen der Arzt seinem Patienten stärkere Mittel verschreiben muss:

▸ Erstens, wenn er auch drei Monate nach der konsequent eingehaltenen Umstellung des Essverhaltens keine Besserung des Blutzuckerspiegels feststellen kann.

▸ Zweitens, wenn die Insulinresistenz in einem fortgeschritteneren Stadium des Diabetes Typ 2 zunimmt und der Körper den Insulinmangel trotz gesunder Ernährung nicht mehr ausgleichen kann.

In beiden Fällen hat der Arzt mittlerweile eine breite Auswahl an Medikamenten, mit denen er gegensteuern kann. Zunächst wird er orale Antidiabetika verschreiben – Tabletten, die den Blutzuckerspiegel senken, indem sie z. B. die Insulinproduktion fördern. Zurzeit sind in Deutschland fünf Substanzgruppen von Antidiabetika zugelassen: Alpha-Glucosidasehemmer, Metformin, Sulfonylharnstoffe, Glinide und seit neuestem die so genannten Insulinsensitizer. Sie bewirken auf jeweils unterschiedliche Weise eine Normalisierung des Blutzuckers und sind in der Mehrzahl mit nur wenigen Nebenwirkungen verbunden.

Diabetiker des Typs 1, also solche, deren Bauchspeicheldrüse gar kein Insulin oder zu wenig davon produziert, müssen von Anfang an Insulin spritzen. Doch auch bei ihnen können die oralen Antidiabetika in Kombination mit Insulin unterstützende Wirkung haben.

Der Selbstversuch brachte den Erfolg

Die Suche nach Stoffen zur Diabetesbehandlung geht weit ins vergangene Jahrhundert zurück: 1918 konnte ein japanischer Arzt in Tierversuchen erste Erfolge mit dem blutzuckersenkenden Stoff Guanidin verbuchen. Doch obwohl dieses Mittel sich später in dem Wirkstoff Metformin wiederfinden sollte, konnte es sich damals nicht durchsetzen und geriet in Vergessenheit. Durch Zufall stießen zwei deutsche Ärzte 1954 auf eine Substanz, die eigentlich zur Behandlung von Infektionskrankheiten eingesetzt werden sollte. Als sie bei den behandelten Tieren merkwürdige Erregungszustände auslöste, wagten die Doktoren Franke und Fuchs den Selbstversuch: Hungergefühle, Zittrigkeit und Schweißausbrüche waren die Folgen der Einnahme, typische Anzeichen einer Unterzuckerung. Damit war der erste Schritt zur oralen Diabetesbehandlung getan.

Die Alpha-Glucosidasehemmer

Als Glucosidasen bezeichnet man eine Gruppe von Enzymkomplexen, die in der Lage sind, Mehrfachzucker zu spalten, damit diese im Dünndarm verwertet, also aus der Nahrung in das Blut aufgenommen werden können.

Die Wirkung

Der Alpha-Glucosidasehemmer Acarbose z. B. ähnelt in seiner Struktur den Kohlenhydraten; diese Ähnlichkeit machen sich die Mediziner zunutze: Acarbose ist nämlich in der Lage, sich an die Glucosidasen zu binden und sie dadurch zu blockieren. Die Glucosidasen verwechseln Acarbose sozusagen mit echten Kohlenhydraten.

Reicht bei Diabetikern des Typs 2 die Diät allein nicht mehr aus, um die Blutzuckerwerte auf die erforderlichen einzustellen, wird eine Behandlung mit Alpha-Glucosidasehemmern (-inhibitoren) empfohlen.

Die Einnahme von Alpha-Glucosideninhibitoren führt also dazu, dass ein Teil der Glucosidasen im Dünndarm durch das Medikament belagert wird. Dadurch wird die mit dem Essen aufgenommene Stärke wesentlich langsamer aufgespalten. Die Folge: Weniger Zucker geht langsamer und gleichmäßiger ins Blut über. Das Insulin kann seine Aufgabe ganz in Ruhe nach und nach erfüllen und wird nicht durch einen plötzlichen Anstieg des Blutzuckers überfordert.

Zur Therapieergänzung

Der Alpha-Glucosidasehemmer Acarbose hält die Enzyme im Dünndarm auf Trab, so dass weniger Kohlenhydrate aufgespalten werden und ins Blut übergehen können.

Alpha-Glucosidasehemmer werden gern als ergänzende Therapie zur Nahrungsumstellung oder zu einer Insulinbehandlung verschrieben, da sie erhöhte Blutzuckerwerte, die nur unmittelbar nach dem Essen (postprandial) auftreten, absenken. Die Verdauung von Einfachzuckern – wie Traubenzucker, Fruchtzucker und Milchzucker – und ihre Aufnahme ins Blut werden hingegen nicht gehindert, weil diese nicht mehr aufgespalten werden müssen. Das ist ein weiterer Vorteil der Acarbose: Die Gefahr einer Unterzuckerung ist vergleichsweise gering.

Was tun bei Unterzuckerung?

Eine Scheibe Brot hilft bei Patienten, die Acarbose nehmen, leider nichts. Denn die Aufspaltung und Aufnahme der Mehrfachzucker – auch normaler Haushaltszucker gehört dazu – wird ja gerade durch das Medikament gehindert. Ein Stück Traubenzucker hingegen wirkt schnell und effektiv. Erzählen Sie Ihrer Umgebung also von Ihrem Medikament, erklären Sie, wie es wirkt und was im Notfall zu tun ist – dann nämlich, wenn Sie unter hypoglykämischem Schock stehen und nicht mehr tatkräftig reagieren können. Am besten haben Sie immer etwas Traubenzucker parat.

(Quelle: Standl/Mehnert: Das große TRIAS-Handbuch für Diabetiker. Thieme. Stuttgart 1998)

Alpha-Glucosidasehemmer im Überblick

▶ Blutzuckersenkende Wirkung: Der Blutzucker ist erfahrungsgemäß nach dem Essen um 40 bis 60 mg/dl niedriger. Der HbA_{1c}-Wert sinkt längerfristig um durchschnittlich 0,5 bis 1 Prozent.

▶ Dosierung: Einschleichend mit dreimal 50 Milligramm pro Tag beginnend. Dreimal 100 Milligramm gelten als Maximaldosis.

▶ Anwendung: Geeignet bei einer Nahrungsumstellung oder in Kombination mit anderen oralen Antidiabetika oder Insulin für Diabetiker Typ 2, seltener Typ 1. Acarbose muss mit dem ersten Bissen der Nahrung aufgenommen werden, damit der Wirkstoff und die Kohlenhydrate zum gleichen Zeitpunkt in den Dünndarm gelangen. Wurde die Einnahme vergessen, kann sie noch bis zu einer Viertelstunde nach dem Essen nachgeholt werden. Nicht geeignet für Menschen, die viel Fleisch und Fett, aber wenig Kohlenhydrate essen, da Acarbose dann kaum etwas ausrichten kann.

Mögliche Nebenwirkungen

Die einzigen Nebenwirkungen, die das Medikament nach sich zieht, sind lästig, aber wenig gravierend und aus dem Vorangegangenen leicht erklärbar: Es kann zu Blähungen und Durchfällen führen, da mehr Kohlenhydrate als bisher unverdaut in den Darm gelangen – als hätten wir zu schnell oder zu viel gegessen. Diese müssen nun vor der Ausscheidung durch Darmbakterien gespalten werden. Dieser Vorgang setzt Säure und Gase frei, die vor allem am Anfang der Therapie ein Völlegefühl und Drücken verursacht. Es ist daher empfehlenswert, die Behandlung langsam anzugehen, was die Ärzte anschaulich als einschleichend bezeichnen: Der Körper gewöhnt sich zunächst an das Medikament, bevor man die Dosis erhöht.

Eine Therapie mit Alpha-Glucosidasehemmern wird in seltenen Fällen auch bei Diabetes Typ 1 angewendet – und zwar, wenn generell ein sehr starker Anstieg der Blutzuckerwerte unmittelbar nach der Einnahme von Mahlzeiten vorliegt.

Das Biguanid Metformin

Biguanide sind Stoffe, die an verschiedenen Stellen in den Glukose-stoffwechsel eingreifen, nämlich in der Leber, der Muskulatur und am Übergang zwischen Dünndarm und Blut:

▶ Sie hemmen die Freisetzung von Zucker aus der Leber.

▶ Sie verbessern die Aufnahme von Zucker aus dem Blut in das Muskel- und Fettgewebe.

▶ Sie verlangsamen die Aufnahme von Zucker aus dem Darm in den Blutkreislauf.

Alle drei Komponenten reduzieren die Konzentration von Zucker im Blut – und das ist beim Diabetiker ja gewollt. Ein weiterer Gewinn dieser Wirkstoffgruppe ist seine fettabbauende Wirkung und die Sen-kung erhöhter Blutfette. Darüber hinaus kommt es zu weiteren posi-tiven Effekten, die einer Arteriosklerose vorbeugen.

Nur bedingt verträglich

In Deutschland ist nur noch ein einziger Wirkstoff dieser Gruppe zugelassen, das Metformin. Alle anderen wurden 1978 vom Markt genommen, da sie gesundheitlich nicht unbedenklich waren. Tat-sächlich bringt auch Metformin einige Nebenwirkungen mit sich, die es für vier von fünf Diabetikern wenig empfehlenswert macht. Es sollte daher nur nach vorangegangener, genauer Untersuchung ver-schrieben werden. Für Patienten mit Nierenschäden ist Metformin beispielsweise ungeeignet, da das Medikament über die Nieren aus-geschieden wird und bei mangelnder Funktionstüchtigkeit der Nie-ren die Gefahr einer lebensgefährlichen Übersäuerung besteht.

Auch bei Leberschäden und schweren Herz-Kreislauf-Störungen ver-bietet sich die Anwendung, da mit der Zucker- auch die Nährstoff-aufnahme aus dem Blut gehemmt ist.

Eines der meistverwendeten Antidiabetika

Sind gewisse Risikofaktoren jedoch ausgeschlossen, eignet sich Metformin sehr gut als orales Antidiabetikum, besonders für übergewichtige Typ-2-Diabetiker, denn es begünstigt die Gewichtsabnahme. Metformin gehört zu den weltweit am häufigsten eingesetzten oralen Antidiabetika. Gewisse Magen-Darm-Unverträglichkeiten (wie etwa leichte Schmerzen oder Durchfall) zu Beginn der Therapie sind möglich, ähnlich wie sie bei der Einnahme von Acarbose auftreten können. Deshalb sollte die Behandlung auch hier in kleinen, langsam aufbauenden Dosierungsschritten durchgeführt werden.

Nehmen Sie Diabetestabletten nicht mit Orangensaft ein: Erst mit einem zeitlichen Abstand von einer Stunde zwischen Medikamenten- und Safteinnahme können Sie vor unliebsamen Folgen sicher sein.

Metformin im Überblick

▶ Blutzuckersenkende Wirkung: Unter der Einnahme von Metformin wird der Blutzucker erfahrungsgemäß um 50 bis 70 mg/dl gesenkt. Der HbA_{1c}-Wert geht um 1 bis 1,5 Prozent zurück, also noch stärker als bei der Acarbosetherapie. Die Gefahr einer Unterzuckerung ist ausgeschlossen.

▶ Dosierung: Einschleichend von täglich 500 Milligramm bis maximal dreimal am Tag 850 Milligramm.

▶ Anwendung: Als Ergänzung zu einer gemäßigten Nahrungsumstellung eignet sich Metformin besonders, um den Fetthaushalt zu normalisieren und dem metabolischen Syndrom entgegenzuwirken (also Gewicht zu reduzieren und Risikofaktoren zu mindern). Metformin wird mit den Mahlzeiten oder danach eingenommen. Die Höchstmenge von 850 Milligramm jeweils am Morgen, Mittag und Abend soll nicht überschritten werden.

▶ Gegenanzeigen: Nicht verschrieben werden darf das Medikament bei Erkrankungen der Leber oder der Nieren, bei Herzschwäche, bei einer Kalorienaufnahme unter 1000 Kilokalorien am Tag (Reduktionsdiät), bei akuten Erkrankungen oder in der Schwangerschaft.

Sulfonylharnstoffe

1954 kamen erstmals Medikamente mit Sulfonylharnstoffen auf den Markt und läuteten eine neue Ära der Diabetestherapie ein. Im Gegensatz zu den beiden bereits beschriebenen Antidiabetikagruppen beeinflussen sie nicht die Zuckeraufnahme ins Blut, sondern stimulieren die Freisetzung von Insulin durch die Beta-Zellen der Bauchspeicheldrüse. Eine solche Therapie hat selbstverständlich nur Sinn, wenn der Körper überhaupt noch in der Lage ist, Insulin zu produzieren, wie es bei Diabetes des Typs 2 der Fall ist. Bei Typ-1-Diabetikern können sie nichts ausrichten.

Bei zu frühem Einsatz können Sulfonylharnstoffe die Bauchspeicheldrüse zusätzlich erschöpfen. Daher lautet die Empfehlung, erst in einem fortgeschritteneren Stadium die Insulinproduktion damit zu unterstützen.

Wenn die Insulinproduktion nachlässt

Medikamente mit Sulfonylharnstoffen werden verschrieben, wenn die Insulinproduktion des Patienten spürbar nachlässt, was meist nach einer längeren Krankheitsdauer des Typ-2-Diabetikers (10, 15 oder auch 20 Jahre) eintritt. Die Bauchspeicheldrüse wird durch Sulfonylharnstoffe quasi »ausgepresst«. Die Insulinproduktion selbst wird aber nicht gesteigert.

Wenn sie zu früh eingesetzt werden, zu einem Zeitpunkt, wo das Insulin seine Wirksamkeit erst zu verlieren beginnt, sind sie alles andere als förderlich: Um die einsetzende Insulinresistenz auszugleichen, arbeitet die Bauchspeicheldrüse nämlich bereits auf Hochtouren; ein ständiges Mehrabzapfen durch den Einsatz von Sulfonylharnstoffen führt nur dazu, dass die Beta-Zellen überfordert werden und früher als sonst die Arbeit einstellen.

Es ist also sinnvoll, zunächst mit den anderen, »Insulin sparenden« Antidiabetika zu behandeln, die den Blutzuckeranstieg nach dem Essen hemmen bzw. die Zuckeraufnahme in die Zellen verbessern, unabhängig von der Insulinmenge.

Sulfonylharnstoffe im Überblick

▸ Blutzuckersenkende Wirkung: Unter der Einwirkung der Sulfonylharnstoffe wird der Blutzucker deutlich, aber individuell unterschiedlich gesenkt. Der HbA_{1c}-Wert geht um 1 bis 1,5 Prozent zurück.

▸ Dosierung: Eine einschleichende Dosierung reduziert das Risiko einer Unterzuckerung. Die genaue Höchstmenge unterscheidet sich von Präparat zu Präparat. Eine Überdosierung ist auf jeden Fall zu vermeiden, da dadurch die Gefahr der Unterzuckerung wächst.

▸ Anwendung: Geeignet für schlanke Diabetiker mit niedriger Insulinproduktion. Für übergewichtige Typ-2-Diabetiker erst im fortgeschrittenen Stadium bei deutlich abnehmender Insulinproduktion bzw. gesteigerter Insulinresistenz, auch in Kombination mit anderen oralen Antidiabetika und Insulin. Manche Präparate müssen eine halbe Stunde vor dem Frühstück und dem Abendessen eingenommen werden, bei anderen genügt es, täglich eine Dosis zu schlucken.

Bei vielen Patienten führt die Therapie mit Sulfonylharnstoffen zu einer Gewichtszunahme von manchmal bis zu zwei oder drei Kilogramm. Oft ist eine Überdosierung schuld daran. Durch Kombination mit anderen Mitteln, die zu einer Gewichtsreduktion führen, kann man versuchen, diese Auswirkungen zu verhindern.

Risiko Unterzuckerung

Die gefährlichste Nebenwirkung der Sulfonylharnstoffe ist eine Unterzuckerung durch die plötzliche Erhöhung des Insulinspiegels. Zur Erinnerung: Das Insulin bewirkt die Einschleusung des Zuckers in die Körperzellen. Hypoglykämie bedeutet, dass die Konzentration des Zuckers im Blut eine bestimmte Schwelle unterschritten hat und körperliche Beeinträchtigungen auslöst. In schweren Fällen führt die Unterzuckerung zum hypoglykämischen Schock mit Bewusstlosigkeit und Krämpfen. Um einer überschießenden Blutzuckersenkung vorzubeugen, beginnt man auch die Therapie mit Sulfonylharnstoffen in sehr geringen Dosen. Die Nieren werden von dieser Stoffgruppe nicht so stark belastet, wie es bei Metformin der Fall ist. Dennoch sollte bei älteren Menschen regelmäßig der Kreatininwert im Blut überprüft werden (an ihm erkennt man, ob die Funktionstüchtigkeit der Nieren nachlässt). Steigt er an, ist eventuell auf ein anderes Präparat derselben Stoffgruppe (z. B. Glurenorm) auszuweichen, das nicht über die Nieren ausgeschieden wird.

Moderne Mittel sind besser verträglich

Besonders günstig sind Sulfonylharnstoffe der dritten Generation. Sie können in sehr niedrigen Dosen verabreicht werden, so dass auch die Gefahr unerwünschter Nebenwirkungen, etwa einer Unterzuckerung, abnimmt. Bei dem Mittel Glimepirid beispielsweise genügt eine Tablette täglich vor dem Frühstück, damit die Insulinzufuhr für die nächsten 24 Stunden geregelt ist. Ein weiterer Vorteil: Es wirkt nicht »ins Blaue hinein«, sondern reagiert auf die Nährstoffzufuhr. So wird nur dann Insulin freigesetzt, wenn es auch wirklich gebraucht wird.

Neue Wirkstoffe

Glinide

Repaglinide sind die ersten Vertreter einer völlig neuen Substanzklasse auf dem Markt. Sie stimulieren die Insulinabgabe der Bauchspeicheldrüse. Ihre Wirkung entfalten sie, indem sie sich, ähnlich wie die Sufonylharnstoffe, an die Beta-Zellen der Pankreas binden. Da sie die extrem niedrige Halbwertzeit von einer Stunde haben (d. h., der Wirkstoff baut sich innerhalb einer Stunde um die Hälfte ab, in der nächsten Stunde wiederum um die Hälfte der Hälfte usw.), ist die Gefahr einer Unterzuckerung wesentlich geringer. Der große Vorteil der Repaglinide ist, dass sie sehr schnell und kurzfristig wirken.

Repaglinide werden weniger über die Nieren ausgeschieden, sondern hauptsächlich über die Leber abgebaut, so dass eine Schädigung der Nierenfunktion hier kein Problem darstellt.

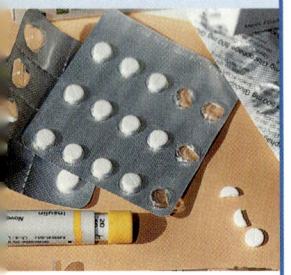

Halten Sie sich auf dem Laufenden, was neue Präparate angeht, damit Ihre Therapie immer weiter optimiert werden kann.

Man kann sie mahlzeitenbezogen dosieren. Der Diabetiker wird damit freier in seiner Nahrungsaufnahme: Er kann einzelne Mahlzeiten verschieben oder sogar ganz auslassen, ohne dass der Blutzuckerhaushalt völlig durcheinander gerät. Gemeinsam mit jeder Mahlzeit nimmt er sein Medikament, das für die Produktion des benötigten Insulins sorgt. Da die Substanzklasse erst vor kurzem auf dem Markt zugelassen wurde, liegen noch keine allgemein gültigen Untersuchungen über ihre Wirksamkeit vor.

Insulinsensitizer (Glitazone)

Sensitizer – die Empfindlichmacher, eine ganz neue Gruppe von Antidiabetika: Diese Stoffe vermindern die Insulinresistenz, stellen also einen Teil der ursprünglichen Empfindlichkeit des Gewebes und der Wirksamkeit des Hormons wieder her. Und sie verbessern die Aufnahmefähigkeit von Glukose durch die Muskeln. Ihre Wirkung beschränkt sich nicht nur auf die Konzentration von Zucker im Blut, sondern auch auf die der Blutfette, dem zweiten wichtigen Element des gefährlichen metabolischen Syndroms: Die Triglyzeride werden in einfache Fettsäuren aufgespalten und können damit von den Organen aufgenommen und verarbeitet werden.

Eine erste Generation der Insulinsensitizer, das Troglitazon, kam nur in den USA und in Japan auf den Markt. Wegen seiner schweren leberschädigenden Nebenwirkungen wurde es in Deutschland nicht eingeführt und 1997 in den USA wieder vom Markt genommen. Größeren Erfolg verspricht ein anderes Mittel derselben Gruppe, Rosiglitazon, das in Europa, den USA und Japan lange getestet und im Juli 2000 auch in Deutschland eingeführt wurde. Es senkt den Blutzuckerspiegel erheblich, wirkt positiv auf die Blutfette und den Cholesterinspiegel, birgt dabei aber nicht die Gefahr einer Unterzuckerung. Eine zweite Verbindung, Pioglitazon, wurde ebenfalls zugelassen.

Rosiglitazon darf nicht allein gegeben werden, sondern nur in Verbindung mit Sulfonylharnstoffen oder Metformin. Auch bei Leberschäden oder Herzinsuffizienz dürfen die Sensitizer nicht verschrieben werden. Der langfristige therapeutische Nutzen ist daher noch unklar.

Insulinsensitizer im Überblick

▸ Blutzuckersenkende Wirkung: Am besten wirken die Insulinsensitizer in Verbindung mit anderen Medikamenten oder gespritztem Insulin. Dann kann der HbA_{1c}-Wert um mehr als ein Prozent zurückgehen – bei rund einem Drittel der ursprünglich notwendigen Insulindosis.

▸ Dosierung: Eine tägliche Dosis von 400 bzw. 600 Milligramm ist ausreichend. Die Einnahme ist unabhängig von den Mahlzeiten.

▸ Anwendung: Die ausschließliche Therapie im frühen Stadium von Typ-2-Diabetikern ist weniger Erfolg versprechend, als wenn die Insulinproduktion bereits deutlich zurückgegangen ist. Daher ist eine Anwendung des Medikaments besonders dann zu überlegen, wenn schon mit Sulfonylharnstoffen behandelt oder Insulin gespritzt wird.

Zu den Nebenwirkungen der Insulinsensitizer zählt eine leichte Gewichtszunahme, die bei Typ-2-Diabetikern nicht ganz unproblematisch ist.

In der richtigen Kombination liegt der Erfolg

Die Kunst einer erfolgreichen Diabetestherapie ist die möglichst optimale Einstellung des Blutzuckers. Die Kombination verschiedener Medikamente verstärkt nicht nur die blutzuckersenkende Wirkung, sondern kann auch möglicherweise gegenläufige Nebenwirkungen aufheben, wie etwa die Gewichtszu- oder -abnahme.

Mehrere Wirkstoffe ergänzen sich

Angestrebtes Ziel einer Therapie mit oralen Antidiabetika ist es, den HbA_{1c}-Wert auf unter 7,5, möglichst 6,9 Prozent zu senken. Harnzucker, Blutfette, Körpergewicht, Blutdruck und Cholesterinspiegel sollen auf einen normalen Level gebracht werden. Wer nur auf einen einzigen Wirkstoff setzt und diesen bis zu seiner höchstmöglichen Dosis ausreizt, riskiert erhebliche Nebenwirkungen. Stattdessen ist eine geringere Dosierung unter Hinzunahme eines Medikaments einer anderen Substanzgruppe möglich, so dass sich die Nebenwirkungen idealerweise gegenseitig neutralisieren. Denn zum Glück greifen die Medikamentengruppen an unterschiedlichen Punkten im Stoffwechsel an und lassen sich in der Therapie daher gut parallel und in unterschiedlichen Paarungen kombinieren. Eine Kombination aus Metformin und Acarbose eignet sich z. B. gut für übergewichtige Typ-2-Diabetiker. Mehr als zwei, höchstens drei verschiedene Medikamente sollten allerdings nicht gleichzeitig eingesetzt werden.

»Einstellung« beschränkt sich nicht allein auf die richtige Dosierung des zu spritzenden Insulins. Auch mit Tabletten kann man in einem bestimmten Stadium der Erkrankung eine ideale Diabeteseinstellung erreichen.

Orale Antidiabetika im Überblick

Eine Auswahl der in Europa erhältlichen oralen Antidiabetika mit ihren Stoffgruppen und Herstellernamen:

Alpha-Glucosidasehemmer
▸ Acarbose: Glucobay®   ▸ Miglitol: Diastabol®

Metformin
Diabetase®, Glucophage®, Mediabet®, Mescorit®, Siofor®

Sulfonylharnstoffe
▸ Glibenclamid: Azuglucon®, Bastiverit®, Dia BASF®, Dia-basan®, duraglucon®, Euglucon N®, gliben®, Gliben-Puren®, Semi-Gliben-Puren®, Glibenclamid Riker®, Glibenhexal®, Glimistada®, Gluco-Tablinen®, Gluconorm®, Glucoremed®, Glukovital®, Glucoreduct®, Glycolande®, Maninil®, Orabetic®, Praeciglucon®, Semi-Euglucon N®
▸ Glimepirid: Amaryl®

Repsaglinide
NovoNorm®

Insulinsensitizer
Avandia®   *(Quelle: Deutscher Diabetiker-Bund)*

Insulin – das Wundermittel aus der Spritze

Bis Anfang des 20. Jahrhunderts bittere Realität: Für an Diabetes erkrankte Menschen gab es keine Behandlungsmöglichkeiten. Sie waren dem sicheren Tod geweiht und starben langsam und qualvoll im diabetischen Koma. Umso deutlicher wird, welche enorme Erlösung die Entdeckung des Insulins bedeutete: Innerhalb weniger Wochen nach der ersten Insulininjektion nahmen die Patienten bereits deutlich zu und durften wieder auf ein halbwegs normales Leben hoffen.

Entscheidende Fortschritte der Forschung

Zu verdanken ist das den kanadischen Forschern Frederick Grant Banting und Charles Herbert Best, denen es 1921 gelang, mit einem aus der Bauchspeicheldrüse eines Hundes gewonnenen Extrakt diabetische Hunde erfolgreich zu therapieren. Im Jahr darauf spritzte man das so genannte Insulin erstmals einem Menschen – mit überwältigendem Erfolg. Seitdem läuft die Forschung auf Hochtouren; vor allem die Fortschritte der letzten Jahre haben zu einer Fülle an Insulinpräparaten geführt, die bestimmten Gruppen zugeordnet werden können.

Die synthetische Herstellung

Früher behandelte man insulinabhängige Diabetiker hauptsächlich mit einem natürlichen Extrakt, den man aus der Bauchspeicheldrüse von geschlachteten Rindern oder Schweinen gewann. Erst 1955 konnte Frederick Sager den exakten chemischen Aufbau des Insulins klären. Dennoch dauerte es noch fast 30 Jahre, bis auch der synthetischen Herstellung des Hormons nichts mehr im Weg stand.

Doppelketten mit Strukturunterschieden

Insulin besteht wie alle Hormone aus zwei ineinander verdrehten Ketten aus Aminosäuren, den kleinsten Bausteinen von Eiweiß. Die beiden Stränge, die A-Kette und die B-Kette, sind an einigen Stellen durch Schwefelbrücken (S) miteinander verbunden. Die tierischen Insuline unterscheiden sich an einem bzw. drei Eiweißbausteinen vom Humaninsulin. Das war auch der Grund, warum es früher, als ausschließlich aus den Bauchspeicheldrüsen von Rindern und Schweinen gewonnenes Insulin gespritzt wurde, häufig zu Unverträglichkeiten und Abwehrreaktionen des Organismus kam.

Die Anwendung von tierischem Insulin ist stark zurückgegangen – auf unter zehn Prozent in Deutschland –, seit man Humaninsuline synthetisch herstellen kann.

Synthetisches Insulin wird in zwei Verfahren hergestellt: aus chemisch verändertem Schweineinsulin – dabei wird die »falsche« Aminosäure im Labor durch die »richtige« ersetzt – oder durch biologische Neuproduktion unter Verwendung von Bakterien oder Hefepilzen.

(Quelle: Standl/Mehnert: Das große TRIAS-Handbuch für Diabetiker. Thieme. Stuttgart 1998)

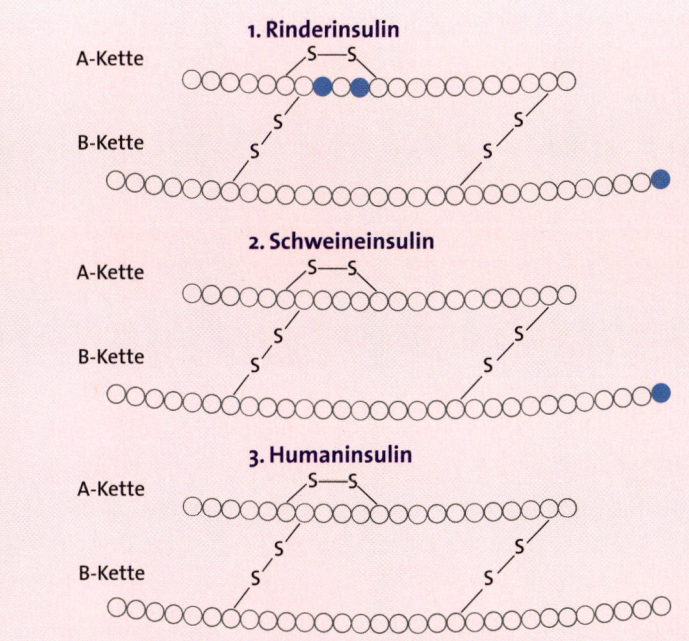

1. Rinderinsulin
A-Kette
B-Kette

2. Schweineinsulin
A-Kette
B-Kette

3. Humaninsulin
A-Kette
B-Kette

Die Grafik zeigt das Hormon Insulin. Die bei Rinder- und Schweineinsulin blau gefärbten Kreise kennzeichnen die unterschiedlichen Eiweißbausteine im Vergleich zu Humaninsulin.

Wirkdauer der Insuline

Neben der Art ihrer Gewinnung werden Insuline auch nach ihrer Wirkdauer und ihrer Wirkweise, dem so genannten Wirkprofil, unterschieden. Dabei teilt man die Substanzen den folgenden drei Gruppen zu: sehr kurz wirksames Insulin, Normalinsulin und Verzögerungs- bzw. Depotinsulin.

Sehr kurz wirksames Insulin

Eine Neuentwicklung auf dem Markt sind die besonders schnell und kurz wirksamen Insuline. Analoginsulin ist ein künstlich hergestelltes, dem Humaninsulin ähnliches Präparat, an dem zwei Aminosäuren miteinander vertauscht sind. Es wirkt bereits etwa zehn Minuten nach der Zufuhr, weshalb – anders als beim Normalinsulin – kein Spritz-Ess-Abstand eingehalten werden muss. Der Wirkungshöhepunkt ist nach etwa einer Stunde erreicht. Dafür lässt die Wirkung auch schnell wieder nach, nämlich bereits zwei bis drei Stunden nach der Injektion. Mit dem Analoginsulin (einziges Präparat zurzeit ist Humalog®) kann der Patient mit angepassten Gaben relativ punktgenau auf sein individuelles Essverhalten und den entsprechenden Insulinbedarf reagieren und gewinnt so mehr Freiheit.

Unter Normalinsulin versteht man eine der ersten Generationen der Insuline überhaupt, aus der andere Arten entwickelt wurden.

Normalinsulin (Altinsulin)

Unter diese Insulinart fallen alle kurz wirksamen Insuline. Sie wirken relativ rasch, etwa nach 15 bis 30 Minuten, ihren Wirkungshöhepunkt erreichen sie nach ca. zwei Stunden. Nach vier bis sechs Stunden lässt die Wirkung wieder nach. Wer ausschließlich mit kurz wirksamem Insulin behandelt wird, muss sich jeden Tag entsprechend vier bis fünf Injektionen setzen, und zwar jeweils zwischen 10 und 20 Minuten vor dem Essen.

Wirkungsdauer der Insulingruppen

Wie lange ein Insulin genau wirkt, hängt von der jeweiligen Dosierung sowie dem individuellen Stoffwechsel des Patienten und der jeweiligen Tagesform und -situation ab. Die angegebenen Werte stellen daher nur Mittelwerte dar.

Wirkungsdauer

Sehr kurz wirksame Insuline	2–3 Stunden
Normal- (Alt-)Insuline	4–7 Stunden
Mittellang wirksame NPH-Insuline	10–12 Stunden
Zinkverzögerte Insuline	8–20 Stunden
Depotinsuline	14–18 Stunden
Lang wirksame Verzögerungsinsuline	20 Stunden oder länger

Für die Anwendung von Injektionen mit Normal- bzw. Altinsulin vor dem Essen gilt:
Je niedriger die Blutzuckerwerte sind, desto geringer sollte auch der zeitliche Abstand zwischen dem Setzen der Insulinspritze und der Nahrungsaufnahme sein.

Die Grafik stellt die Wirkprofile verschiedener Insulinarten dar.

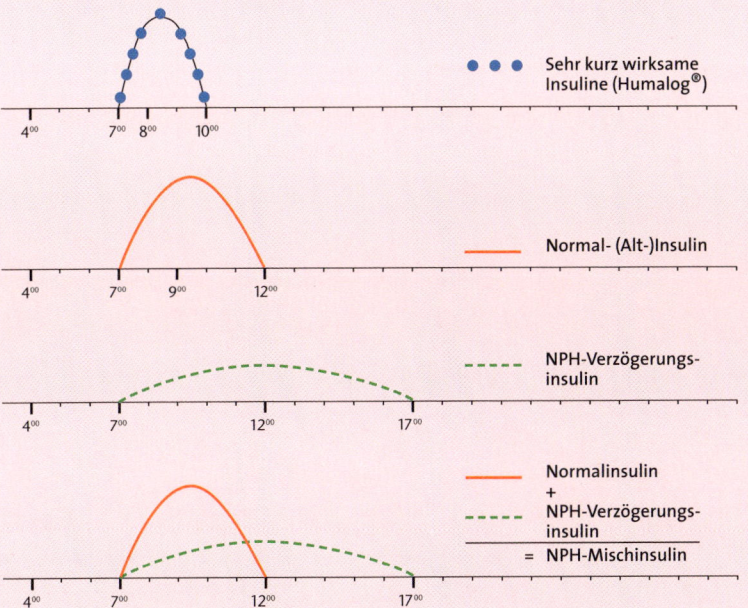

(Quelle: Standl/Mehnert: Das große TRIAS-Handbuch für Diabetiker. Thieme. Stuttgart 1998)

Verzögerungs- oder Depotinsuline

Das sind mittel- bis langfristig wirksame Insuline, denen verschiedene Verzögerungssubstanzen zugesetzt sind, z. B.:

▶ NPH(Neutrales Protamin Hagedorn)-Insuline mit dem Verzögerungswirkstoff Protamin

▶ Zinkinsuline mit dem Verzögerungswirkstoff Zink

▶ Depotinsuline mit der Verzögerungssubstanz Surfen

Sie bewirken, dass das Insulin langsamer aus dem Gewebe in die Blutbahn gelangt – die Wirkung aus diesem Depot tritt erst nach ein bis zwei Stunden ein. Deshalb müssen Verzögerungsinsuline schon ungefähr eine Dreiviertelstunde vor dem Essen gespritzt werden. Die Wirkdauer ist dafür aber umso länger, rund vier bis acht Stunden, je nach Höhe der Dosierung aber auch bis zu 24 Stunden.

> Durch Mischinsuline kann die Therapie sehr individuell auf den Patienten abgestimmt werden. Aber Achtung: Nicht alle Verzögerungsinsuline passen zu den Normalinsulinen.

Mischinsuline

Darunter versteht man eine Kombination aus Normal- und Verzögerungsinsulinen. Es gibt sie als fertige Mischungen zu verschiedenen Anteilen als Fertigspritzen im Handel, sie können aber auch selbstständig gemischt und damit ganz individuell den Bedürfnissen des einzelnen Patienten angepasst werden. Meistens sind die individuell zusammengestellten Mischinsuline empfehlenswerter, weil Arzt und Patient in die Kombination die bereits gesammelten Therapieerfahrungen einbauen und so die Behandlung verbessern können: Individuelle Schwankungen im Stoffwechselhaushalt und Tagesablauf können genauer berücksichtigt werden.

Pillen und Pflaster in Sicht

Gemeinsam ist allen Insulinen, dass sie ausschließlich als Injektion in das Fettgewebe oder (in Notfällen und nur durch den Arzt) direkt in die Vene verabreicht werden können. Die bisher bekannten Insuline bestehen aus Ketten kleinster Eiweißbausteine, die in Magen und Darm sofort zersetzt würden, wollte man sie wie andere Tabletten schlucken. Eine internationale Forschergruppe hat jedoch mittlerweile eine Substanz entdeckt, die möglicherweise in einigen Jahren als »Insulinpille« eingesetzt werden kann – das Extrakt eines Pilzes aus den Regenwäldern des Kongo.

Israelische Wissenschaftler wiederum experimentieren an neuen Verabreichungsformen des herkömmlichen Insulins. Besonders Erfolg versprechend ist ein Insulinpflaster, durch das der Wirkstoff kontinuierlich durch die Haut ins Blut abgegeben werden soll.

Auch dem Insulin zum Inhalieren sagt die Forschung eine große Zukunft voraus: Mit einem Vernebler soll das Insulin fein verstäubt, eingeatmet und über die Lunge in die Blutbahn aufgenommen werden.

Insulin spritzen – was, wann, wie?

»Also gut«, wird sich der Diabetesanfänger optimistisch sagen, »ich muss also einfach nur dafür sorgen, dass immer Insulin auf Vorrat im Körper ist. Dann spritze ich jeweils vor dem Essen ein mehrstündig wirksames Insulin und komme auf diese Weise gut durch den Tag und die Nacht!« Aber so einfach ist es leider nicht.

Der Insulinspiegel eines Nichtdiabetikers reagiert auf jede noch so kleine Änderung des Blutzuckerspiegels. Und der schwankt bei allem, was wir im Lauf des Tages tun: essen und trinken, Sport, körperliche und geistige Betätigung, Stress und Entspannung. Mit verschiedenen Insulinkombinationen und Verabreichungsmethoden versucht man zwar, diesem unterschiedlichen Insulinbedarf wie bei einem Gesunden gerecht zu werden, doch die genaue Selbstbeobachtung und schnelles Reagieren auf Änderungen der Blutzuckerkonzentration sind immer noch die einzige Methode für Diabetiker, Unter- und Überzuckerung zu vermeiden. Dennoch gibt es bestimmte Behandlungsschemata, an denen sich die individuelle Insulintherapie orientieren kann.

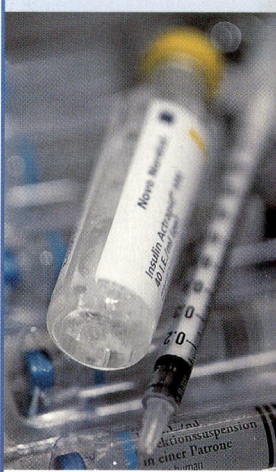

Für die Insulinbehandlung werden heute meist Einmalspritzen aus Kunststoff eingesetzt.

Wer sich als Betroffener lieber nicht auf die Aussagen der Unternehmen zur BSE-Gefahr verlassen will, dem rät die Deutsche Diabetes-Gesellschaft, in Absprache mit dem Arzt einen in der Regel völlig problemlosen Insulinwechsel vorzunehmen.

BSE-Gefahr durch Rinderinsulin?

Schon 1991 hat die Europäische Kommission eine »Richtlinie zur Minderung des Risikos« der BSE-Übertragung durch Medikamente erlassen, die 1994 durch die Bundesregierung verschärft wurde: Es dürfen keine Rinder über sechs Monate zur Insulingewinnung herangezogen werden; verschiedene Reinigungsschritte müssen gewährleisten, dass eventuelle Erreger zuverlässig entfernt werden; in Testläufen an Mäusen wird die Wirksamkeit dieser Abreicherung geprüft. Sprecher des Pharmakonzerns und Insulinherstellers Hoechst halten die Gefahr einer BSE-Übertragung für gering. Sie argumentieren, dass das Spritzen des Insulins in Haut oder Muskel die Übertragung mit Erregern ausschließe und die von Diabetikern gespritzte Dosis zu gering sei, als dass Gefahr von ihr ausgehe. Das dritte Argument des Konzerns für die Unbedenklichkeit von Rinderinsulin, nämlich dass der Stoff ausschließlich aus den Bauchspeicheldrüsen von Rindern aus BSE-freien europäischen Ländern gewonnen werde, dürfte nach den Rindfleischskandalen der letzten Jahre kaum mehr überzeugen. Die Deutsche Diabetes-Gesellschaft jedoch sieht keinen Grund, an den Beteuerungen des Konzerns und anderer Pharmafirmen zu zweifeln.

Die konventionelle Therapie

Früher war es üblich, Diabetikern die Zwei-Spritzen-Therapie zu empfehlen. Dabei musste der Patient sich eine Mischung aus Normal- und Verzögerungsinsulin jeweils vor dem Frühstück und vor dem Abendessen injizieren. Die Mischung ist auch heute noch in Apotheken als fertige Standardmischung von 30/70 bzw. 25/75 zu bekommen, d. h. 30 Prozent Normal- und 70 Prozent Verzögerungsinsulin. Die Wirkung hält bis zu zwölf Stunden an; daher hoffte man, mit zweimaligem Spritzen am Tag ausreichend versorgt zu sein.

Die Methode gilt als überholt

Heute gilt die Zwei-Spritzen-Therapie für Diabetiker des Typs 1 als überholt, da festgestellt wurde, dass ihr Blutzuckerspiegel unter dieser Behandlung alles andere als stabil ist. Das Problem liegt einerseits im Verzögerungsinsulin, das zwar lange vorhält, aber zu schwerfällig ist, um auf plötzliche Spitzen in der Kohlenhydratzufuhr reagieren zu können. So kommt es viel zu häufig zu gefährlichen Über- und Unterzuckerungen, die andererseits nicht durch einzelne Insulingaben aufgefangen werden. Die konventionelle Insulintherapie eignet sich nur für Typ-2-Diabetiker, die bei fortschreitender Krankheit Insulin spritzen müssen – immer in Kombination mit gesunder Ernährung und Lebensführung.

Die intensivierte Therapie

Aus diesen Schwierigkeiten hat die moderne Insulintherapie gelernt, die unter dem Namen ICT, Funktionelle Insulintherapie oder Basis-Bolus-Therapie bekannt ist. Sie gilt heute als Therapie der Wahl bei Typ-1-Diabetikern. Mit mindestens drei, besser vier über den Tag verteilten Injektionen von unterschiedlich lang wirksamen Insulinen ist sie variabler als die konventionelle Therapie. Dabei injiziert sich der Diabetiker morgens und mittags vor der Hauptmahlzeit sowie abends vor dem Abendessen und später noch einmal nach der letzten Zwischenmahlzeit gegen 23 Uhr jeweils verschiedene Insulindosen. Auf diese Weise erreicht man in den meisten Fällen einen stabileren Blutzuckerspiegel, als es mit weniger Spritzen am Tag möglich ist.

Wenn Sie von tierischen Insulinen auf Humaninsuline umstellen möchten, arbeiten Sie eng mit Ihrem Arzt zusammen! Denn wegen der teilweise unterschiedlichen Wirkung ist eine besonders sorgfältige Überwachung des Blutzuckerverlaufs notwendig.

Die Vorteile dieser Therapieform

Die intensivierte Insulintherapie bietet große Vorteile:

- ▸ Folgeschäden kann wirksam vorgebeugt und begegnet werden.
- ▸ Zwischenmahlzeiten können entfallen.

▸ Die Essenszeiten und die Essensmenge können (in Grenzen) variabel gestaltet werden.

▸ Der Tagesablauf kann an unterschiedliche Bedürfnisse flexibel angepasst werden, z. B. Wochenende, Reisen, Urlaub, Sport etc.

▸ Die Einstellungsergebnisse (HbA$_{1c}$-Werte) sind deutlich besser als mit der konservativen Insulintherapie (z. B. mit zwei Spritzen).

Finden Sie Ihre persönliche Idealtherapie

Um die persönliche Idealtherapie zu finden, muss meist über einen längeren Zeitraum hinweg getestet werden: Ein anderes Insulin, eine andere Dosis, ein anderer Einnahmerhythmus etwa können probiert werden.

Voraussetzung für eine gute und gleichmäßige Insulineinstellung ist die konsequente und zuverlässige Blutzuckerkontrolle des Diabetikers (siehe auch Seite 129ff.), der durch selbstständige Messungen mehrmals täglich seinen Blutzuckerspiegel prüft.

Zu Beginn der Behandlung wird zunächst der für den Patienten optimale Blutzuckerwert festgelegt, den es mit der Therapie zu erzielen gilt. Wie hoch dieser ist, variiert je nach Alter, Körpergewicht und Lebenssituation des Patienten; in der Regel wird er sich um 100 mg/dl im nüchternen Zustand bewegen, bei Schwangeren deutlich darunter. Dieser Wert muss vor jeder Mahlzeit erreicht sein, ansonsten wird die Therapie geändert.

Kennen Sie Ihr Präparat?

Es ist sehr wichtig, genau zu wissen, wie Ihr Insulinpräparat wirkt: ob es sich um ein Normalinsulin, ein Verzögerungs- oder Mischinsulin handelt, in welcher Dosierung Sie es nehmen müssen und in welcher Konzentration es vorliegt. Denn nur, wenn Sie sich der Wirkweise sicher sind, können Sie richtig dosieren und auf Spitzen des Blutzuckerspiegels reagieren.

Prüfen Sie auch bei jeder neuen Packung mit Spritzen oder Pen-Patronen, ob Sie wirklich das richtige Präparat gekauft haben und ob die auf der Packung angegebene Insulinkonzentration korrekt ist.

Mit Geduld und Genauigkeit

Die vorgestellten Schemata sind lediglich ein Grundmuster, wie eine Insulintherapie angelegt sein kann. Als Diabetiker müssen Sie jetzt gemeinsam mit Ihrem Arzt erarbeiten, wie das individuelle Vorgehen aussehen muss, damit es den Zweck erfüllt (d. h. die Blutzuckerregulierung), aber auch Ihren persönlichen Bedürfnissen, Lebensgewohnheiten und physischen Voraussetzungen entspricht. Besonders am Anfang kann das große Probleme machen. Geduld ist notwendig. Und natürlich müssen Sie sich erst mit der Wirkung des Insulins bzw. den Reaktionen Ihres Körpers vertraut machen. Das fällt Menschen unterschiedlich leicht oder schwer: Während die einen Diabetiker ihr Leben lang messen und kontrollieren müssen, um zu einer halbwegs gesunden Insulineinstellung zu kommen, entwickeln andere mit der Zeit ein Gespür für Beginn und Ende der Insulinwirkung. Sie nehmen die Insulinaufnahme ins Blut nach der Injektion als körperliches Gefühl wahr und spüren auch, wenn die Wirkung wieder nachlässt. Trotzdem sind Messungen unerlässlich.

Spritzen, Pens und Pumpe – Sie haben die Wahl

Grundsätzlich stehen heute drei Möglichkeiten zur Verfügung, um das benötigte Insulin anzuwenden: Insulinspritzen, Insulin-Pens oder die Insulinpumpe. Alle drei Methoden müssen vor der Benutzung unter Aufsicht erlernt und erprobt werden (siehe Seite 118ff.). Mit etwas Übung sind sie alle ähnlich gut zu handhaben.

Doch ist nicht jede Methode für jeden Diabetiker geeignet. Am besten informieren Sie sich über alle drei Möglichkeiten und entscheiden sich dann mit Unterstützung eines erfahrenen Arztes für diejenige Methode, die am besten zu Ihnen passt.

Wer als Diabetiker Insulin spritzen muss, sieht sich zunächst mit einem Berg neu zu erwerbender Kenntnisse konfrontiert. Sie dürfen wirklich zuversichtlich sein; früher oder später werden Sie den Umgang mit Insulin verinnerlicht haben.

Insulinspritzen – die traditionelle Methode

Obwohl man bis vor einigen Jahren überhaupt keine andere Methode der Insulingabe als die Injektion kannte, hat die Spritze heute entschieden an Bedeutung verloren. Das umständliche Aufziehen, die genaue Dosierung, das Einstechen mit einer langen Kanüle, das langsame Spritzen und anschließende Warten – all das geht mit den so genannten Pens (engl. = Stift) einfacher und schneller. Dennoch soll die traditionelle Spritztechnik vorgestellt werden, da noch immer viele Diabetiker sie verwenden.

Hinweise zu verschiedenen Spritzen

▶ Wählen Sie eine Spritze mit eingeschweißter Kanüle. Auch wenn es sich um Einmalspritzen aus Plastik handelt, können Sie diese bei sachgemäßer, sauberer Handhabung mehrmals verwenden. Vorteil dieser Spritzen ist u. a. ihre genaue Dosierungsmöglichkeit.

▶ Wichtig ist die richtige Länge der Einstichkanüle, damit das Insulin auch ins Unterhautfettgewebe gelangt. In den darüber liegenden Hautschichten würde es nicht in ausreichender Menge in das Blut gelangen, im darunter liegenden Muskel käme es zu schnell ins Blut. Um den unterschiedlichen Hautdicken von normalgewichtigen, übergewichtigen und schlanken Erwachsenen bzw. Kindern gerecht zu werden, gibt es Kanülen zwischen 5 und 12,7 Millimeter Länge.

Die richtige Kanülenlänge:
▶ Übergewichtige und sehr übergewichtige Erwachsene: 12,7 Millimeter
▶ Normalgewichtige und schlanke Erwachsene: acht Millimeter (ohne Hautfalte fünf bzw. sechs Millimeter)
▶ Kinder: fünf bzw. sechs Millimeter

Spritzen gibt es für 20, 40 und 80 Internationale Einheiten Insulin (I. E. bzw. engl. I. U.).

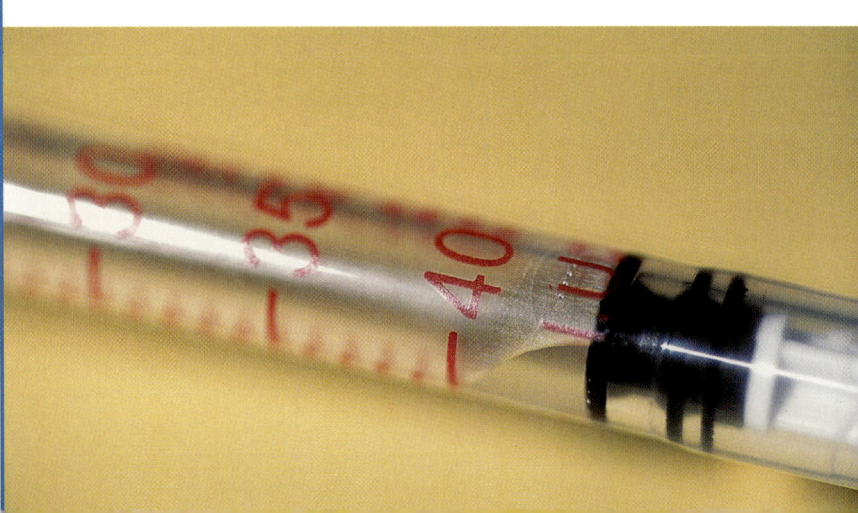

Die Konzentration beachten

Achten Sie darauf, in welcher Konzentration Ihr Insulin vorliegt. In Deutschland sind immer noch zwei verschiedene Konzentrationen auf dem Markt, nämlich U40 und U100. U steht dabei für Unit (engl. = Einheit). Die Angabe U40 bedeutet: 40 Internationale Einheiten (I. E.) pro Milliliter. U100 bedeutet: 100 I. E. pro Milliliter.

In einer Insulinampulle mit zehn Milliliter Insulin in der Konzentration U40 sind zehnmal 40, also 400 I. E. Insulin. Zum Vergleich: Ein gesunder Mensch braucht pro Tag durchschnittlich 40 I. E. Insulin.

Wo sind die besten Einstichstellen?

Am schnellsten gelangt Insulin in die Blutbahn, wenn es in die Bauchdecke injiziert wird. Weitere geeignete Stellen sind das Gesäß und die Oberschenkel; hier tritt die Wirkung etwas verzögert ein. Die Oberarme eignen sich weniger, da das Unterhautfettgewebe dünn ist und man versehentlich in den Muskel spritzen kann.

Um Hautverhärtungen zu vermeiden, sollte man die Einstichstelle kontinuierlich wechseln. Eine Möglichkeit ist, jede neue Injektion einen Finger breit neben die vorhergegangene zu setzen und dabei langsam zu wandern. Möglich ist auch, jeweils am Morgen, Mittag und Abend die gleichen Einstichstellen zu wählen, dafür aber jede nur einmal täglich zu belasten.

Ziel sollte jedenfalls sein, eine möglichst große Kontinuität des Spritzens zu erreichen: Denn das Insulin braucht von verschiedenen Körperteilen unterschiedlich lange für seinen Weg ins Blut, der Blutzuckerspiegel reagiert also immer ein wenig anders. Da aber eine penible Regelmäßigkeit unrealistisch ist – schließlich hängt die Wirkung des Insulins auch noch von anderen Faktoren ab, wie z. B. der jeweiligen Tagesform des Stoffwechsels, der Außentemperatur usw. –, brauchen Sie sich deswegen nicht verrückt zu machen.

Sie haben die Wahl zwischen leeren Spritzen, in die Sie das Insulin aus einer Ampulle nach genauen Dosierungsvorgaben aufziehen, und Fertigspritzen, in denen das Insulin bereits enthalten ist. Weil Letztere einfacher zu handhaben sind und weniger Fehlerquellen bergen, sind sie eher zu empfehlen.

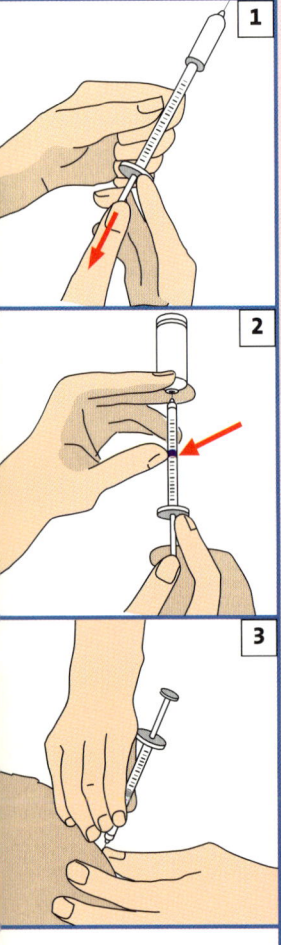

(Quelle:
Standl/Mehnert:
Das große TRIAS-
Handbuch für
Diabetiker. Thieme.
Stuttgart 1998)

So spritzen Sie richtig

1. Waschen Sie sich immer erst die Hände, um Ihr Handwerkszeug nicht mit eventuellen Bakterien zu verunreinigen. Die Einstichstelle zu desinfizieren, ist bei normaler Körperhygiene hingegen nicht notwendig, da dem Insulin antibakterielle Substanzen beigesetzt sind.

2. Handelt es sich um ein Verzögerungs- oder Mischinsulin, rollen Sie die Ampulle mit der Flüssigkeit bzw. die Fertigspritze eine kurze Zeit zwischen den Händen, damit sich die Partikel verteilen. Wenn Sie verschiedene Insulinarten spritzen, beginnen Sie stets mit dem Normalinsulin, und lassen Sie erst dann das Verzögerungsinsulin folgen.

3. Soweit Sie nicht eine Fertigspritze benutzen, ziehen Sie in die Spritze zunächst so viel Luft auf, wie Sie später an Insulin spritzen möchten. Das erkennen Sie an den markierten Teilstrichen auf der Spritze. Diese Luft blasen Sie in die Ampulle, damit dort beim Absaugen kein Unterdruck entsteht. Schließlich entziehen Sie der Ampulle genau die benötigte Menge an Insulin. Dabei stellen Sie die Ampulle auf den Kopf: Die Spritze befindet sich unten, das Fläschchen oben. Bilden sich Luftblasen in der Spritze, klopfen Sie leicht auf das Glas, bis diese nach oben steigen. Dann können Sie die Luft in die Ampulle zurückdrücken (Abb. 1 und 2).

4. Überprüfen Sie noch einmal die aufgezogene Dosis.

5. Nehmen Sie dort, wo Sie die Spritze setzen wollen, die Haut zwischen Daumen und Zeigefinger Ihrer freien Hand, so dass eine Hautfalte entsteht. Führen Sie die Kanüle senkrecht ein, nicht seitlich oder schräg. Spritzen Sie das Insulin, während Sie die Hautfalte locker festhalten (Abb. 3).

6. Nach der Injektion diese Falte noch ca. zehn Sekunden halten, dann erst loslassen und die Spritze wieder herausziehen. So soll verhindert werden, dass zusammen mit der Kanüle auch Insulin austritt. Ein kleiner Blutstropfen dagegen ist kein Problem.

Injektionshilfen – Spritzen leicht gemacht

Es gibt mittlerweile eine Reihe von Hilfsmitteln, die die Insulin-injektion mit einer Spritze erleichtern. Dazu gehört beispielsweise ein Injektionsgerät, das das Mischen verschiedener Insuline erleichtert und die Nadel in einem schützenden Gehäuse verborgen hält. Ein auf die Spritze aufsteckbares Lupengehäuse vereinfacht das Ablesen der Skala und gibt Sicherheit bei der Dosierung – Vorteile, die Sie bei der sicheren Handhabung unterstützen und die Spritze ähnlich praktisch macht wie ihre jüngeren Brüder, die Insulin-Pens.

Pens – Insulinzufuhr per Knopfdruck

Seit einigen Jahren haben Spritzen und Fertigspritzen durch so genannte Insulin-Pens Konkurrenz bekommen – aus Sicht der überwiegenden Mehrheit aller Diabetiker positive Konkurrenz. Genaue Statistiken gibt es nicht, aber Schätzungen kommen zu dem Ergebnis, dass in Deutschland bereits 70 Prozent aller Insulin spritzenden Diabetiker sich mit Pens behelfen.

Insulin-Pens sehen von außen wie normale Füllfederhalter aus. Sie beherbergen eine Patrone oder Kanüle mit Insulin, das in kleinen Dosen – je nach Hersteller in Schritten von ein oder zwei Einheiten – portioniert gespritzt werden kann. So einfach die Handhabung auch ist, muss der Umgang mit den Pens dennoch exakt erlernt werden, damit nicht versehentlich eine falsche Dosis gespritzt wird.

Einfach in der Handhabung

Pens unterscheiden sich von Fertigspritzen nicht wesentlich in der Handhabung: Das Insulin muss nicht aufgezogen werden, sondern ist bereits in der Patrone vorrätig. Die Konzentration beträgt in allen Pens U100, also 100 I. E. Insulin auf einen Milliliter Flüssigkeit. Wenn der Pen mit einem Verzögerungs- oder Mischinsulin gefüllt ist, muss

Folgende Hautstellen sollten Sie bei einer Injektion meiden: Verhärtungen der Haut sowie Narben, denn aus einem solchen Gewebe kann das Insulin nur mangelhaft ins Blut gelangen. Besenreiser sollten Sie ebenfalls umgehen, da sich dort sehr leicht blaue Flecken bilden können.

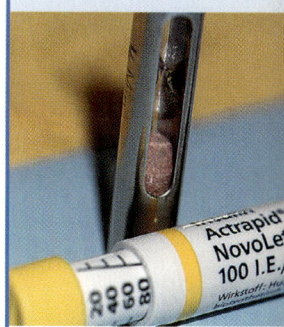

Pens – eine gute Alternative zur Spritze. Die Insulindosis lässt sich genau einstellen.

Der ganze Vorgang der Injektion geht mit dem Pen sekundenschnell. Ist das Insulin aufgebraucht, kann die Patrone im Inneren problemlos ausgetauscht werden – wie die Tinte bei einem Füllfederhalter. Auch Sehbehinderten kommt die Pen-Technik entgegen, da die Dosierung des Insulins hier oft viel übersichtlicher und einfacher ist.

er vor der Injektion zwischen den Handflächen gerollt werden, um eine gründliche Durchmischung zu garantieren. Die Einstellung der Dosierung erfolgt je nach Hersteller auf verschiedene Weise, meist durch eine leichte Drehung am Stiftende. Hier sind Insulineinheiten von 0 bis 40 oder mehr markiert. Dann wird die Nadel am vorderen Ende des Pens in die entsprechende Körperstelle an Bauch, Oberschenkel oder Po gestochen und, je nach Pen-Typ, per Knopfdruck oder Drehung die vorher bestimmte Dosis Insulin injiziert.

Gut für Kinder geeignet

Da mittlerweile fast alle Herstellerfirmen von Insulinspritzen auch Pens anbieten, gibt es eine große Auswahl, die sich in der Höhe der Vorwahldosis (»Wie viele Einheiten spritze ich per Knopfdruck?«), in der Möglichkeit der Korrektur (»Hilfe, ich habe mich in der Vorwahl geirrt«), der Restmengenerkennung (»Wie viel Insulin ist noch in der Patrone des Pens, muss ich schon nachladen?«) und natürlich im Design unterscheiden. Ganz besonders hat sich diese Technik auch für Kinder bewährt, die oft eine ausgeprägte Abneigung gegen Spritzen haben und mit dem Pen selbstständiger, vertrauter und sicherer umgehen können als mit Insulinfläschchen und Einmalspritzen.

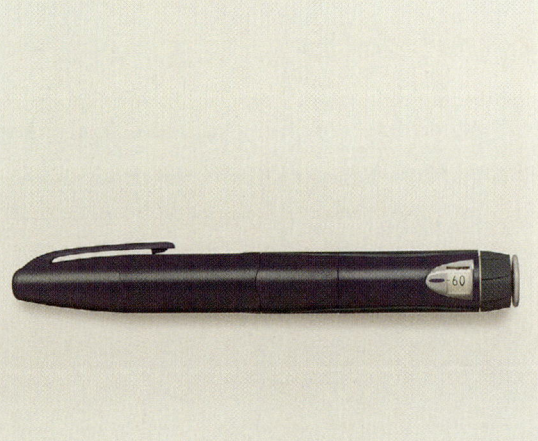

Pens gibt es in sehr großer Auswahl. Der Huma-Pen® Ergo der Firma Lilly z. B. hat eine ergonomisch-griffige Form und gut lesbare Dosiszahlen.

Insulinpumpen – das Gerät spritzt für Sie

Wohl kaum einem Diabetiker macht das tägliche Spritzen Spaß. Es kann lästig sein, immer die Ausrüstung mit sich herumzutragen, daran zu denken, sich rechtzeitig eine Injektion zu setzen, sich bei den Mahlzeiten pedantisch an vorgegebene Zeiten zu halten und stets alle Eventualitäten im Auge zu haben, die eine Änderung des Blutzuckerspiegels bewirken könnten.

Mit der so genannten Insulininjektionspumpe wurde ein Gerät entwickelt, das die Funktion der Bauchspeicheldrüse in der Versorgung mit Insulin nachahmt. Seit über 25 Jahren wird sie von Patienten benutzt, allein in Deutschland von rund 20 000 Diabetikern. Sie ist eine besondere Form der intensivierten Insulintherapie.

Auch das Wetter kann Einfluss darauf haben, wie schnell gespritztes Insulin in die Blutbahn aufgenommen wird: Bei Wärme oder Hitze ist die Aufnahme im Vergleich zu kaltem Wetter deutlich beschleunigt.

Präzise Versorgung ohne Unterbrechung

Die Insulinpumpe ist ein kleines, batteriebetriebenes Gerät, kleiner als eine Zigarettenschachtel und leichter als eine Tafel Schokolade, das nahe am Körper getragen wird und mit diesem über einen dünnen Schlauch verbunden ist. Über eine eingeschweißte Nadel, die unter die Haut eingepflanzt wurde, wird das Insulin in das Unterbauchfett gespritzt. Die Nadel kann vom Patienten eigenhändig entfernt, gewechselt und danach wieder eingesetzt werden.

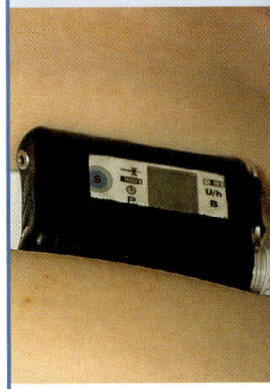

Sehr gut geeignet sind Insulinpumpen auch für Kinder und Jugendliche.

Dosierung wird elektronisch gesteuert

Insulinpumpen müssen Tag und Nacht getragen werden: Mit ständigen, geringen Dosen an schnell wirksamem Normalinsulin sorgen sie für eine bedarfsgerechte Insulinversorgung. Mit Hilfe elektronischer Einstellungen lassen sich für verschiedene Tageszeiten unterschiedliche Basalraten programmieren. Sie liegen im Durchschnitt zwischen 0,3 und 1,6 Insulineinheiten pro Stunde. Für die Mahlzeiten wird per Knopfdruck eine zusätzliche Insulindosis verabreicht, die den kurz-

zeitigen Ansturm an Kohlenhydraten auffangen soll. Diese Zusatz-
menge nennt man Bolus, ein Begriff, der Ihnen schon auf Seite 115 im
Zusammenhang mit der intensivierten Insulintherapie begegnet ist.
Mit der Pumpe ist der Diabetiker in besonderem Maß in der Lage, sei-
nen Insulinbedarf individuell den realen Essgewohnheiten, aber auch
Unternehmungen und sportlichen Aktivitäten anzupassen. D. h., die
Träger werden flexibler, und die Lebensqualität steigt – die sichere
Beherrschung des Geräts vorausgesetzt.

Das Risiko überschaubar halten

Die Insulinpumpe ist klein und unauffällig. Bei manchen Gelegenheiten ist es jedoch unumgänglich, die Maschine abzulegen, z. B. beim
Duschen, Schwimmen, Turnen oder beim Sex. Für eine kurze Dauer von
höchstens zwei Stunden ist das auch unproblematisch. Länger sollte sich der Diabetiker allerdings nicht von seiner Pumpe trennen.
Denn aufgrund des verwendeten kurz wirksamen Insulintyps hat er
nur wenig Insulinreserven im Körper, so dass es bei Trennung von der
Pumpe schneller zur Überzuckerung kommen kann. Darauf muss der
Patient unbedingt achten und bei Bedarf kleine Zusatzinjektionen
durchführen. Denkbar ist aber auch eine Kombination aus beiden
Methoden, der Pumpe und dem Spritzen. Dann spricht nichts dagegen, die Insulinpumpe sogar für Tage und Wochen beiseite zu legen.

Mögliche Nebenwirkungen

Der Einsatz einer Insulinpumpe kann zu einer vorübergehenden Seh-
verschlechterung führen. Auch wenn diese besorgniserregend scheint,
beweist sie doch, dass die Therapie anschlägt: Denn durch die Verbesserung des Stoffwechsels infolge der normalisierten Insulinzufuhr kann die Augenlinse leicht aufquellen. Das wirkt sich auf die
Sehkraft aus, reguliert sich aber wieder, sobald der Körper sich an die

Auf Verstopfungen
des Katheters der
Insulinpumpe oder
andere technische
Schwierigkeiten am
Gerät weisen spe-
zielle Warnsignale
hin. Solche Störun-
gen müssen natür-
lich schnellstmög-
lich behoben
werden.

Umstellung gewöhnt hat. Andere Folgeerscheinungen der Pumpen-
therapie wie Hautreaktionen oder Entzündungen an der Einstichstelle können meist durch einen Tausch der Nadel oder des Pflasters
behoben werden. In der Praxis wurden auch Schwellungen an den
Beinen beobachtet, vor allem bei Mädchen und jungen Frauen. Wie
diese so genannten Insulinödeme entstehen, ist bisher ungeklärt;
umso sicherer ist man aber, dass sie völlig harmlos sind und nach
wenigen Tagen wieder verschwinden.

Passt sich dem Lebensrhythmus an

Besonders geeignet ist die Insulinpumpe für Jugendliche, die eher
unregelmäßige Lebensgewohnheiten pflegen und diese trotz des
Diabetes nicht aufgeben wollen. Denn durch die optimierte Basis-
einstellung und die bedarfsgerechte Bolusgabe wird es beispiels-
weise möglich, am Wochenende auszuschlafen.
Auch bei Kindern kann sich die Pumpe als ein wahrer Segen erweisen.
Der tägliche Kampf um jede einzelne Spritze entfällt. Dabei kann das
Kind lernen, zu großen Teilen völlig selbstständig mit dem kleinen
Gerät umzugehen.

Eine gute Insulin-
pumpe kostet min-
destens 3000 € und
wird dann von der
Kasse gezahlt, wenn
andere Therapiefor-
men ausgereizt sind
oder bei der Be-
handlung Schwie-
rigkeiten auftreten.

Leben mit der Pumpe

Dass sich auch derjenige, der eine Insulinpumpe mit sich herumträgt, keineswegs vor den Augen der Welt verstecken muss, zeigt das Beispiel der
amerikanischen Journalistin Nicole Johnson, die 1999 26-jährig Miss Ame-
rica wurde und die ganze Wahlzeremonie über eine Insulinpumpe an ihrer
Hüfte trug. Sicher ein extremes Beispiel – wer wird schon Schönheitsköni-
gin! –, aber vielleicht eine Ermutigung, sich trotz Diabetes weiterhin hohe
Ziele zu setzen und diese auch zu verfolgen.

Während die Einstellung noch vor einigen Jahren ausschließlich stationär vorgenommen wurde – was einen mindestens dreiwöchigen Krankenhausaufenthalt notwendig machte –, kann dies eine auf diabetische Erkrankungen spezialisierte Arztpraxis heute auch ambulant vornehmen. Vorausgesetzt, die Betroffenen sind aufgeschlossen, kooperativ und verlässlich.

Eine individuelle Entscheidung

Mit der Insulinpumpe gelingt es also, eine gleichmäßige und dem stoffwechselgesunden Menschen nahe kommende Blutzuckereinstellung zu erreichen – umso besser, je zuverlässiger der Patient durch regelmäßige Messungen und sorgfältige Programmierung und Anwendung der Insulinpumpe dazu beiträgt. Manchen Menschen ist aber der Gedanke, immer ein Gerät mit sich herumtragen zu müssen, unangenehmer als das mehrmals tägliche Spritzen, etwa weil sie sich in ihrer Bewegungsfreiheit eingeschränkt fühlen oder fürchten, ununterbrochen an ihre Krankheit erinnert zu werden. Welche Art der Insulintherapie ihm am meisten liegt, muss jeder Betroffene daher mit Hilfe eines erfahrenen Arztes für sich selbst herausfinden.

Die Diabeteseinstellung

Die Wahl des Insulins, die Entscheidung für oder gegen Mischinsuline, die genaue Dosierung des Insulins, der Zeitplan für die Einnahme und die eventuelle Kombination der Insulingabe mit Antidiabetika, das mag einen zunächst überwältigen – eine Menge Dinge müssen zügig entschieden werden. Arzt und Patient sollten daher gemeinsam herausfinden, welche Medikamente in welcher Dosierung und Kombination der Krankheit am besten begegnen. Diese so genannte Einstellung ist eine große Herausforderung für den Mediziner und kann sich durchaus eine Weile hinziehen, weil verschiedene Möglichkeiten erprobt werden müssen. Damit die Therapie gelingt, müssen bestimmte Voraussetzungen erfüllt sein: die gewissenhafte Selbstkontrolle des Patienten, die Einstellung mit Medikamenten sowie eine intensive Schulung im »Fach Diabetes«. Was das konkret bedeutet und welche Rolle Patientenschulungen spielen, das werden Sie ab Seite 128 erfahren.

Nur nach Rücksprache

Entscheidend für den Erfolg einer jeden Diabetestherapie ist die vertrauensvolle Zusammenarbeit von Arzt und Patient.

▸ Sie müssen sich darauf verlassen können, dass Ihr Arzt die richtigen Schritte zu einer guten Einstellung unternimmt. Wenn Sie dieses Vertrauen nicht haben, sollten Sie überlegen, die Praxis zu wechseln!

▸ Ebenso muss Ihr Arzt aber auch sichergehen können, dass Sie die abgesprochene Therapie nicht spontan ändern oder gar abbrechen. Jede noch so kleine eigenmächtige Veränderung der Dosierung kann für Sie schlimme Folgen haben.

▸ Berichten Sie Ihrem Arzt regelmäßig von Ihren Erfahrungen, Erfolgen und Schwierigkeiten mit der aktuellen Behandlung, und überlegen Sie gemeinsam mit ihm die erforderlichen Maßnahmen.

▸ Überlassen Sie die Behandlung Ihrer Krankheit nicht passiv den Fachleuten, sondern versuchen Sie so viel wie möglich über Diabetes zu erfahren. Nehmen Sie die angebotenen Patientenschulungen wahr, und gehen Sie erforderliche Lebensumstellungen wie Änderungen des Speiseplans oder regelmäßige Mahlzeiten entschlossen an. Motivierend kann dabei auch der Austausch mit anderen Betroffenen wirken.

In Deutschland gibt es leider keine Ausbildung zum Facharzt für Diabetes. Die Deutsche Diabetes-Gesellschaft (DDG) bietet jedoch Ärztefortbildungen mit dem Abschluss »Diabetologe (DDG)« an. Vielleicht finden Sie eine Praxis mit diesem »Gütesiegel« in Ihrer Nähe.

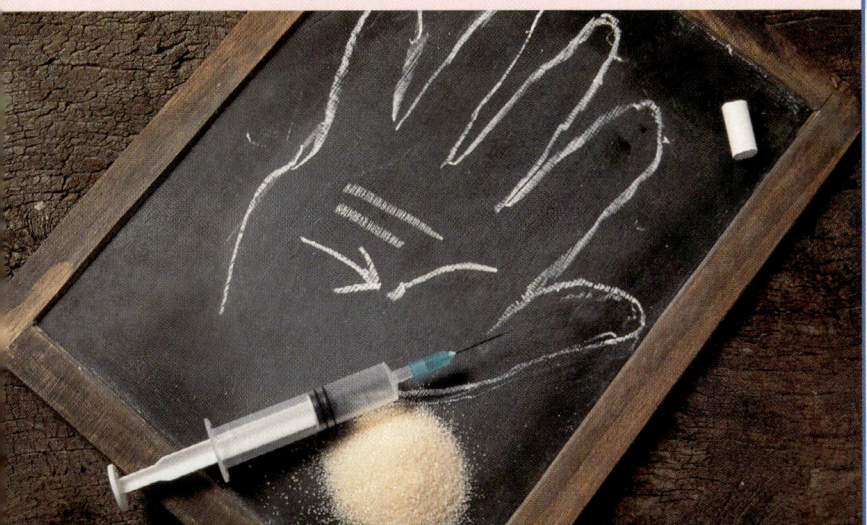

Für Zuckerkranke ist es enorm wichtig, die Therapie bewusst auch selbst in die Hand zu nehmen.

Als Diabetespatient werden
Sie häufig den Arzt aufsuchen
müssen; noch wichtiger sind aber
die regelmäßigen Selbstunter-
suchungen, mit denen Sie Ihren
Stoffwechsel überwachen.

Die Blutwerte
im Griff behalten

Die regelmäßige
Kontrolle

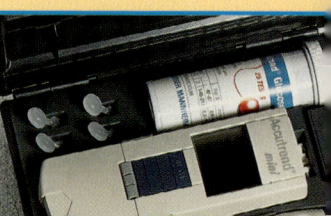

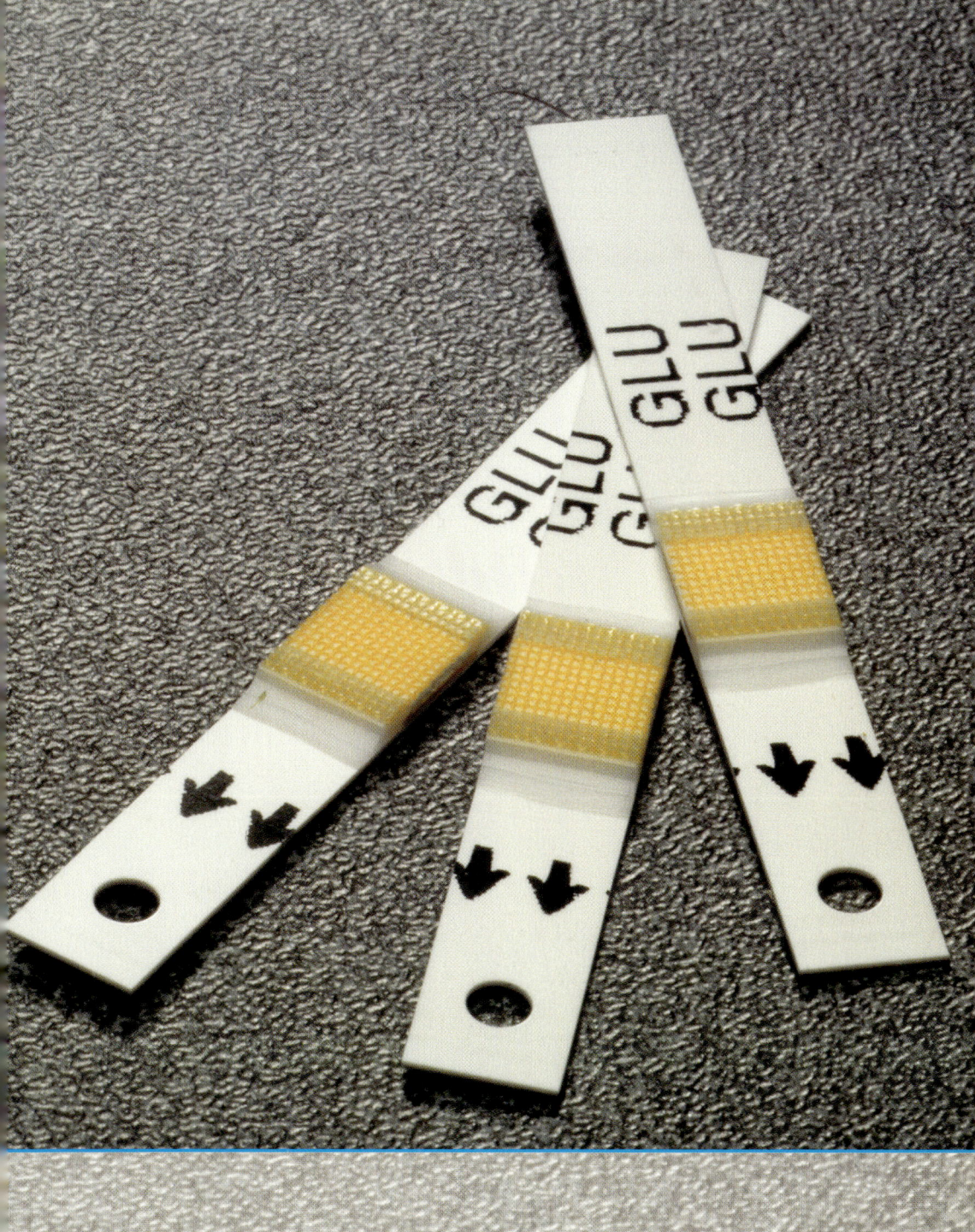

Gut leben mit der Krankheit

Diabetes erfordert ein großes Maß an Fürsorge des Patienten für sich und seinen Körper. Es ist heute unumstritten, dass die meisten Diabetiker trotz ihrer Krankheit ein ausgefülltes und produktives Leben führen können – dies allerdings unter der Voraussetzung, dass sie es mit ihrer Krankheit leben und nicht gegen sie.

Die Therapie aktiv unterstützen

Die im vorangegangenen Kapitel vorgestellten modernen Medikamente und die verschiedenen Möglichkeiten ihrer Verabreichung bieten heute auch Typ-1-Diabetikern sehr gute Chancen, ihren gestörten Stoffwechsel weitgehend in den Griff zu bekommen und wesentlich zu verbessern.

Wichtige Voraussetzung für den Erfolg jeder Diabetestherapie ist allerdings die kontinuierliche Kontrolle des Patienten, einerseits durch die selbstständige Prüfung seines jeweils aktuellen Blutzuckerspiegels und der genauen Führung eines Diabetikertagebuchs, andererseits durch regelmäßige Untersuchungen und Gesundheitskontrollen durch den behandelnden Arzt.

Selbstkontrolle für Typ-1-Diabetiker

Der Blutzucker jedes Menschen, auch jedes stoffwechselgesunden, schwankt im Lauf des Tages erheblich; sowohl der individuelle Biorhythmus als auch Körperaktivität und Ernährung tragen dazu bei. Als Diabetiker kommen Sie daher nicht umhin: Die regelmäßige Selbstkontrolle muss für Sie genauso selbstverständlich werden wie das Zähneputzen, und zwar mehrmals täglich. Nur wenn Sie den aktuellen Stand Ihres Blutzuckers kennen, können Sie auch auf ein be-

Die tägliche Selbstkontrolle bedeutet nicht, die Krankheit dauerhaft in den Vordergrund zu stellen, sondern vielmehr, ihr genau jenes Maß an Aufmerksamkeit und Zeit zu widmen, die sie braucht, damit sie den Alltag nicht nachhaltig aus dem Gleichgewicht bringt.

stehendes Ungleichgewicht reagieren: Sie spritzen sich die notwendige Dosis Insulin bzw. gleichen einen eventuellen Glukosemangel durch Aufnahme von Mehrfachzucker (beispielsweise Brot) oder Einfachzucker (beispielsweise Traubenzucker) aus. Leider gibt es nichts, was Ihnen diese Mühen abnehmen könnte.

Der Blutzuckertest

Der Blutzuckerselbsttest ist bislang die einzige Methode, mit der Diabetiker schnell, unkompliziert und mehrmals am Tag die genaue Höhe ihres Blutzuckerspiegels erkennen können. Das ist die entscheidende Grundlage für die Therapie; sie wird ein ständiger Begleiter für den Rest ihres Lebens sein. Folgende Informationen gibt der Test:

▸ Sie bestimmen nicht nur den aktuellen Blutzuckerspiegel, Sie lernen Ihren Blutzuckerspiegel zu verschiedenen Tages- und Nachtzeiten und in verschiedenen Lebenssituationen kennen.

▸ Nach einem längeren Beobachtungszeitraum und genauen Aufzeichnungen können Sie Rückschlüsse ziehen, wie Ihr Stoffwechsel auf verschiedene Aktivitäten und Lebenslagen reagiert und wie sich die Ernährung auswirkt.

▸ Sie gewinnen Daten, die Ihnen und Ihrem Arzt als Entscheidungsgrundlage dienen: welche Therapieform am günstigsten ist, wie oft Insulin gespritzt werden muss und welche Mittel genau eingenommen werden sollen.

▸ Nur mit Hilfe von regelmäßigen Glukosemessungen können Sie auf unerwartete gefährliche Hoch- oder Tieflagen des Blutzuckers richtig reagieren.

Für die Blutzuckerselbstkontrolle stehen heute zwei Methoden zur Verfügung, mit denen Sie ohne weitere Hilfsmittel schnell Ihren Blutzuckerspiegel bestimmen können: die visuell ablesbaren Teststreifen und elektronische Messgeräte.

Im Idealfall – nach intensiver Schulung und einiger Erfahrung – werden Sie in der Lage sein, Ihre Insulindosis dem jeweils aktuellen Bedarf anzupassen und dabei die Gefahr von Über- oder Unterdosierungen sehr gering zu halten.

Auf einen Blick – Teststreifen

Zur Blutzuckermessung mit Teststreifen brauchen Sie:

- ▶ Lanzette oder einen automatischen Stechapparat
- ▶ Uhr
- ▶ Teststreifen
- ▶ Wattetupfer

Für die Blutzuckermessung wird ein Blutstropfen benötigt, der auf die Fläche des Teststreifens aufgebracht wird. Für den Einstich können Sie auch eine normale Kanüle benutzen, mit der Sie sich eine winzige Wunde am Finger zufügen. Keine Angst: Wenn Sie nicht in die Mitte der Fingerbeere stechen, die durch die vielen Tastnerven sehr empfindlich ist, sondern in die Seiten der Fingerkuppe, ist die Blutabnahme relativ schmerzlos.

Ohne zusätzlichen Druck auszuüben, lassen Sie einen Tropfen Blut aus der Fingerkuppe auf das Testfeld des Streifens tropfen. Dort belassen Sie es so lange, wie auf der Packung vorgeschrieben – meist eine Minute –, und wischen es dann mit einem Wattebausch oder einem Taschentuch ab. Warten Sie jetzt noch ein paar Sekunden, und vergleichen Sie dann die Farbe auf dem Teststreifen mit der Farbskala, die auf dem Verpackungsröhrchen angegeben ist. Hier können Sie Ihre aktuelle Blutglukosekonzentration ablesen.

So sticht es sich leichter

Manche Menschen kommen besser mit einer so genannten Stechhilfe zurecht. Der Einstich, vor dem viele Angst haben, muss nicht mehr selbst vorgenommen werden: Er erfolgt automatisch in der richtigen Tiefe durch Knopfdruck oder Gegendruck. Alternativ zur Fingerkuppe – hier kann sich nach einiger Zeit eine Art Hornhaut oder Verhärtung bilden, die erst durchstochen werden muss – kann auch das Ohrläppchen als »Blutspender« herangezogen werden.

Die Blutzuckermessung

Was man bei Teststäbchen beachten muss

▸ Die Wartezeiten müssen eingehalten werden, sonst ist das Messergebnis ungenau.

▸ Bei schlechten Lichtverhältnissen kann das Testergebnis nur schwer mit der Farbskala verglichen werden. Sorgen Sie für optimale Beleuchtung.

▸ Menschen mit angeborener Farbsehschwäche müssen sich Verwandte oder Freunde zum Ablesen zur Hilfe holen bzw. auf die elektronischen Blutzuckermessgeräte zurückgreifen.

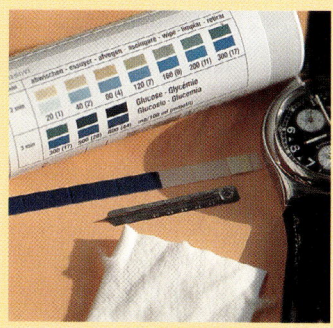

Das benötigen Sie: den Teststreifen, eine Uhr, ein Tuch und die Stechhilfe.

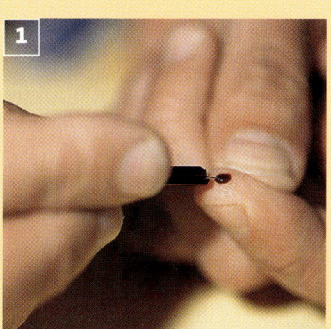

Stechen Sie sich in die Fingerseite.

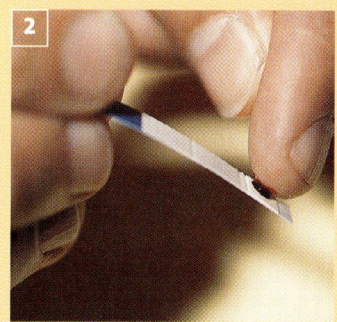

Geben Sie den Blutstropfen auf das Testfeld.

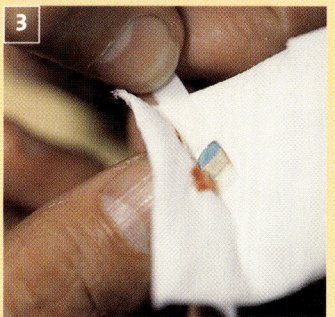

Nach der Einwirkzeit wischen Sie den Blutstropfen mit dem Tuch ab.

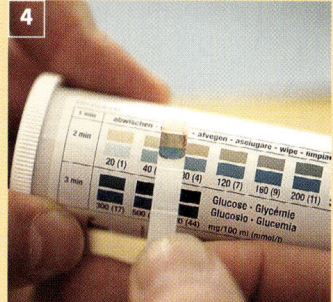

Nach etwa einer Minute können Sie das Testergebnis ablesen.

(Quelle: Deutsche Diabetes-Stiftung)

Bei Dunkelheit ohne Scheinwerfer?

Bedenken Sie: Eine Diabetestherapie ohne regelmäßige Selbstkontrolle ist wie nächtliches Autofahren ohne Scheinwerfer – Sie setzen sich und Ihren Körper absehbaren Risiken aus, die tödliche Auswirkungen haben können. Schützen Sie sich daher in Ihrem eigenen Interesse, bringen Sie durch Blutzuckermessungen Licht in Ihre Krankheit, damit Sie klar sehen, Zwischenfälle erkennen und rechtzeitig reagieren können.

Achten Sie stets darauf, dass der Teststreifen bzw. die Sensoren nicht überlagert, nicht feucht und weder zu kalt noch zu erwärmt sind. Denn all diese Faktoren können den Messwert bei der Blutzuckerselbstkontrolle verfälschen!

Was passiert mit dem Blut auf dem Streifen?

Die Wartezeit muss genau eingehalten werden, damit die im Blut befindliche Glukose mit zwei Enzymen reagieren kann, die sich auf dem Testfeld befinden. Bei dieser Reaktion entsteht ein Farbstoff, dessen Intensität umso kräftiger ist, je mehr Glukose sich im Blut befindet. Deshalb sollten Sie sich bei Verwendung der Teststreifen immer genau an die Wartezeiten halten, die auf dem Röhrchen angegeben sind: Lesen Sie zu früh ab, weil Sie vielleicht ungeduldig sind, sind die Werte nicht zuverlässig. Bei richtiger Handhabung allerdings nähern sie sich dem Realwert bis auf minimale Schwankungen an.

Das Blutzuckermessgerät

In der Anwendung praktischer – und deshalb bei vielen beliebter als die Teststreifen – sind die Blutzuckermessgeräte, insbesondere die neuesten Generationen.

Hierbei handelt es sich um ein flaches Maschinchen, kaum länger als ein Kugelschreiber. Mit dessen Hilfe wird ein Blutstropfen aus dem Finger entnommen, automatisch auf einen Streifen aufgetragen und dann auf seine Glukosekonzentration hin untersucht. Blutzuckermessgeräte, auch Reflektometer genannt, sind in ihrer Handhabung zwar recht einfach, führen aber nicht immer zu einem genauen Messergebnis. Je kleiner und schneller das Gerät, desto ungenauer ist häufig das Resultat. Auch wenn die Hersteller verständlicherweise gern anderes behaupten, übertrifft die Ablesegenauigkeit des Geräts keineswegs die Messergebnisse eines gut geschulten Diabetikers mit seinem Teststreifen. Manche Diabetiker wählen daher zwar für unterwegs und außerhalb der Wohnung eher ein praktisches, schnell reagierendes Gerät, während sie zu Hause in Ruhe doch die etwas genauere Messung per Teststreifen durchführen.

Bei Farbsehschwäche sicherer

Anders liegt der Fall bei Farbsehschwäche oder einer sonst wie gearteten mangelnden Sehkraft, zu der es ja gerade in Folge von Diabetes häufig kommt: Dann ist das automatische Messgerät vorzuziehen, da ein korrektes Ablesen der Testergebnisse vom Gerät einfacher und sicherer ist als der Vergleich von Teststreifen und Farbskala.
In solchen medizinisch bedingten Fällen übernehmen die Krankenkassen manchmal die Kosten für ein automatisches Blutzuckermessgerät, während die Teststreifen zur so genannten Leistungspflicht gehören, also komplett getragen werden.

Mögliche Fehler bei der Selbstkontrolle des Blutzuckers, die Sie leicht korrigieren können: Ein nicht verdunstetes Desinfektionsmittel reagiert mit dem Testfeld, Sie haben zu wenig Blut aufgetragen oder das Blut ist durch Schweiß verdünnt.

Das Angebot an Blutzuckermessgeräten ist groß. Die Hersteller bieten Produkte mit verschiedenen Messverfahren und zusätzlichen Funktionen an.

Der Blick ins Auge – Zukunftsmusik

Forscher der Universitätsaugenklinik Würzburg arbeiten an einer neuen Art der Blutzuckermessung, die vielen Diabetikern das tägliche Messen um einiges bequemer machen würde: die Glukosebestimmung im Auge. Mit Hilfe von infrarotem Licht soll eine automatische Selbstmessung der Glukosekonzentration im Auge möglich sein, die wiederum Rückschlüsse auf den Blutzucker erlauben soll. Doch ähnlich wie für andere Verfahren der unblutigen Glukosemessung, die sich in der Erforschung befinden, heißt es auch hier wieder: Bevor die Patienten konkret davon profitieren können, »sind noch umfangreiche Forschungsarbeiten zu leisten«.

Je regelmäßiger Sie die Messungen vornehmen – also möglichst zu den gleichen Uhrzeiten –, desto aussagekräftiger werden natürlich die Testergebnisse in Ihren Aufzeichnungen.

Wann wird gemessen?

Sind Sie ein insulinabhängiger Diabetiker, dann müssen Sie Ihren Blutzuckerspiegel vor jeder Hauptmahlzeit und vor dem Schlafengehen messen, also am besten viermal am Tag. Vor dem Essen sollte die Vormahlzeit weitgehend verdaut sein, so dass es sich um eine Art Nüchternblutzucker handelt.

Konkret heißt das: Greifen Sie viermal täglich vor jeder Injektion, also morgens, mittags, abends und vor dem Schlafengehen, zu einem Teststreifen und machen die kleine Prozedur mit Blutstropfen, Abwarten und Farbvergleich.

Besondere Situationen – zusätzlich messen

Außerdem sollte der Typ-1-Diabetiker auch vor sportlichen Aktivitäten oder nach ungewohnten Anstrengungen seinen Blutzucker messen sowie in allen unklaren Situationen (Gefühl der Unterzuckerung), um zu kontrollieren, ob die bisherige Insulindosis genügt oder eventuell erhöht oder vermindert werden muss.

Wenn Sie morgens regelmäßig mit Kopfschmerzen aufwachen, kann das ein Hinweis auf nächtliche Unterzuckerungen sein. Sie sollten dann nachts eine weitere Messung vornehmen – gegen zwei Uhr ist der Körper besonders sensibel für Insulin, weshalb es zu kurzzeitigen Unterzuckerungen kommen kann. Wenn Sie dies bei der Messung feststellen, müssen Sie gemeinsam mit Ihrem Arzt die Abenddosis an Insulin abändern.

Der Harnzuckertest

Es gibt eine weitere Art der Messung, die Rückschlüsse auf den Zuckerspiegel im Blut erlaubt: die Bestimmung des Zuckers im Urin (Harn). Wie eingangs erklärt, wird überschüssige Glukose im Blut ab einer bestimmten Konzentration über die Nieren ausgeschieden. Die Höhe der so genannten Nierenschwelle ist individuell verschieden, liegt aber meist weit über den akzeptablen Werten.
Der Harnzuckertest ist daher für Typ-1-Diabetiker als alleinige Messmethode völlig ungeeignet, da er erst die bereits eingetretene, massive Überzuckerung meldet. Zur Orientierung oder für Routinekontrollen von Typ-2-Diabetikern ist er allerdings hilfreich, da er schnell und unkompliziert durchzuführen und gleichzeitig vergleichsweise kostengünstig ist.

Einfacher geht's nicht

Zur Bestimmung des Zuckerwerts im Urin halten Sie den Teststreifen nur kurz in den Urinstrahl bzw. in den Becher mit dem aufgefangenen Urin. Wie bei der Blutzuckermessung müssen Sie etwas warten, ca. zwei Minuten, bis der Streifen sich verfärbt. Im Vergleich mit der mitgelieferten Farbskala können Sie ablesen, ob und wie viel Zucker im Harn ausgeschieden wurde. Die Angaben erfolgen in Prozent. Bei null Prozent ist der Test negativ, d. h., es ist kein Zucker nach-

Zur Selbstkontrolle reicht beim Typ-2-Diabetiker die Urinzuckerkontrolle aus. Diese sollte stets negativ ausfallen. Wenn der Arzt die Blutzuckerwerte bestimmt, sollte das nach dem Frühstück geschehen, da sie zu diesem Zeitpunkt am höchsten sind.

Die Nierenschwelle kann für Diabetiker bei der Dosierung von Medikamenten und bei einer Diät eine Rolle spielen. Sie ist jedoch nicht bei jedem Menschen gleich. Ein Harnzuckertest kann Ihnen dabei helfen, Ihre individuelle Nierenschwelle herauszufinden.

weisbar, Ihre Nierenschwelle ist nicht überschritten. Bis 0,5 Prozent herrscht eine leichte Verzuckerung vor (d. h., die Nierenschwelle wurde überschritten), alles darüber bedeutet, dass viel Zucker mit dem Harn ausgeschieden wurde. Mit Harnzuckertests lassen sich Werte bis zu fünf Prozent recht zuverlässig bestimmen.

Warnzeichen Azeton im Urin

Haben Sie beim Glukosetest eine stark erhöhte Blutzuckerkonzentration festgestellt, gibt ein drittes Messverfahren Aufschluss über eventuelle akute Risiken einer Blutzuckerentgleisung: die Messung des Azetons im Harn. Der ist dort immer ein absolutes Warnsignal. Der Stoff Azeton entsteht, wenn ein akuter Insulinmangel vorliegt und der Körper keine Energie aus Zucker gewinnen kann. Um dennoch die nötige Energieversorgung aufrechtzuerhalten, beginnt der Körper jetzt, Fett zu verbrennen. Dabei bildet sich Azeton, das im Übermaß zur lebensgefährlichen Übersäuerung (Azidose) und zum diabetischen Koma führen kann, wenn nicht schnellstens mit Insulingaben reagiert wird.

Der Nachweis mit Teststäbchen

Im Urin lässt sich Azeton mit einfachen Teststäbchen nachweisen. Diese sollten Sie unbedingt benutzen, wenn der Blutzucker bei der Selbstkontrolle über 240 mg/dl liegt bzw. bei Urinzuckerwerten von zwei und mehr Prozent. Wird bei der Messung, die genauso funktioniert wie bei der Bestimmung des Harnzuckers, tatsächlich Azeton im Urin festgestellt, liegt mit großer Sicherheit eine hyperglykämische Entgleisung vor – und damit die akute Gefahr eines diabetischen Komas. In solchen Fällen gilt: Ruhe bewahren, körperliche Anstrengung vermeiden, viel Mineralwasser trinken und gemäß den Vorgaben des Arztes reagieren!

THERAPIE MIT TEST
UND TAGEBUCH

Typ-1-Diabetes – welche Werte sind akzeptabel?

▶ Blutzucker vor dem Essen   100–130 mg/dl

▶ Blutzucker nach dem Essen   unter 180 mg/dl

▶ Harnzucker   negativ

▶ Azeton im Urin   negativ

Außerdem sind ein normales Körpergewicht bzw. eine kontinuierliche
Reduzierung des Übergewichts und ein Blutdruck unter 140/90 mmHg
(Millimeter Quecksilbersäule) anzustreben.

Wichtig – die genaue Buchführung

Ihre Messungen haben mehrere Zielrichtungen: Erstens wollen Sie
den aktuellen Stand Ihres Blutzuckers erfahren, um die Höhe der
nächsten Insulindosis möglichst punktgenau festlegen zu können.
Zweitens ergibt sich in der Aneinanderreihung der Testergebnisse
ein Bild Ihres Blutzuckerspiegels über Wochen und Monate hinweg.
Genau dafür sollten Sie ein Diabetestagebuch führen und hierbei
sowohl Ihre Blutzuckerwerte vor dem Essen über den Tag verteilt als
auch die gespritzte Insulinmenge und die Harnzuckerwerte am Morgen und am Abend auflisten.

Ungewöhnliches gesondert vermerken

Gut ist es außerdem, wenn Sie besondere Vorkommnisse und Aktivitäten, z. B. auch Stresssituationen, zusätzlich festhalten. Manchmal
können sie zusätzlichen Aufschluss über die Entwicklung des Blutzuckers geben. Besonders überschießende Reaktionen wie Über- und
Unterzuckerungen sollen natürlich ebenso vermerkt werden. Was als
außergewöhnliches Vorkommnis im Diabetikertagebuch z. B. auf-
tauchen könnte, sehen Sie im Kasten auf Seite 138.

Ein ausführlich
geführtes Diabetes-
tagebuch hilft Ihnen
und Ihrem behan-
delnden Arzt, die
Krankheit kennen
und einschätzen zu
lernen: Welche Situ-
ation, welcher kör-
perliche Zustand
wirkt sich wie stark
auf meinen Blut-
zuckerspiegel aus,
und wie muss ich
reagieren, damit es
nicht zu einer Über-
reaktion kommt?

Ein Protokollbuch ist essenziell, denn wer kann sich noch daran erinnern, welche Werte er vor Tagen gemessen hat? Auch für die Zusammenarbeit mit Ihrem Arzt brauchen Sie so ein Buch; dabei nicht vergessen, alle Abweichungen vom Alltag einzutragen!

Was ins Diabetestagebuch gehört

Viele Pharmafirmen bieten kostenlose Diabetestagebücher für mit Insulin behandelte Diabetiker an, die sich im Wesentlichen nicht von unserem Beispiel unterscheiden:

Datum	Selbstkontrolle (Blut- oder Urinzucker)				Insulin		Bemerkungen
	morgens	mittags	abends		morgens	abends	z. B. Unterzuckerungen (Uhrzeit), außergewöhnliche körperliche Anstrengung, Krankheit, Feier usw.
Mo							
Di							
Mi							
Do							
Fr							
Sa							
So							

Körpergewicht: ....kg   HbA$_{1C}$: ....%

Datum: ....   Datum: ....

Besondere Vorkommnisse

- ▸ Ärger
- ▸ Anspannung
- ▸ Ausflüge
- ▸ Autowaschen
- ▸ Ernährungsfehler
- ▸ Fieber
- ▸ Viele Gäste
- ▸ Hausputz
- ▸ Insulin »daneben« gespritzt
- ▸ Krankheit
- ▸ Schwimmen
- ▸ Sex
- ▸ Sonnenbaden
- ▸ Großer Streit
- ▸ Überspringen einer Mahlzeit
- ▸ Wandertour

(Quelle: M. Berger et al. (Hg.): Lehrbuch für die Schulungskraft. Deutscher Ärzte-Verlag. Köln 1998)

Selbstkontrolle für Typ-2-Diabetiker

Bei Diabetikern, deren Bauchspeicheldrüse im Grunde noch funktioniert und deren Insulinproduktion oder -verwertung lediglich eingeschränkt ist, werden in der Regel keine ständigen Blutzuckerselbstkontrollen gefordert. Die Therapie konzentriert sich bei ihnen auf eine größtmögliche Nutzung der noch produzierten Insulinmengen sowie auf eine konsequente Nahrungsumstellung mit dem Ziel der Stoffwechselverbesserung.

Der Patient kann seine ganze Kraft also eher auf die Stabilisierung der körpereigenen Insulinproduktion durch entsprechende Ernährung, ausreichende Bewegung und andere Aktivitäten richten als auf die ständige Kontrolle des Blutzuckers. Hier genügt es in der Regel, wenn täglich nach dem Frühstück der Harnzucker gemessen wird. Erst wenn er positiv ist, müssen weitere Therapie- und damit verbunden auch Kontrollmaßnahmen nach der Art des Typ-1-Diabetikers ins Auge gefasst werden.

Ausnahmefall hohe Nierenschwelle

Dies ist die verbreitete Ansicht der Hausärzte und auch der Krankenkassen, die die Kosten der Teststreifen für Blutzuckermessungen im Fall von Insulin produzierenden Typ-2-Diabetikern normalerweise nicht übernehmen. Es gibt allerdings Fachleute, die die regelmäßigen Blutzuckerkontrollen auch für diese Patienten empfehlen, vor allem für jene, deren Nierenschwelle extrem hoch liegt. Sonst besteht die Gefahr, dass ein ständig erhöhter Blutzuckerspiegel von zwischen 180 und 200 mg/dl lange Zeit nicht erkannt wird. Patienten mit hoher Nierenschwelle, die der Hausarzt bestimmen kann, sollten daher zwei- bis dreimal pro Woche ungefähr eine Stunde nach dem Frühstück ihren Blutzuckerwert messen.

Die Nierenschwelle, also diejenige Konzentration von Glukose im Blut, ab der Zucker über die Nieren mit dem Urin ausgeschieden wird, ist bei jedem Menschen individuell verschieden. Durchschnittlich liegt sie bei einer Blutzuckerkonzentration von 160 bis 180 mg/dl.

139

Ihre Aufzeichnungen werden Ihnen mit der Zeit zum unersetzlichen Erfahrungspool, mit dem es Ihnen leichter fällt, über die jeweilige Dosis und den Zeitplan der Medikamenteneinnahme zu entscheiden.

So oft muss kontrolliert werden

Schema der Selbstkontrolle für Typ-1-Diabetiker

▶ Therapie Insulin und Kohlenhydratberechnung: mindestens 4-mal täglich Blutzucker messen (vor jeder Injektion bzw. vor den Hauptmahlzeiten und dem Schlafengehen)

Schema der Selbstkontrolle für Typ-2-Diabetiker

▶ Therapie Nahrungsumstellung: Harnzucker 1 bis 2 Stunden nach dem Frühstück täglich messen (bzw. mindestens 2- bis 3-mal pro Woche)

▶ Therapie Nahrungsumstellung und blutzuckersenkende Tabletten: Harnzucker 1 bis 2 Stunden nach dem Frühstück täglich messen (bzw. mindestens 2- bis 3-mal pro Woche)

▶ Therapie Nahrungsumstellung und blutzuckersenkende Tabletten sowie Insulin: Blutzucker bzw. Harnzucker vor der Spritze und 1 bis 2 Stunden nach dem Frühstück täglich messen – welcher Wert gemessen werden soll, entscheidet Ihr Arzt

▶ Therapie Nahrungsumstellung und Insulin: täglich Blutzucker vor jeder Injektion messen

Gleich nach der Messung aufzeichnen

Natürlich gilt: Die saubersten und regelmäßigsten Messungen haben nur dann Sinn, wenn sie zuverlässig aufgezeichnet und interpretiert werden. Und egal, was und wie oft Sie messen: Nur wenn Sie bereit sind, Ihr Verhalten den Ergebnissen und den Schlüssen, die Sie gemeinsam mit dem Arzt daraus ziehen, anzupassen, können Sie davon profitieren. Dass diese Schlüsse auch eine weitere Umstellung der Essgewohnheiten, die Verordnung zusätzlicher Medikamente oder die Umstellung auf Insulin bedeuten können, ist klar. Aber lassen Sie sich nicht dadurch verängstigen oder am regelmäßigen Messen hindern. Denn jede Therapieänderung dient nur der optimierten Einstellung, also der besseren Versorgung Ihres Körpers mit den Substanzen, die er unbedingt zum Leben braucht.

Die Untersuchung durch den Arzt

Der Stoffwechsel des Diabetikers funktioniert anders als der eines Nichtdiabetikers. Die mangelnde Herstellung bzw. Wirkschwäche des körpereigenen Insulins zieht nicht nur akute Risiken und Gefahren für die Gesundheit nach sich, sondern führt auch langfristig zu Störungen und Erkrankungen, die möglichst frühzeitig behandelt werden müssen. Deshalb sind vermehrte Arztbesuche für Diabetiker unerlässlich und sollten penibel eingehalten werden.

Welcher Arzt ist der richtige?

Die Diabetesdiagnose wird in der Regel Ihr Hausarzt stellen. Er weiß, welche Formen des Diabetes er selbst behandeln kann – Ihre aktive Mitarbeit vorausgesetzt – und wann er seinen Patienten besser an spezielle Diabetikerpraxen überweist. Das ist angebracht, sobald das Spritzen von Insulin notwendig wird. Die genaue Einstellung sowie auch das Einweisen des Patienten in das richtige Messen und Spritzen sind relativ zeitaufwändig und sollten vom Fachmann vorgenommen und begleitet werden.

Die Diabetes-Schwerpunktpraxen

In Deutschland gibt es eine große Anzahl von so genannten Diabetes-Schwerpunktpraxen. Wenn Sie sich an eine solche Praxis wenden, haben Sie es mit besonders qualifizierten Ärzten und Assistenten zu tun, die sich regelmäßig fortbilden und den neuesten Stand der For-

Nutzen Sie auch die Möglichkeit, sich selbst über spezialisierte Ärzte kundig zu machen, sei es im Internet unter www.schwerpunktpraxis.de oder anhand von Büchern mit Listen von Schwerpunktpraxen und Krankenhäusern (Adressen siehe auch Seite 232ff.).

Da es keine staatliche Ausbildung zum Diabetesfacharzt gibt, hat man sich selbst beholfen. Neben Lehrgängen für Ärzte bietet die Deutsche Diabetes-Gesellschaft (DDG) den Gesundheitspass Diabetes zur besseren Versorgung der Patienten an.

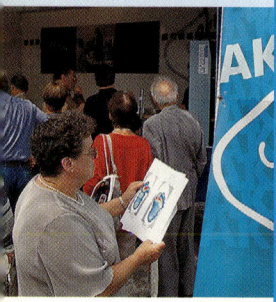

Auch der Diabetes-MARKT, jährlich veranstaltet von der Deutschen Diabetes-Stiftung, ist ein sehr gutes Informationsforum.

schung kennen. Manche von diesen Praxen dürfen den Titel »Diabetologe DDG« tragen. Das bedeutet, dass der Arzt die Weiterbildung gemäß den Richtlinien der Deutschen Diabetes-Gesellschaft abgeschlossen hat. Einige Ärzte schließen auch Verträge mit der Kassenärztlichen Vereinigung (KV) ihrer Region, um sich ihre Praxis als Schwerpunktpraxis anerkennen zu lassen.

Darüber hinaus gibt es Kliniken und Krankenhäuser, die speziell auf die Bedürfnisse und den Umgang mit diabetischen Patienten geschult sind. Ihr Arzt wird über die Diabetesangebote in der Umgebung informiert sein und Ihnen guten Rat geben können.

Das sollten Sie ärztlich prüfen lassen

Ihr Hausarzt wird Ihnen, nachdem er die Diagnose erstellt und eine Therapie gewählt hat, u. a. sagen, wie oft Sie von nun an zu Kontrolluntersuchungen in seine Praxis kommen sollen. Als Entscheidungsgrundlage zieht er dazu Ihr Alter, Ihren allgemeinen Gesundheitszustand, die Schwere der Erkrankung und die Art der gewählten Therapie heran. Die Messungen, die er bei den Kontrollen vornimmt, zielen alle darauf ab, eine schlechte Einstellung und eventuelle diabetische Folgeerkrankungen in einem möglichst frühen Stadium zu erkennen und zu behandeln. Die im Folgenden genannten Zeiträume für einen ärztlichen Kontrolltermin sind Durchschnittswerte, die im individuellen Fall auch abweichen können.

Monatliche Kontrollen

▸ Grundsätzlich sollten Sie etwa einmal im Monat den Arzt Ihrer Wahl aufsuchen, damit er den Blutzucker misst und von Zeit zu Zeit einen Glukosetoleranztest (siehe dazu auch Seite 46f.) durchführt. Daran erkennt er die Stärke der Insulinresistenz eines Typ-2-Diabetikers bzw. deren Verlauf.

▸ Der regelmäßige Besuch bei Ihrem Hausarzt dient aber auch ganz allgemein dem Gespräch und dem Austausch: Sie informieren ihn über die vergangenen Wochen, zeigen ihm Ihre Aufzeichnungen im Diabetestagebuch und teilen ihm Veränderungen, Erfolge und Einbrüche in der Behandlung mit, besprechen Ihre Ernährungsgewohnheiten oder Diäterfahrungen. Auf diese Weise kann Ihr Arzt sich ein relativ deutliches Bild machen, wie die Therapie anschlägt oder ob Einstellungsänderungen vorgenommen werden müssen. Auf der anderen Seite gewinnen Sie als Patient durch das regelmäßige Gespräch Sicherheit im Umgang mit Ihrer Krankheit.

▸ Auch eine Blutdruckmessung einmal im Monat ist sehr sinnvoll. Ein erhöhter Blutdruck schädigt dauerhaft die Gefäße und das Herz, kann jedoch auch auf das Entstehen eines Nierenleidens (Nephropathie) hinweisen.

Vierteljährliche Kontrollen

▸ Alle drei Monate empfiehlt es sich, den HbA$_{1c}$-Wert zu ermitteln. Da sich der Zucker im Blut irreversibel an den roten Blutfarbstoff Hämoglobin bindet, lässt sich anhand der Verzuckerungsrate des Hämoglobins (HbA$_{1c}$) der Blutzuckerwert über einen längeren Zeitraum bestimmen. So kann die Entwicklung des Blutzuckers unabhängig von der aktuellen Messung beim Arztbesuch beobachtet werden. Dieses »Zuckerlangzeitgedächtnis« gibt Auskunft über die Einstellungsqualität der Therapie.

▸ Aufgrund der mangelhaften Durchblutung des Körpers sind bei Diabetikern langfristig Gefäßkrankheiten die Regel. Besonders gefährdet sind beispielsweise die Füße. Daher ist eine intensive Fußkontrolle alle drei Monate empfehlenswert: Ihr Arzt kann nämlich schon früh Durchblutungsstörungen oder -einschränkungen an den Arterien und Kapillaren erkennen.

Im Gesundheitspass Diabetes der DDG werden alle Daten eingetragen, die eine optimale Betreuung ermöglichen, darunter Ihre Messwerte sowie Ihre ganz persönlichen – realistischen – Behandlungsziele, die Sie mit Ihrem Arzt festlegen.

Halbjährliche Kontrollen

▸ Alle sechs Monate muss eine Untersuchung der Nieren stattfinden. Störungen an den Nieren äußern sich schon frühzeitig durch das Ausscheiden des Eiweißes Albumin mit dem Urin. Auch die so genannte Mikroalbuminurie, also ein Frühstadium der Erkrankung, lässt sich mit dem einfachen Eiweißteststreifen nachweisen. Ultraschallmessungen können Aufschluss über bereits vorhandene Schädigungen der Nierengefäße geben.

▸ Auch die Augen reagieren besonders sensibel auf Gefäßschädigungen. Scheuen Sie als Diabetiker daher nicht den regelmäßigen Gang zum Augenarzt, der alle sechs Monate den Augenhintergrund spiegelt, die Sehleistung bestimmt und das Auge auf Anzeichen von grauem Star (Katarakt) hin untersucht.

Achten Sie auf das Gütesiegel! Von der Deutschen Diabetes-Gesellschaft wurden bestimmte Richtlinien aufgestellt, die zu erfüllen sind, um unter dem Titel »Schulungs- und Beratungszentrum für Diabetiker« anerkannt zu werden.

Jährliche Kontrollen

▸ Langzeitfolgen des Diabetes betreffen u. a. das Herz, das besonders empfindlich auf Gefäßveränderungen reagiert. Ab ihrem 40. Lebensjahr sollten sich daher Betroffene einmal im Jahr einem Elektrokardiogramm (EKG) unterziehen, mit dem Anzeichen für Verengungen der Herzkranzgefäße gefunden werden können. Noch feinere Ergebnisse erzielt das Belastungs-EKG, das die Herztätigkeit bei körperlicher Anstrengung misst und anzeigt, ob für das Alter des Patienten ungewöhnlich viel Sauerstoff verbraucht wird und wie schnell bzw. langsam sich Kreislauf und Herz erholen.

▸ Ebenfalls alle zwölf Monate ist eine neurologische Untersuchung fällig. Dabei werden Reflexe und die allgemeine Empfindlichkeit an Händen und Füßen gemessen – neben der Bestimmung der Nervenleitgeschwindigkeit. Sinn dieser Tests ist es, möglichst früh erste Anzeichen von Nervenschädigungen, einer diabetischen Neuropathie, festzustellen.

Rechtzeitig erkennen – Über- oder Unterzucker

▶ *Warnzeichen für Überzucker*

Anzeichen, bei denen Sie auch ohne Messung eine Übersäuerung des Körpers durch Überzuckerung vermuten können: Bauchschmerzen, Übelkeit, Erbrechen, Bewusstseinstrübungen und Azetongeruch der Atemluft (riecht wie Nagellackentferner). Nehmen Sie solche Warnzeichen ernst, denn sie kündigen das diabetische Koma an, das tödlich enden kann.

▶ *Maßnahmen bei Überzucker*

Bei einer starken Überzuckerung müssen Sie schnell reagieren. In den meisten Fällen bedeutet dies, möglichst umgehend ein kurzwirksames Insulin zu spritzen und nach zwei Stunden den Blutzucker zu kontrollieren.

▶ *Warnzeichen für Unterzucker*

Anzeichen für eine akute Unterzuckerung, d. h. Blutzuckerwerte unter 45 mg/dl, sind: Angstgefühle, pelziger Mund, Herzklopfen, Heißhunger, Schwitzen, Schwäche, Unruhe, Müdigkeit, Blässe, Zittern, Sprech- oder Sehstörungen.

▶ *Maßnahmen bei Unterzucker*

Nehmen Sie in diesem Fall umgehend ein Stück Traubenzucker zu sich. Das erhöht den Blutzuckerspiegel sehr schnell.

Wenn es sich um eine massive Unterzuckerung handelt, werden Sie allerdings selbst nicht mehr viel tun können. Das Gehirn reagiert auf den Zuckermangel mit Kopfschmerzen, Bewusstseinsstörungen, der Körper mit Krämpfen und Kreislaufstörungen bis hin zur Bewusstlosigkeit.

Umso wichtiger ist es, in solchen Situationen einen Diabetikerpass bei sich zu haben, damit die Situation klar ist und Notfallmaßnahmen ergriffen werden können, wie etwa das Spritzen von Glukagon bzw. das schnelle Herbeirufen eines Arztes.

Anhand Ihres Diabetestagebuchs können Sie mit Ihrem Arzt immer mal wieder Ihren Stoffwechselverlauf genauer unter die Lupe nehmen und versuchen, eine Strategie zur Verbesserung Ihrer Therapie zu entwickeln.

Wissen ist Macht – die Patientenschulung

Um die Signale Ihres Körpers richtig wahrzunehmen und zu deuten, müssen Sie eine Weile intensiv trainieren. Doch Sie brauchen keine Angst davor zu haben, es nicht zu schaffen, denn Sie bekommen ausreichend Unterstützung und erfahrenen Rat, solange Sie dies brauchen.

Erinnern Sie sich noch daran, wie Sie sich bei Ihrer ersten Fahrstunde gefühlt haben? Unsicherheit, Angst vor der großen, fremden Maschine, der Gedanke: »Das schaffe ich nie!« Diese und vergleichbare Situationen kennt wohl jeder. Und jeder hat schon einmal erfahren, dass man es am Ende trotzdem schafft: Man lernt Autofahren, man löst ein kniffeliges Problem, man erarbeitet sich ein bestimmtes Thema. Voraussetzung dafür ist immer der eigene Wille zum Lernen, die Anleitung durch andere und ein ausreichendes Maß an Geduld.

Ähnlich ist es mit dem Diabetes: Die weit reichenden Konsequenzen, die diese Erkrankung mit sich bringt, können dem Betroffenen das Gefühl der Hilflosigkeit und Ohnmacht vermitteln. Doch Sie sind nicht hilflos, ganz im Gegenteil: Es steht allein in Ihrer Macht, etwas gegen die Krankheit zu unternehmen. Schließlich stecken nur Sie in Ihrem Körper, und Sie allein können dafür sorgen, dass er all das bekommt, was er braucht – sei es Insulin, gesunde Nahrungsmittel oder mehr Bewegung. Wenn das kein Grund ist, Selbstverantwortung zu übernehmen!

Verschiedene Schulungsangebote

Es gibt in Deutschland unterschiedliche Einrichtungen, die Schulungen für Diabetiker vornehmen: Diabetesfachkliniken, Krankenhäuser und Kliniken, Schwerpunktpraxen. Es gibt Schulungen, die stationär über einen Zeitraum von zwei bis drei Wochen durchgeführt werden oder aber ambulant an mehreren Abenden in der Woche. Und nicht zuletzt gibt es spezielle Schulungen für Typ-1- und Typ-2-Diabetiker, für insulin- und nichtinsulinabhängige Diabetiker, für verschiedene Altersgruppen und Behandlungsformen.

Werden Sie Ihr eigener Experte

Die wichtigste Aufgabe einer Patientenschulung sollte sein, sich Grundkenntnisse der Krankheit anzueignen. Denn erst mit einem gewissen Basiswissen sind Sie in der Lage zu verstehen, was der Arzt Ihnen erklärt und warum er die eine oder die andere Therapie empfiehlt. Ein Patient, der sich auskennt, ist für den Arzt weniger Patient als vielmehr Partner. Und eine gute und vertrauensvolle Zusammenarbeit ist die Voraussetzung für die erfolgreiche Behandlung.

Eventuell kann Ihr Hausarzt selbst das notwendige Diabetestraining übernehmen, Ihnen alles erklären und zeigen, was Sie wissen müssen. Leider haben aber nur wenige Ärzte noch so viel Zeit, sich ausführlich ihren Patienten zu widmen.

In manchen Praxen gibt es daher Arzthelfer oder Arzthelferinnen, die speziell zu diesem Zweck im Bereich Diabetes geschult sind und Ihnen alles zeigen können, was Sie zur Bewältigung der Krankheit benötigen und wissen möchten.

Was Kliniken können

Während früher jeder gerade diagnostizierte insulinabhängige Diabetiker für einige Wochen ins Krankenhaus musste, um sich einstellen zu lassen, ist dies heute nicht mehr zwangsläufig notwendig. Dennoch gibt es Fälle, in denen ein Klinikaufenthalt durchaus angebracht und empfehlenswert sein kann:

▸ Für komplizierte Insulinersteinstellungen

▸ Für Korrektureinstellungen

▸ Für Diabetiker, die mit Ihrem Hausarzt nicht klarkommen und eine neue Anlaufstelle suchen

▸ Für die Betreuung schwangerer Diabetikerinnen

▸ Für Patienten mit akutem diabetischem Fuß oder anderen Diabetesfolgeerkrankungen

Obwohl die Diabetikerversorgung im Lauf der Zeit immer besser geworden ist, sind noch viele Defizite zu beklagen. Es gibt zwar regionale Betreuungsmodelle – bundesweit fehlen jedoch noch. Umso wichtiger ist Ihr persönliches Wissen, um die richtige Therapie für Sie zu finden.

Überfordern Sie sich nicht mit zu großen Umwälzungsmaß-nahmen. Gehen Sie Ihr neues Leben Schritt für Schritt an – und lassen Sie sich ruhig dabei unter-stützen. Das sollte neben Diabetes-gruppenschulungen auch durch den Freundes- und Familienkreis geschehen.

Ein breites Kursangebot

An spezialisierten Kliniken und Fachkrankenhäusern werden regelmäßig Kurse zu bestimmten Themen angeboten; manche von ihnen richten sich speziell an Kinder mit Diabetes und versuchen, der schwierigen Situation der kleinen Patienten gerecht zu werden.

Die Kurse umfassen neben der Grundlagenvermittlung auch durchaus praktische Übungen mit Spritze oder Pumpe bis hin zu Kochkursen für gesunde Diabetikerkost und gemeinsamen Restaurantbesuchen. Hier wird der Umgang mit Diabetes in Alltagssituationen geübt, denen der Betroffene häufig ratlos gegenübersteht.

Der Austausch mit Leidensgenossen

Auch Gesprächskreise können sehr hilfreich sein, in denen Patienten sich über ihr Leben mit dem Diabetes austauschen, Erfahrungen schildern und sich gegenseitig Rat geben können. Manchen Menschen fällt es z. B. leichter, in der Gruppe abzunehmen. Und oft gibt das Gespräch mit einem Psychologen die nötige Unterstützung, um eine konstruktive Einstellung zur Krankheit zu finden.

Gezielt auswählen

Nicht alle genannten Kurse oder Angebote gibt es an jeder Klinik – genauso wie nicht jedes Training für Sie sinnvoll sein muss. Wählen Sie aus dem Angebot in Ihrer Umgebung entsprechend den Erfordernissen Ihrer Krankheit und Ihrer eigenen Bedürfnisse aus. Bei welcher Gelegenheit fühlen Sie sich unsicher mit dem Diabetes?

▶ Liegt es am Umgang mit der Technik von Spritze oder Pumpe?

▶ Oder an der Reaktion Ihrer Umgebung?

▶ Haben sich psychische oder physische Veränderungen ergeben?

▶ Vermuten Sie, dass Sie mit einer anderen Therapieform besser zurechtkommen?

Das sind die Fragen, von denen Sie sich bei Ihrer Auswahl der Trainingskurse leiten lassen können. Informieren Sie sich, lassen Sie sich gezielt beraten, belasten Sie sich nicht mit Wissen, das Sie nicht interessiert und das Sie nicht brauchen.

Die gute Schulung spart Leid und Geld

Im nächsten Kapitel werden Sie erfahren, dass die möglichen Folgeerkrankungen bei Diabetes sehr gravierend sein können und sowohl Lebensqualität als auch Lebenserwartung erheblich beeinträchtigen. Mit einer guten medikamentösen Einstellung und Pflege sowie regelmäßigen Blutzucker- und Körperkontrollen lassen sich viele Folgen aber lange hinauszögern. Gute Information und entsprechendes Handeln können viel Leiden lindern – und sollten daher in Ihrem eigenen Interesse liegen.

Profaner und aus Sicht des Betroffenen zu Recht zweitrangig ist die wirtschaftliche Bedeutung der Diabetikerschulung: Die Kosten, die hier zur Vorbeugung aufgebracht werden, zahlen sich nach einigen Jahren um ein Mehrfaches aus. Berechnungen des Deutschen Diabetiker-Bunds haben nämlich ergeben, dass der gut geschulte Diabetiker die Solidargemeinschaft wesentlich billiger kommt.

Diabetesschulungen bauen aufeinander auf. Erster Schritt sind Begriffserklärungen: »Was ist Insulin, was Blutzucker?« In den nächsten Schulungseinheiten werden dann konkrete Bereiche der Krankheit behandelt, von Ernährung über Fußpflege bis hin zu Folgeschäden.

Die Selbstkontrolle des Stoffwechselverlaufs ist heute Bestandteil jeder Diabetestherapie. Lassen Sie sich daher von Fachkräften genau einweisen.

Die gefürchteten Langzeitschäden von
Diabetes lassen sich durch rechtzeitige
Gegenmaßnahmen vermeiden.

Folgeerkrankungen
vorbeugen

Was Sie bei Komplikationen
beachten müssen

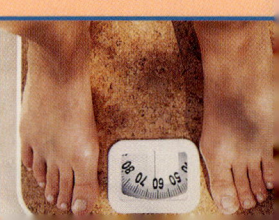

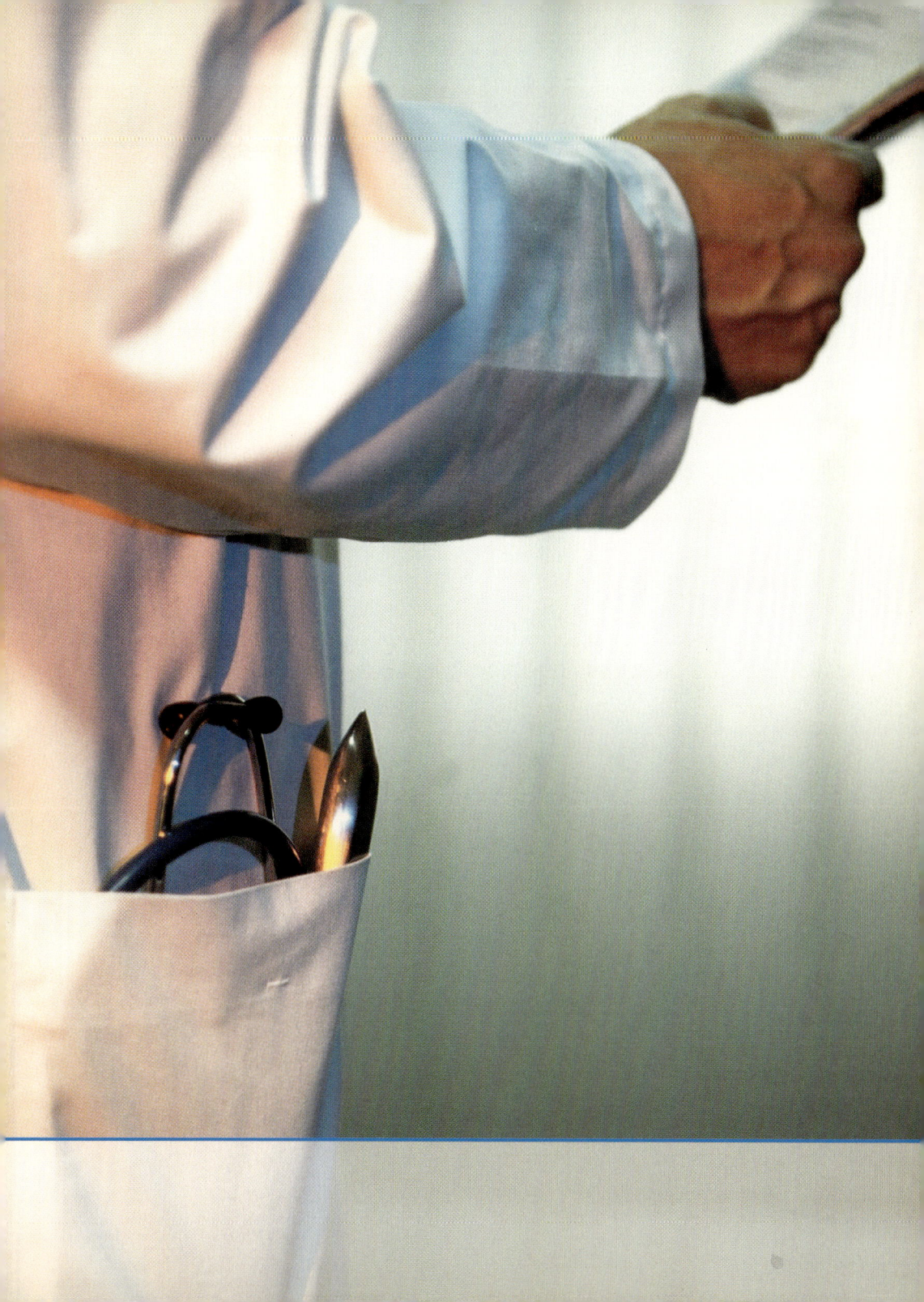

Besondere Risiken für Diabetiker

Erschreckende Zahlen belegen Häufigkeit und Schwere der Folgeerkrankungen von Diabetikern. Sie sollten unbedingt die Chance der Früherkennung durch ärztliche Kontrollen nutzen, um nicht zu diesen Fällen zu gehören.

Dieses Kapitel soll keine Angst machen. Dennoch liegt es im eigenen Interesse des Diabetikers, über die teilweise gravierenden Folgen informiert zu sein, die deutlich erhöhte Blutzuckerwerte auf Dauer mit sich bringen: Gefäß- und Nervenschädigungen. Auch Nichtdiabetiker haben damit zu tun, aufgrund von schlechter Ernährung, Übergewicht, Rauchen, übermäßigem Alkoholgenuss, hohem Blutdruck und hohen Blutfettwerten. Diabetiker aber haben ein deutlich höheres Risiko, da deren automatische Blutzuckereinstellung nicht richtig funktioniert und hohe Blutzuckerwerte einen erheblichen Risikofaktor darstellen.

Nutzen Sie Ihre Chance

Für alle Krankheiten, so auch für diabetische Folgeerkrankungen, gilt: Mit Vorbeugen lässt sich wesentlich mehr erreichen als mit jeder Behandlung. Sind diese Erkrankungen erst manifest, also sichtbar, befinden sie sich bereits in einem irreversiblen Stadium; sie sind also nicht mehr rückgängig zu machen.

Mit regelmäßigen Routinekontrollen beim Arzt, wie sie schon beschrieben wurden, lässt sich fast alles rechtzeitig aufdecken. Dass die Checkups jedoch noch immer viel zu selten genutzt werden, zeigt eine Studie, die das »Diabetes-Journal« im November 2000 veröffentlichte: Ihr zufolge wurden für dieses Jahr aufgrund von Diabetes rund 8000 neue Fußgeschwüre, 28 000 Amputationen, 6000 Neuerblindungen, über 8000 neue Dialysefälle, 27 000 Herzinfarkte und über 44 000 Schlaganfälle erwartet. Wie viele von ihnen hätte es bei einer guten Diabeteseinstellung nicht gegeben?

Verzuckerung hindert das Blut an seiner Arbeit

Das Blut hat in unserem Organismus vielfältige Aufgaben: Es transportiert Sauerstoff und lebensnotwendige Nährstoffe zu den Zellen und befreit sie gleichzeitig von Abfallprodukten; seine Bestandteile wehren körperfremde Stoffe ab, die uns krank machen können, und sorgen für den raschen Wundverschluss und die Heilung von Verletzungen. Bei einer dauerhaft erhöhten Blutzuckerkonzentration, wie sie bei schlecht eingestellten Diabetikern besteht, bindet sich vermehrt Glukose an die Blutkörperchen (Erythrozyten) und beeinträchtigt so deren Funktion – mit auf Dauer gravierenden Folgen.

Zu den Organen, die besonders auf die erhöhten Blutzuckerwerte reagieren, gehören Augen und Nieren. Da die Beeinträchtigungen aber lange Zeit unbemerkt bleiben, melden sich die Folgekrankheiten erst nach Jahren und Jahrzehnten – oft zu spät für Gegenmaßnahmen. Regelmäßige ärztliche Kontrollen von Beginn der Diabeteserkrankung an sind daher unerlässlich.

Die Umlagerung des Hämoglobins

Hämoglobin nennt man den Farbstoff der roten Blutkörperchen. Es gibt dem Blut nicht nur die Farbe, sondern versorgt auch die Körperzellen mit dem Sauerstoff, den sie zum Leben benötigen. Wenn nun die in übergroßer Menge vorhandenen Zuckermoleküle das Hämoglobin umlagern und mit diesem eine feste Bindung eingehen, blockieren sie auf diese Weise die Andockstellen für die Sauerstoffmoleküle. Die Folge ist eine Unterversorgung des Gewebes und der einzelnen Zellen mit Sauerstoff sowie eine mangelnde Funktionstüchtigkeit der betroffenen Organe. Daneben bewirkt die Verzuckerung des Hämoglobins auch eine Versteifung der Erythrozyten. Dadurch werden die Blutkörperchen starr und schwerfällig, verlieren ihre Elastizität und passen sich in ihrer Form kaum noch den engen Blutgefäßen an, durch die sie bis in die entferntesten Zellen an Fingern und Zehen gelangen müssen, kommen also mit ihrem Sauerstoff nicht mehr bis in die Endbereiche hinein. Das verschlechtert die umfassende Versorgung des Organismus mit Sauerstoff zusätzlich.

Thrombozyten und Leukozyten

Auch die so genannten Blutplättchen (Thrombozyten) werden durch den hohen Glukosegehalt im Blut verzuckert. Da Thrombozyten bei der Blutgerinnung eine bedeutende Rolle spielen, leiden Diabetiker im fortgeschrittenen Stadium häufig unter schlecht heilenden Wunden, die sich besonders leicht entzünden.

Außerdem wird ein Gerinnungsfaktor des Bluts erhöht, was dessen Fließeigenschaften verringert. Die Verzuckerung der weißen Blutkörperchen, der Leukozyten, erhöht das Risiko von Infektionen.

Mikro- und Makroangiopathien

Schlechte Fließfähigkeit, hoher Gerinnungsfaktor und mangelnde Sauerstoffversorgung der kleinsten Blutgefäße des Körpers, der Kapillaren – alle diese Faktoren führen zu Gefäßschädigungen an den Kapillaren, den Mikroangiopathien (zusammengesetzt aus den Wörtern »mikro« = klein, »angio« = Gefäß und »pathie« = krank). Einige Organe des Körpers reagieren früher und empfindlicher auf diese Mangelerscheinung als andere.

Aber auch die großen Blutgefäße leiden unter der hohen Zuckerkonzentration. Die dicken und trägen Blutkörperchen lagern sich vermehrt an den Arterienwänden ab und machen diese hart und eng (Makroangiopathie). Dies ist auch für Nichtdiabetiker eine normale Alterserscheinung und den meisten Menschen bekannt unter der Bezeichnung »Arterienverkalkung«. Sie betrifft u. a. die Herzkranzgefäße – mit großen gesundheitlichen Risiken für das Herz. Bei der Entstehung spielen außerdem die Erhöhung des Blutdrucks und der Blutfettwerte sowie zahlreiche andere Faktoren eine wichtige Rolle. Die Verengung der Arterien wiederum fördert Herz-Kreislauf-Erkrankungen wie Schlaganfall, Herzinfarkt, Herzversagen oder arterielle Verschlusskrankheiten.

Schalten Sie die Risikofaktoren, die neben Diabetes zu Gefäßerkrankungen führen können, aus! Dazu gehören Übergewicht, Rauchen, Bluthochdruck sowie zu hohe Blutfettwerte. Um die letzten beiden Faktoren rechtzeitig zu enttarnen, gilt: regelmäßige Check-ups beim Arzt!

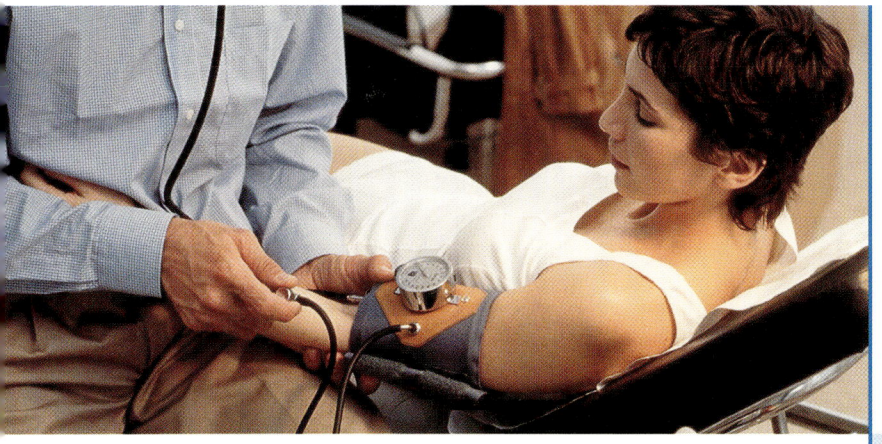

*Alles Einstellungs-
sache: Neue Studien
belegen, dass die
Senkung von Blut-
hochdruck die
gesundheitlichen
Aussichten von
Diabetikern erheb-
lich verbessert.*

Alarmzeichen Bluthochdruck

Der Blutdruck sollte bei Diabetikern möglichst noch niedriger sein als bei Gesunden: Ideal sind Werte unter 120/80 mmHg, mindestens aber unter 140/90 mmHg.

Für die Blutfette gelten folgende Richtwerte:

▸ Triglyzeride unter 150 mg/dl

▸ Gesamtcholesterin unter 200 mg/dl

Bei Bluthochdruck ist mittlerweile recht gut medikamentös zu behandeln. Aus folgenden Medikamentengruppen kann Ihr Arzt wählen:

▸ Beta-Blocker verringern durch Senkung der Pulsfrequenz die Herzarbeit.

▸ Diuretika entwässern und verringern dadurch die Blutmenge in den Gefäßen.

▸ Kalziumantagonisten erweitern die Blutgefäße.

▸ ACE-Hemmer wirken auf dasjenige Hormonsystem, das den Blutdruck erhöht.

▸ Alpha-1-Blocker setzen dort im Gehirn an, wo die Blutdruckregulation gesteuert wird.

Die Maßeinheit für den Blutdruck ist mmHg. Diese Abkürzung steht für Millimeter Quecksilbersäule.

Diabetische Netzhauterkrankung

Laut Schätzungen
verlieren jährlich
rund 6000 Men-
schen in Deutsch-
land durch Diabetes
ihr Augenlicht. Beu-
gen Sie diesem
Schicksal vor!

Sehr empfindlich auf die Zuckerlast reagiert die Netzhaut des Auges (die Retina), wo Mikroangiopathien entstehen. Die Netzhaut kleidet den Augenhintergrund aus, hier trifft das Licht auf Sinneszellen. Diese nehmen Impulse auf und leiten sie in Form von elektrischen Impulsen an das Gehirn weiter, wo dann das Bild wahrgenommen wird. Ist der Blutzucker konstant zu hoch, leiden die die Netzhaut versorgenden Blutgefäße: Man spricht von einer Retinopathie.

So entwickelt sich die Krankheit

Jahrelang merkt der Patient nichts von der fortschreitenden Gefäßschädigung. Doch in dieser Zeit werden die Gefäßwände dünner, bilden Ausbuchtungen oder platzen auf, so dass es zu Blutungen in der Netzhaut kommt. Ablagerungen auf der Netzhaut und die Verschließung ganzer Kapillarareale beeinträchtigen die Funktion der Retina. Eine weitere Verschlechterung ist dadurch möglich, dass das Auge einen Reparaturversuch unternimmt, der allerdings zum Scheitern verurteilt ist: Auf die Zerstörung der Kapillare reagiert der Körper mit der Bildung neuer, wild wuchernder Gefäße auf der Netzhautoberfläche, die an dem davor liegenden Glaskörper festwachsen können. Schließlich besteht die Gefahr von Netzhautrissen und der Netzhautablösung, die unbehandelt zur völligen Erblindung führen kann.

Regelmäßige Augenkontrollen

Da Erkrankungen der Netzhaut zunächst keine Beschwerden bereiten, ist die Gefahr groß, dass sie lange unbemerkt bleiben. Deshalb ist der regelmäßige Gang zum Augenarzt für den Diabetiker ein absolutes Muss. Der Arzt kann durch eine Untersuchung Ihres Augenhintergrunds, die so genannte Retinaspiegelung, schon in einem sehr frühen Stadium die gefährlichen Mikroangiopathien feststellen. Wenn noch keine Beeinträchtigung am Auge diagnostiziert wurden, genügt es, einmal im Jahr den Augenhintergrund überprüfen zu lassen. Sind leichte Veränderungen aufgetreten, ist die halbjährliche Visite zu empfehlen, vierteljährlich bei fortgeschrittener Netzhautschädigung, nach Lasertherapie oder während der Schwangerschaft.

Gute Aussicht bei früher Diagnose

Hat Ihr Augenarzt eine bestehende Mikroangiopathie der Netzhautkapillaren erkannt, sollte in jedem Fall der Blutdruck bestimmt werden. Liegt er höher als 140/90 mmHg, müssen Sie sich Medikamente verschreiben lassen, mit denen er dauerhaft gesenkt werden kann, und gleichzeitig durch umsichtige Ernährung und ausreichend Bewegung zu seiner Verbesserung beitragen. Auch ist eine Überprüfung und eine Verbesserung der Diabeteseinstellung unumgänglich.

Da es bisher keine Medikamente zur Behandlung der diabetischen Netzhauterkrankung gibt, ist es umso wichtiger, ihr Entstehen und die Entwicklung durch einen konstant niedrigen Blutzucker zu verhindern bzw. zu verlangsamen. Und der Erfolg einer guten Stoffwechseleinstellung als Vorbeugung ist wissenschaftlich erwiesen.

Laserstrahlentherapie und Vitrektomie

Auch mit dem Laser versuchen Augenärzte, den Wildwuchs der Netzhautgefäße zu stoppen. Die betroffenen Stellen werden dabei mit gebündeltem Licht verschweißt, eine weitgehend schmerzfreie Behandlung. Die Erkrankung kann so häufig zum Stillstand gebracht werden. Von Nachteil ist, dass Teile der Netzhaut durch die starke Hitzeeinwirkung mit großer Wahrscheinlichkeit in Mitleidenschaft gezogen werden. Eine völlige Sehfähigkeit lässt sich meist nicht wiederherstellen. Ist der Glaskörper bereits von der Netzhauterkran-

Selbst bei einer guten Diabeteseinstellung sind Schädigungen an den Retinakapillaren leider eher die Regel als die Ausnahme. Nach fünfjähriger Diabetesdauer weisen rund 20 Prozent der Typ-1-Diabetiker, nach 20-jähriger Dauer sogar rund 95 Prozent eine diabetische Retinopathie auf – das sind folglich 19 von 20 Diabetikern.

kung betroffen oder die Linse getrübt (grauer Star), kann ein chirurgischer Eingriff unternommen werden. Dabei wird der Glaskörper entfernt (Vitrektomie) bzw. die getrübte Linse durch eine künstliche ersetzt. Doch auch diese Operation kann lediglich die Krankheit zum Stillstand bringen, nicht aber die volle Sehkraft wiederherstellen.

Diabetische Nierenerkrankung

Bei völligem Nierenversagen besteht die Möglichkeit der Dialyse (Blutwäsche) oder der Nierentransplantation. In diesem Fall wird der Betroffene an einen Spezialisten für Nierenerkrankungen bei Diabetikern überwiesen.

Zwischen 30 und 40 Prozent aller Patienten, die sich erstmals einer Dialyse (Blutwäsche) unterziehen müssen, sind Diabetiker. Eine unverständlich hohe Zahl, wenn man bedenkt, dass es vorzügliche Diagnosemethoden gibt, mit denen man eine Nierenschwäche frühzeitig erkennen und behandeln kann. Wie die Augen, reagieren auch die Nieren empfindlich auf einen schlecht eingestellten Diabetes, also auf die Verzuckerung der Blutkörperchen, den daraus resultierenden mangelnden Sauerstoff und die schlechte Fließfähigkeit des Bluts.

So entwickelt sich die Krankheit

Es sind die rund eine Million Glomeruli (die kleinsten Funktionseinheiten der Nierenkörperchen) pro Niere, deren Wände von dem übermäßigen Blutzucker angegriffen und in ihrer Funktion gestört werden. Ihre lebenswichtige Aufgabe besteht im Filtern: Einerseits werden Schadstoffe aus dem Blut herausgefiltert und entsorgt, andererseits lebensnotwendige Substanzen wie vor allem Eiweiß (Albumin) im Körper zurückgehalten.

Eine Nierenfunktionsstörung (diabetische Nephropathie) führt daher sowohl zu einem Mangel an wichtigen Eiweißen als auch zu einer schleichenden Vergiftung des Bluts. Im Gegensatz zur diabetischen Netzhauterkrankung trifft die Beeinträchtigung der Nierenglomeruli jedoch nur jeden zweiten Diabetiker. Die Ursachen hierfür und die

Frage, ob eine erbliche Veranlagung eine Rolle spielt, konnten noch nicht geklärt werden. Dennoch dürfen Sie sich als Diabetiker nicht in falscher Sicherheit wiegen, da die Nephropathie in der Regel erst nach 10 bis 15 Jahren einsetzt.

Früherkennung durch Eiweißteststreifen

Auch hier bietet der langsame Anstieg des Blutdrucks einen wichtigen Hinweis auf eine nachlassende Nierentätigkeit. Mittlerweile gibt es Teststreifen, die schon eine minimale Ausscheidung von Eiweiß im Urin nachweisen, die so genannte Mikroalbuminurie. Geringe Mengen Eiweiß werden auch von Gesunden ausgeschieden – erst ein Wert von über 20 Milligramm pro Liter Harn gilt als krankhaft. Da die Erkrankung bis in ein weit fortgeschrittenes Stadium absolut schmerzlos verläuft, ist die Gefahr groß, sie erst spät zu erkennen. Diabetiker tun sich daher einen Gefallen, wenn sie auf einer halbjährlichen ärztlichen Kontrolle der Nierentätigkeit bestehen.

Blutdruck einstellen und eiweißarm ernähren

Vor jeder Behandlung sollte eine Harnwegserkrankung ausgeschlossen werden. Da die beginnende Nierenerkrankung, eine Mikroalbuminurie mit einer Eiweißkonzentration zwischen 20 und 200 Milligramm pro Liter Harn, mit einem langsamen Blutdruckanstieg einhergeht, werden zur Regulierung zunächst blutdrucksenkende Mittel vom Arzt verschrieben. In diesem frühen Stadium der Erkrankung können Sie darüber hinaus selbst durch eine Reduktion der Eiweißaufnahme in der Nahrung (Fleisch, Fisch, Eier, Milchprodukte usw.) eine Besserung erreichen.

Als genauer Richtwert gilt Ihr Körpergewicht: Menschen mit eingeschränkter Nierenfunktion sollten nicht mehr als 0,8 Gramm Eiweiß pro Kilogramm Körpergewicht zu sich nehmen (im Vergleich zum

Zu viel Eiweiß belastet die Nieren: Bei der Eiweißverdauung entstehen giftige Stoffe, die u. a. über die Nieren ausgeschieden werden müssen – und diese Mehrarbeit schadet dem Organ auf Dauer.

Richtwert von 1,5 Milligramm pro Kilogramm bei einem Nierenge-sunden). Hier müssen Sie zu Lebensmitteltabellen greifen, um den Eiweißgehalt der Lebensmittel genau einschätzen zu lernen.

Schätzungen gehen davon aus, dass sich heute bei mehr als 50 Prozent der Diabetiker nach etwa zehn Jahren Anzeichen für Nervenschädigungen feststellen lassen. Besonders der »stumme Herzinfarkt«, der ohne Schmerzen einhergeht, stellt eine große Gefahr für den Patienten dar.

Nervenschädigungen

Diabetische Nervenschädigungen (Neuropathien) entstehen einerseits durch die mangelnde Sauerstoffversorgung der Nerven aus dem Blut, genau wie bei Nieren- und Netzhauterkrankungen. Andererseits schädigen Glukose und Glukoseabbauprodukte aber die Nervenstränge auch direkt. Zucker lagert sich an und lässt sie anschwellen. Davon sind besonders lange Nervenstränge betroffen, so dass die Auswirkungen vor allem Unterschenkel und Füße in Mitleidenschaft ziehen.

Missempfindungen sind erste Anzeichen

Chronische Schädigungen der Nerven direkt und Durchblutungsstörungen der kleinsten Gefäße verursachen zunächst Missempfindungen und Gefühlsstörungen, besonders an den Beinen, Händen und Füßen. Das beginnt häufig mit Taubheitsgefühlen, brennenden Fußsohlen oder Kribbeln in den Beinen.

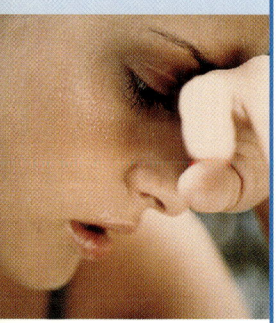

Diabetische Nervenschmerzen sind leider schwer zu behandeln. Dennoch sollten Sie keinesfalls kampflos aufgeben.

Prinzipiell kann der gesamte Nervenapparat betroffen sein, also sowohl das bewusste Nervensystem, mit dem wir unsere willkürlichen Bewegungen ausführen, als auch das unbewusste, vegetative Nervensystem, das für die Funktion der inneren Organe (und damit z. B. für Atmung und Verdauung) verantwortlich ist. So können auch plötzliche Blasenschwäche, Störungen der Schweißregulation, Herzrhythmusstörungen, Impotenz oder Schielen durch Lähmungen der Augenmuskulatur die Folgen einer diabetischen Neuropathie sein. Vor allem die plötzlichen Gesichtslähmungen werden von den Betroffenen als besonders erschreckend empfunden.

Individuelle Therapieansätze

Eingetretene Neuropathien lassen sich nicht mehr dauerhaft rückgängig machen. Die Behandlung der einzelnen Nervenschädigungen und ihrer Folgen für den Patienten erfolgt individuell auf die betroffene Körperstelle ausgerichtet. Hier seien stellvertretend nur einige Beispiele genannt:

▶ Bei Gesichtslähmungen haben Infusionen mit Thioctsäurepräparaten, die über mehrere Wochen hinweg gegeben wurden, gute Erfolge gezeigt. Häufig bilden sich spontane Muskellähmungen auch von selbst innerhalb kurzer Zeit wieder zurück.

▶ Gegen eine verlangsamte Magenentleerung hilft häufig der Wirkstoff Cisaprid. Bei Darmstörungen bringt der Einsatz von Antibiotika (Tetrazyklin) eine deutliche Besserung, obwohl dem Leiden keine Infektion zugrunde liegt.

▶ Im Fall einer Blasenschwäche, bei der der Harndrang bis zur völligen Harnsperre nachlässt, kann der Patient regelmäßig eine forcierte Blasenentleerung durchführen, indem er mit den Händen von außen auf die Blase drückt.

▶ Von Erektionsstörungen sind männliche Diabetiker ab 45 Jahre statistisch gesehen häufiger betroffen als Nichtdiabetiker. Hier helfen mechanische Erektionshilfen wie Vakuumpumpen oder Einspritzungen in den Schwellkörper des Glieds.

Der diabetische Fuß

Am häufigsten sind von den diabetischen Nervenschädigungen die Füße betroffen. Das Krankheitsbild des diabetischen Fußes ist eine typische Folge eines über Jahre hinweg schlecht eingestellten Diabetes. Ein diabetischer Fuß muss rechtzeitig erkannt und behandelt werden. Bei seiner Entstehung spielen drei Dinge eine Rolle: im Vorder-

Bei Erektionsstörungen kann der Urologe eine hormonähnliche Substanz verschreiben, die als Injektion gesetzt oder mit einer Pipette in die Harnröhre getröpfelt wird und die dann eine Erektion auslöst. Auch die Einnahme des potenzsteigernden Mittels Viagra kann gemeinsam mit einem Arzt erwogen werden.

grund die sensible Störung (Gefühlsstörung, Neuropathie) sowie außerdem die Durchblutungsstörungen der kleinsten (Mikroangio-pathie) und großen Gefäße (Makroangiopathie).

Unterschiedliche Symptome

Eine entstehende Neuropathie erkennt der Diabetiker daran, dass er entweder zu viel oder zu wenig spürt, je nachdem, welche Nerven in Mitleidenschaft gezogen sind: Nachts oder in der Wärme können einerseits oft Brennen oder stechende Schmerzen auftreten (in der Fachsprache nennt man dies das Burning-Feet-Syndrom). Oder die Bettdecke fühlt sich schwer wie Blei an.

Andererseits lässt das Schmerz- und Temperaturempfinden nach. Füße und Beine werden von einem Taubheitsgefühl ergriffen, das von den Zehen ausgehend den Fuß und das ganze Bein betrifft. Kein Wunder, wenn man da mal ins Stolpern gerät, die Füße einem nicht mehr so gehorchen wie früher. Weil Sie nicht mehr spüren, wenn Ihre Schuhe zu eng sind oder das Badewasser zu heiß ist, kommt es leichter zu Verletzungen als sonst.

Anzeichen für Nervenstörungen

▸ Kältegefühl trotz warmer Füße

▸ Trockene Haut; die Haut neigt zur Verhornung, Schrunden, Einrissen

▸ Kribbeln oder Taubheitsgefühl

▸ Schmerzen und Wadenkrämpfe in Ruhestellung, Besserung durch Auf- und Abgehen

▸ Abgeschwächtes Temperatur- und Schmerzempfinden

▸ Unsicheres Gefühl beim Gehen

▸ Schwellungen am Gelenk, Deformierungen am Fuß

▸ Wenig oder keine Schmerzen bei Verletzungen

Die Schaufensterkrankheit

Makroangiopathien aufgrund von Durchblutungsstörungen machen sich durch Schmerzen beim Gehen bemerkbar, die sich von den Füßen und Unterschenkeln bis zu den Oberschenkeln ziehen können und im Ruhezustand wieder verschwinden. Vereinfachend wird häufig von der Schaufensterkrankheit gesprochen, weil die Betroffenen alle paar Meter möglichst unauffällig vor Schaufensterauslagen stehen bleiben, um den Schmerz zu beruhigen. Hintergrund ist die schlechte Versorgung der Extremitäten mit Nährstoffen, da das Blut wegen Verengung der Arterien nicht mehr ungehindert fließen kann.

Typische Anzeichen für Durchblutungsstörungen sind:

▸ Kalte Füße mit dünner und blasser, trockener Haut
▸ Wadenschmerzen beim Gehen, Besserung im Ruhezustand (Schaufensterkrankheit)
▸ Schmerzen im Liegen werden besser, wenn die Füße aus dem Bett heraushängen
▸ Schmerzhafte Zehenrötung und Wunden
▸ Fehlende Fußpulse

Prophylaxe für die Füße: bequemes Schuhwerk; tägliches Wechseln von Strümpfen (je höher deren Baumwollanteil, desto gesünder); kein Barfußlaufen, wo Infektions- oder Verletzungsgefahr droht, z. B. in Schwimmbädern; tägliche Fußgymnastik.

Vorsicht – Verletzungsgefahr

Die zurückgenommene Empfindlichkeit birgt die Gefahr, dass Druckstellen, Risse oder Verletzungen an den Füßen nicht mehr wahrgenommen werden und unbehandelt bleiben.

Wird jedoch nichts zu ihrer Heilung getan, verschlimmern sie sich und können sich infizieren; die schlechte Durchblutung behindert den Heilungsprozess. So entsteht ein fataler Kreislauf, der nur ausgesprochen schwer zu durchbrechen ist. In nicht wenigen Fällen führt die Kombination aus Nerven- und Durchblutungsstörung schließlich sogar zum Absterben ganzer Fußareale, wie beispielsweise einzelner Zehen.

Wegen des Trugschlusses »Es tut ja nichts weh, also ist alles in Ordnung« müssen in Deutschland jährlich mehrere Zehntausend Zehen-, Fuß- und Beinamputationen vorgenommen werden – ein großer Teil wäre unnötig, wenn die Aufmerksamkeit der Patienten und die Bereitschaft zur vorbeugenden Selbstkontrolle größer gewesen wäre.

Was der Arzt prüft

Ihr Hausarzt kann durch einfache Tests mit einer Stimmgabel und dem Reflexhammer den Zustand der Nerven und durch bloßes Abtasten der Arterienpulse die Durchblutung prüfen. Außerdem kontrolliert er Ihre Füße auf Veränderungen und Verletzungen. Gibt es Hinweise auf eine Störung, kann er die Stärke des Blutflusses mittels Ultraschall kontrollieren. Mit einem Kontrastmittel verschafft er sich bessere Sicht auf die Arterien, um beurteilen zu können, ob eventuell ein Eingriff zur künstlichen Arterienerweiterung infrage kommt. Eine andere Möglichkeit ist die Überbrückung von verengten Blutgefäßarealen (Bypassoperation) mit Hilfe körpereigener Gefäße, wie man sie vor allem von Herzoperationen her kennt.

Was Sie selbst tun können

Die abnehmende Empfindlichkeit der Füße und die daraus resultierende Gefahr von schlecht heilenden Wunden oder schwer behandelbaren Infektionen ist der Grund, warum die tägliche Fußpflege zum Standardprogramm jedes Diabetikers gehören sollte. Unsere Füße sind großen Belastungen ausgesetzt, derer wir uns in der Regel nicht bewusst sind: drückende Schuhe, Blasen, kleinere Verletzungen durch Einlagen, Unebenheiten im Fußbett usw. Alles Dinge, die dem gesunden Fuß wenig zu schaffen machen, für den schlecht durchbluteten Diabetikerfuß aber ernsthafte Gefahren darstellen – vor allem, wenn sie nicht erkannt und behandelt werden.

Durchblutungsstörungen können den ganzen Körper betreffen, auch die Haut. Trockene Haut und Schleimhäute, bei Frauen häufig auch eine gestörte Scheidenflora, können zum Teil starken Juckreiz auslösen, Hautinfektionen begünstigen oder – allerdings seltener – Hautveränderungen im Bereich der Schienbeine verursachen.

Das Fußpflegeprogramm

Auch wenn es lästig und überflüssig erscheint, dies sollte zum täglichen Fußpflegeprogramm jedes Diabetikers gehören:

▶ Suchen Sie einmal am Tag Ihre Füße intensiv nach Blasen, Druckstellen, Rötungen, Einrissen oder Hühneraugen ab. Besteht tatsächlich eine Beeinträchtigung, beseitigen Sie unbedingt die Ursache, z. B. enge Schuhe wechseln oder dehnen lassen bzw. neue Einlagen besorgen.

▶ Waschen Sie Ihre Füße täglich mit sanfter, pH-neutraler und rückfettender Seife. Das Wasser sollte wohltemperiert sein, um die Haut nicht zu reizen. In diesen Fußbädern baden Sie die Füße nicht länger als ein paar Minuten, denn in aufgeweichter Haut nisten sich oft Pilze ein. Vorsichtig mit einem weichen Handtuch abtrocknen und vor allem im Bereich zwischen den Zehen sanft vorgehen, damit keine Risse entstehen. Aber trocken halten, um »feuchte Kammern« zu vermeiden: Diese sind leider ein idealer Nährboden für Fußpilz!

▶ Vermeiden Sie ein Austrocknen der Haut. Je trockener sie ist, desto empfindlicher und anfälliger für kleinere Verletzungen wird sie. Cremen Sie Füße und Beine mit fettreichen, unparfümierten Salben ohne Konservierungsstoffe ein. Dabei Zehenzwischenräume (denn ein Eincremen dort fördert »feuchte Kammern«), Wunden oder Rötungen aussparen.

▶ Nagel- und Fußpilz sollten ausschließlich von einem medizinischen Fußpfleger oder Hautarzt behandelt werden, ebenso Hühneraugen, Schwielen und Hornhaut. Legen Sie selbst Hand an, können Sie sich kleine, kaum wahrnehmbare Verletzungen zuziehen, die schwere Folgen haben können.

▶ Schneiden Sie Nägel nicht, sondern feilen Sie sie vorsichtig ab. Wenn Sie nicht auf die Schere verzichten wollen, schneiden Sie die Fußnägel immer nur ganz gerade, damit die Nagelecken nicht in die Haut einwachsen.

Gehen Sie bei allen bedenklichen Veränderungen zum Arzt, auch wenn diese nicht schmerzen. Denn Sie wissen ja: Auf das Schmerzempfinden in Ihren Füßen und Beinen können Sie sich nicht mehr 100-prozentig verlassen.

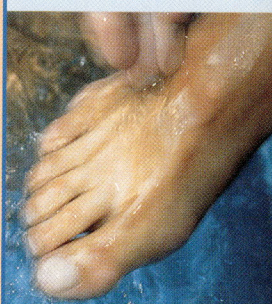

Drei Minuten Fußbad in 32 bis 35° C warmem Wasser sind genug. Überprüfen Sie die Temperatur zur Sicherheit mit einem Thermometer.

Gesunde Bewegung für die Beine

Bewegung hält das Blut im Fluss. Das gilt sowohl für Nichtdiabetiker, die sich nach langem Sitzen die Beine vertreten müssen, als auch für Diabetiker, die aufgrund der verschlechterten Durchblutung ihrer Beine und Füße nachhelfen sollten. Schon wenige einfache Übungen jeden Tag genügen, um den Blutfluss in den Beinen wieder auf Trab zu bringen. Aber: Hören Sie augenblicklich mit den Übungen auf, wenn sich Schmerzen melden. Dann liegen wahrscheinlich bereits schwer wiegende Durchblutungsstörungen vor, die ärztlich behandelt werden müssen. Gleiches gilt für Spaziergänge und Gehübungen: Stehen bleiben und Pause machen, wenn es weh tut!

Die Diabetikerübungen nach Ratschow gehören zu den besten, wenn es um die Durchblutungssteigerung in Füßen und Beinen geht.

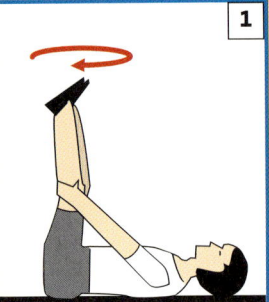

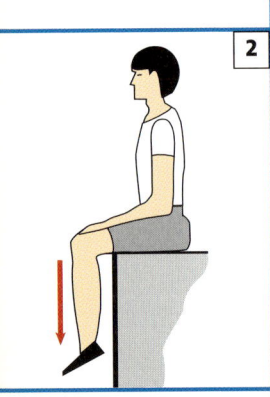

Rollübungen nach Ratschow

▸ Im Bett (die Matratze muss hart sein!) oder auf einer speziellen Übungsmatte auf den Rücken legen.

▸ Beine senkrecht hochstrecken, Knie möglichst durchdrücken; Beine mit den Händen festhalten.

▸ Füße aus den Gelenken heraus drehen/rollen; eine Umdrehung dauert dabei zwei Sekunden. Die Rollbewegung insgesamt zwei Minuten lang durchführen (siehe Abbildung 1).

▸ Aufsetzen und die Füße für zwei Minuten herabhängen lassen (siehe Abbildung 2).

▸ Dann die Übung 20 Minuten lang wiederholen.

▸ Anschließend etwas umhergehen.

▸ Im weiteren Tagesverlauf die gesamte Übung noch einmal wiederholen.

(Quelle: Standl/Mehnert: Das große TRIAS-Handbuch für Diabetiker. Thieme. Stuttgart 1998)

Der kranke Diabetiker

Leider kann sich auch der Diabetiker nicht ein Leben lang vor den regelmäßig kursierenden Infektionskrankheiten oder anderen Leiden schützen, die die Abläufe im Körper durcheinanderbringen. Als würde Diabetes als Krankheit nicht schon genügen, mögen Sie denken. Doch es ist nur normal, ab und zu krank zu sein. Und niemand kann 100-prozentig verhindern, unglücklich zu fallen, sich etwas zu brechen und für ein paar Tage im Krankenhaus zu liegen – von Schlimmerem ganz abgesehen. Über Fieber, Husten, Heiserkeit aufgrund eines grippalen Infekts, über eine Attacke von Brechdurchfall, aber auch über eine Operation oder andere Umstände, die einen Krankenhausaufenthalt notwendig machen, kommt der Diabetiker jedoch ebenso gut hinweg wie andere Menschen – wenn er einige Regeln beachtet und seine Bedürfnisse und Notwendigkeiten als blutzuckerkranker Mensch genau im Auge behält.

Der Körper im Alarmzustand

Wird der Organismus von Viren oder Bakterien heimgesucht, arbeitet das Abwehrsystem auf Hochtouren. Das bedeutet Stress für den Körper und einen heftig schwankenden Blutzuckerspiegel. Außerdem werden Stresshormone freigesetzt, die die Bildung von Insulin noch stärker als sonst reduzieren.

Für den Diabetiker ist das natürlich eine große Gefahrenquelle, weil die gewohnte Behandlung in der Regel unter diesen Umständen nicht mehr ausreicht. Für die Dauer der Krankheit – und häufig möglichst schon zwei bis drei Tage davor und noch einige Tage bis Wochen darüber hinaus – muss die Insulinzufuhr exakt auf den schwankenden Blutzuckerhaushalt abgestimmt werden. Oft reicht in dieser Zeit auch eine Behandlung mit Tabletten nicht aus, so dass sie mit Insulin

Die hier gegebenen Hinweise sollen nur eine ungefähre Vorstellung davon geben, wie bei Erkrankungen und gleichzeitigem Diabetes zu handeln ist. Die Abstimmung mit dem Arzt können sie aber keinesfalls ersetzen.

ergänzt werden muss. Als Diabetiker müssen Sie also auf jeden Fall Ihren Arzt kontaktieren, wenn Sie zusätzlich erkranken, um die notwendige Therapieumstellung zu besprechen, umso mehr, wenn Sie noch wenig Erfahrung mit Fieber und dessen Wirkung auf den eigenen Blutzucker haben. Vom Arzt bekommen Sie die notwendige Hilfe und Unterstützung.

Erkältung, Fieber, Magen-Darm-Infekte

Grippe ohne Fieber

Bei leichteren Erkältungskrankheiten, die ohne erhöhte Temperatur einhergehen, genügt es in der Regel, die normale Insulindosis um zehn Prozent zu steigern. Prüfen Sie aber alle paar Stunden Ihren Blutzuckerspiegel, denn er kann schon in die Höhe schnellen, bevor Sie ein mögliches Fieber bemerken.

Fiebrige Erkrankung

Haben Sie einen Blutzuckerspiegel über 300 mg/dl oder bei der Urinprobe Harnzucker festgestellt, sollten Sie umgehend eine für Sie gegenüber der gewöhnlichen um zehn Prozent erhöhte Dosis Normalinsulin spritzen, um den Zucker zu senken.

In der Folge kann diese Faustregel angewandt werden: Pro 1 °C ansteigende Körpertemperatur sollte man eine um 25 Prozent erhöhte Insulindosis zuführen, am besten zu den gewohnten Zeiten. Bedenken Sie aber, dass Sie während der Krankheit normalerweise weniger essen, also auch weniger Kohlenhydrate zu sich nehmen. Daher muss weniger Zucker als normal abgebaut werden. Bemessen Sie Ihre Insulindosis deshalb sorgfältig, und checken Sie regelmäßig den Blutzuckerspiegel.

Erbrechen und Durchfall

Ein völliger Trugschluss ist der Glaube, dass bei Diarrhö kein Insulin gebraucht wird, da Magen und Darm ohnehin nichts bei sich behalten können und folglich nichts aufgenommen wird. Der Körper braucht weiterhin Nährstoffe und damit auch Zucker, den man ihm im Notfall mit zuckerhaltigen Getränken zuführen sollte. Deshalb darf die Insulindosis nicht einfach herabgesetzt werden, selbst dann nicht, wenn Sie »keinen Bissen herunterbekommen«. Die Messung des Blutzuckers muss jetzt unbedingt alle zwei bis drei Stunden erfolgen, sonst verlieren Sie den Überblick. Und besprechen Sie mit Ihrem Arzt die notwendigen Insulindosen.

Bei einem Aufenthalt im Krankenhaus

Packen Sie vor einem geplanten Krankenhausaufenthalt Ihre Diabetesutensilien sorgfältig zusammen: Pens, Spritzen oder Tabletten, Blutzuckermessgerät bzw. Teststreifen, Diabetespass, Ihre Aufzeichnungen über die Blutzuckerschwankungen der letzten Wochen, Traubenzucker, auch einige Einheiten Insulin sollten Sie mitnehmen. Denn Sie wissen nicht, ob das Krankenhaus genau Ihr Präparat vorrätig hat – und die Bestellung kann unter Umständen einige Tage dauern. So ausgerüstet, machen Sie sich für die ersten zwei Tage unabhängig von der Versorgung im Krankenhaus.

Und das sollten Sie ruhig auch bei den Ärzten und beim Pflegepersonal klarstellen, um von vornherein einer Bevormundung aus dem Weg zu gehen: Sie sind der Experte Ihres Diabetes, Sie haben genug Erfahrung, um zu wissen, wann und wie viel Insulin gespritzt werden muss bzw. wann Sie welche Tabletten einnehmen müssen. Machen Sie sich eventuell schon zu Hause ein paar Notizen über Dauer, Verlauf und Umgang mit der Krankheit, um für die Fragen der Ärzte möglichst

Werden Sie mit Medikamenten behandelt, die sich auf den Zuckerstoffwechsel auswirken, und kommt kein anderes Mittel infrage, muss die Diabetestherapie auf jeden Fall gut darauf abgestimmt werden.

optimal gerüstet zu sein – eine Hilfestellung unter den neuen Umständen ist natürlich dennoch willkommen. Wenn Sie bisher gut mit Ihrer Einstellung zurechtgekommen sind, setzen Sie diese während Ihres Aufenthalts in Absprache mit dem Krankenhauspersonal fort. Oder Sie nutzen den Aufenthalt, um gemeinsam mit Diabetesspezialisten Ihre Einstellung zu verbessern und das richtige Dosieren und Spritzen einzuüben.

Die Operation

Jeder operative Eingriff bedeutet zusätzlichen Stress für den Körper. In der Regel wird er daher auch mehr Insulin brauchen. Eine Vollnarkose dagegen birgt kein spezifisches Risiko für Diabetiker. Um die passende Narkoseform zu finden, sollten Sie vorher mit dem Narkosearzt Ihre Blutzuckeraufzeichnungen der letzten Wochen durchgehen und von sich aus auf eventuelle Schwankungen und Besonderheiten hinweisen.

Eventuell ist in Ihrem Fall eine örtliche Betäubung oder eine Rückenmarkspritze (Periduralanästhesie) sinnvoller. Das sollte vor allem dann in Erwägung gezogen werden, wenn bereits eine Herzschwäche oder Durchblutungsstörungen am Herzen vorliegen.

Die Insulinbalance

Veränderungen der Insulindosierung ergeben sich auch, wenn Sie nüchtern operiert werden müssen. Unter Umständen kann es nötig sein, dass Sie länger als zwölf Stunden vor der Operation nichts mehr zu sich nehmen. Lassen Sie sich aber nicht davon abhalten, am Abend Ihr Verzögerungsinsulin zu spritzen, damit Sie ohne Blutzuckeranstieg durch die Nacht kommen. Während der Operation wird das Insulin dann mit einem Schlauch direkt in die Vene geleitet, um die Versorgung aufrechtzuerhalten.

Vorsicht bei bestimmten Antidiabetika! So sollte z. B. Metformin zwei Tage vor einer Operation (oder bereits vor einer Kontrastmitteluntersuchung) abgesetzt werden. Um dann ein Entgleisen des Stoffwechsels zu verhindern, kann – zeitlich begrenzt – mit Insulin behandelt werden.

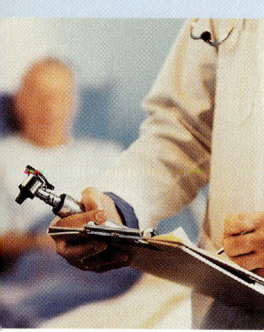

Operationen stellen ein gewisses Risiko für Diabetiker dar. Wichtig ist daher eine sehr individuelle Betreuung vor, während und nach dem Eingriff.

Gute Vorbereitung für die Nachsorge

Für die Zeit danach, solange Sie noch nicht wieder selbst die Verantwortung für das rechtzeitige Messen und Spritzen übernehmen können, werden sich Ärzte oder Pfleger darum kümmern müssen. Sie
begeben sich im Krankenhaus zwar in die Hände eines eingespiel-
ten Spezialistenteams. Dennoch ist es besser, die Dinge genau zu
hinterfragen, um mögliche Lücken in der Betreuung auszuschließen.
Empfehlenswert ist es, im Gespräch mit dem behandelnden Arzt und
dem Pflegepersonal die Behandlung genau durchzusprechen und
auf Besonderheiten hinzuweisen. Vergessen wird auch manchmal
die Zeit zwischen OP und Verlegung auf die Station, wenn keine Abtei-
lung sich richtig verantwortlich für Sie fühlt. Weisen Sie für diese Zeit
Angehörige oder Freunde an, sich um die durchgehende Versorgung
zu kümmern, solange Sie selbst noch zu geschwächt dazu sind.

In größeren Kliniken besteht die Möglichkeit, dass ein Inter-
nist als beratender
Arzt für die Diabeti-
kerbetreuung hinzu-
gezogen wird. Im
Fall einer Operation
bedeutet das
sowohl bei der Vor-
bereitung als auch
bei der Nachsorge
mehr Sicherheit für
Sie. Fragen Sie
daher nach!

Vorsicht bei Medikamenten

▶ Fragen Sie kritisch nach, wenn Ihnen im Krankenhaus oder von Ihrem
Hausarzt neue Medikamente verschrieben werden. Denn einige Präparate
haben durch ihre Wirkstoffe Einfluss auf den Zuckerstoffwechsel.

Dazu gehören:

▶ Kortison (aber nicht bei örtlicher Anwendung als Salbe)

▶ Manche harntreibende Mittel

▶ Manche blutdrucksenkende Mittel

▶ Verschiedene Rheumamedikamente

▶ Manche Schmerz- und Fiebermittel

▶ Die Antibabypille

▶ Teils auch eigentlich harmlos scheinende Mittel wie Hustensäfte, Kräf-
tigungsmittel usw., die durch ihren hohen Zuckergehalt beeinflussen

Ein rundum erfülltes Leben mit
Sport und Urlaubsreisen ist für
Zuckerkranke nicht nur möglich,
sondern sogar ratsam.

Aktiv mit Diabetes

So bleiben Sie
beweglich und fit

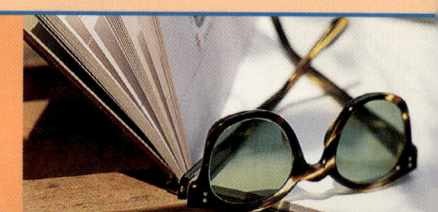

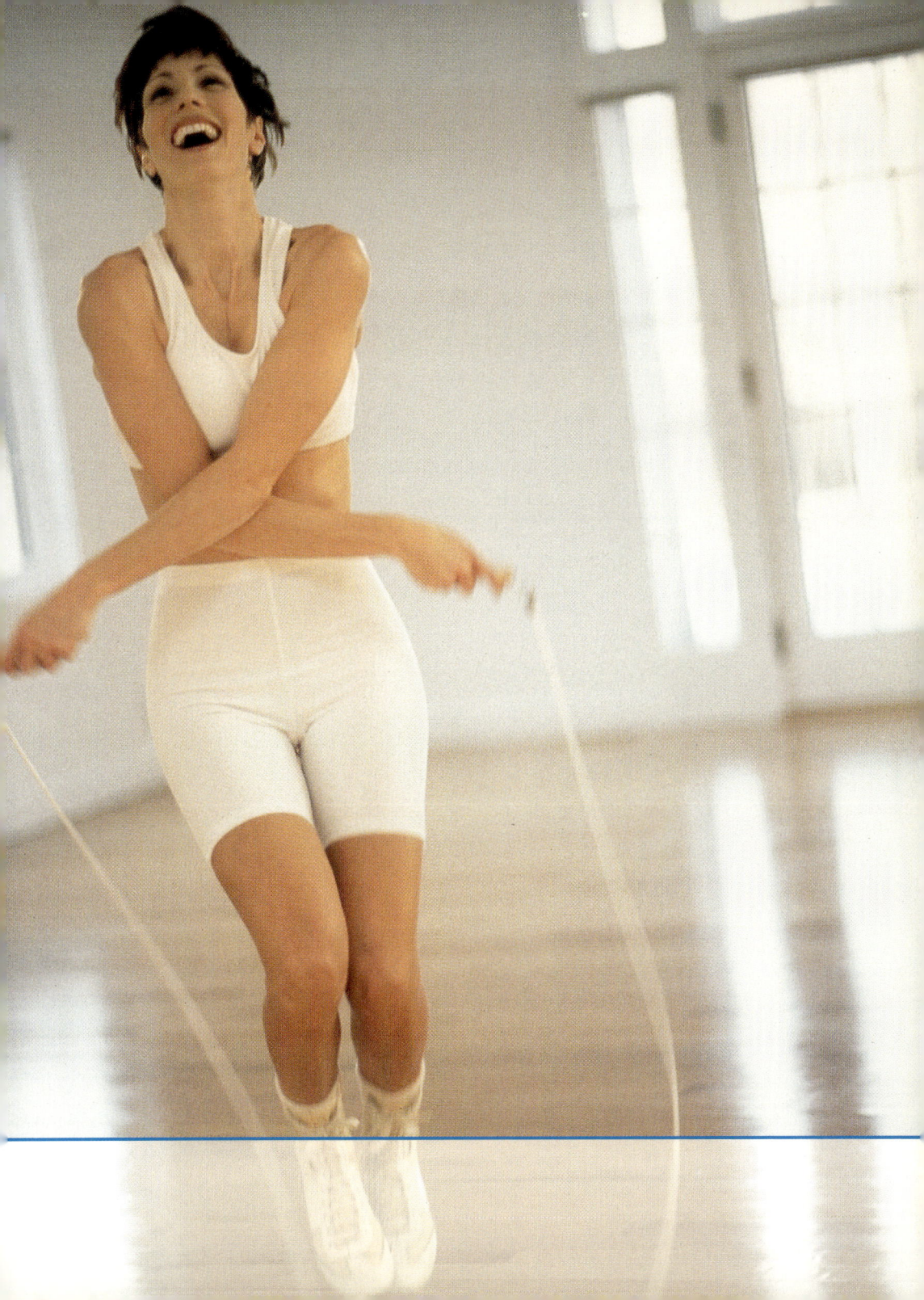

Bewegung gehört dazu

Neben einer ausgewogenen und gesunden Ernährung und einer angemessenen Medikation ist ausreichend Bewegung die dritte äußerst wichtige Säule der Diabetestherapie. Denn sportliche Betätigung senkt den Blutzuckerspiegel und wirkt quasi wie eine Extraportion Insulin.

Eine Tatsache, die Sie erstaunen mag, Ihnen aber gleichzeitig verdeutlicht, welchen Stellenwert die Bewegung hat. Man muss sich Folgendes vor Augen führen, um zu erfassen, welche Vorteile Sport bringt: Jede intensive Muskelbewegung verbessert den Blutzuckerspiegel und vermindert die Notwendigkeit bzw. die Dosis der medikamentösen Behandlung.

Das gilt sowohl für Diabetiker vom Typ 1 als auch vom Typ 2. Und gerade Typ-2-Diabetiker mit ihrer eingeschränkten Insulinproduktion oder der herabgesetzten Insulinempfindlichkeit profitieren besonders von der Bewegung, denn Sport reduziert die Insulinresistenz des Gewebes. Ihnen kann es sogar mit Hilfe von Sport gelingen, ganz auf Tabletten zu verzichten, zumindest für eine gewisse Zeit. Da Bewegung auch die Pfunde zum Schmelzen bringt, ist die Kombination aus gesunder Kost und Training ideal.

Sport senkt den Blutzucker

Dazu ein Beispiel: Angenommen, Sie haben nach dem Essen einen Blutzuckerspiegel von 200 mg/dl, also etwas höher als der maximale Normwert (180 mg/dl ist das Maximum), so wird der positive Effekt ganz besonders augenfällig. Auf lange Sicht können Sie durch konsequente Bewegung und ausreichend Sport den gesunden Normwert erreichen! Allein durch regelmäßige Spaziergänge könnten viele Menschen, die ein erhöhtes Diabetes-2-Risiko haben, der Krankheit effizient vorbeugen. Und was gegen Diabetes hilft, das wirkt sich auch günstig auf alle Herz-Kreislauf-Erkrankungen aus: Der Blutdruck normalisiert sich, die Gefäße bleiben jünger, und Sie sind besser gefeit gegen Herzinfarkt und Schlaganfall.

Mehr Schwung in den Alltag bringen

Also, was hält Sie noch ab? Suchen Sie sich eine für Sie angenehme und unterhaltsame Art der Bewegung, und legen Sie am besten noch heute los. Das sollten Sie möglichst wörtlich nehmen, denn jede Bewegung zählt. Natürlich auch die, die Sie nicht unbedingt als sportliche Aktivität ansehen.

Entscheidend ist zunächst einmal, dass Sie Ihre Muskeln überhaupt in Gang setzen – egal, wie: Gartenarbeit, Treppensteigen, Kistenschleppen, ausgelassen mit den Kindern spielen, im flotten Schritt einkaufen gehen oder mit dem Fahrrad fahren – all das summiert sich im Lauf des Tages.

Und Sie werden sehen: Bewegung macht Lust auf mehr. Vielleicht erwägen Sie dann bald, es einmal mit Skifahren, Krafttraining, Schlittschuhlaufen, Golf, Tennis, Fuß- oder Handball zu versuchen – und schon treiben Sie Sport.

Gemeinsam hat man mehr Motivation

Von vielen Neueinsteigern hört man, dass es sehr nützlich sein kann, sich Mitstreiter zu suchen. Das bringt einen einerseits dazu, sein Vorhaben als Verpflichtung anzusehen und sich weniger leicht davor zu drücken, und zum anderen erhöht das Sporteln im Team den Spaß an der Sache ganz beträchtlich.

In manchen Städten gibt es auch spezielle Diabetikersportgruppen, die sich um ein Ihrer Krankheit angepasstes Training bemühen. Fragen Sie Ihren Arzt danach.

Sanfter Start in den Sport: Aquajogging. Für Diabetiker besonders interessant, denn es trainiert die Gefäße. Der Vorteil: Sie kommen nicht so leicht aus der Puste wie beim richtigen Joggen, und die Gelenke werden geschont. Erkundigen Sie sich nach Kursen in Ihrer Nähe!

Alle Sportarten, die Herz, Kreislauf und Lunge trainieren, sind für Diabetiker ideal. Dazu gehören: Joggen, Walken, Wandern (auch Bergwandern), Radfahren, Schwimmen, Alpin- und Langlaufski, Ballspiele, Rudern, Gymnastik sowie Tanzen.

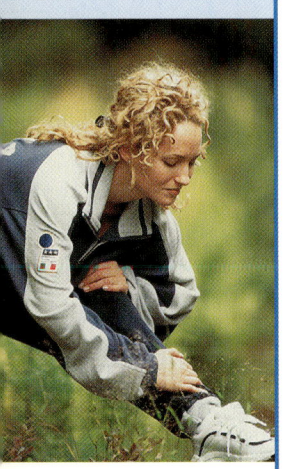

Vergessen Sie die obligatorische Aufwärm- und Dehnphase nicht, bevor Sie richtig auf Touren kommen.

Regelmäßiger Sport tut gut

▸ Er senkt den Blutzuckerspiegel.

▸ Er verbessert die Wirksamkeit des Insulins.

▸ Er unterstützt Sie beim Abnehmen.

▸ Er wirkt sich positiv auf Ihren Fettstoffwechsel aus.

▸ Er hat einen günstigen Effekt auf den Bluthochdruck.

▸ Er bringt das Herz-Kreislauf-System in Schwung.

▸ Er verbessert die Fließeigenschaften des Bluts.

Anstrengung verbraucht Glukose

Sobald Sie sich körperlich anstrengen, benötigen Ihre Muskeln mehr Zucker, aus dem sie die nötige Energie ziehen können. Wenn Sie z. B. eine halbe Stunde lang schnell laufen, Fahrrad fahren oder schwimmen, verbraucht der Körper etwa 30 bis 40 Gramm Glukose. Bei gesunden Menschen holen sich die Muskeln diese Menge Zucker aus dem Blut. Damit es nicht plötzlich zu einer Unterzuckerung kommt, schüttet die Bauchspeicheldrüse weniger Insulin aus, während die Leber aus ihrem Glykogenspeicher gleichzeitig Zucker ins Blut abgibt.

Nicht so im Fall von Diabetes Typ 1 und fortgeschrittenem Diabetes Typ 2. Hier liegt eine besondere Situation vor: Der Betroffene hat vor der Aktivität eine bestimmte Dosis Insulin gespritzt, die nun wirkt, bzw. mit Sulfonylharnstoffen für die vermehrte Abgabe von Insulin in das Blut gesorgt.

Da unter sportlicher Betätigung das Insulin insgesamt wirksamer wird und das Gewebe viel sensibler reagiert, kommt es beim Sport zu einem regelrechten Schnelleinstrom von Zucker in die Zellen. Die Abgabe von Zucker aus der Leber funktioniert gar nicht bzw. nur sehr eingeschränkt.

Unterzuckerung vorbeugen

Bewegen Sie sich nun sportlich, kommt es zu einer Unterzuckerung. Das gilt es zu vermeiden. Deshalb müssen Sie die Insulinmenge vorher verringern oder zusätzlich Kohlenhydrate essen. In den nächsten 12 bis 26 Stunden werden dann erst einmal die Traubenzuckerreservoirs in den Muskeln wieder aufgefüllt. So bleibt der Blutzuckerspiegel während und nach der Anstrengung im Gleichgewicht.

Als insulinpflichtiger Diabetiker müssen Sie sich daher folgende Faustregel zu Eigen machen: vor jeder kürzeren körperlichen Anstrengung eine Kleinigkeit essen oder die Insulindosis reduzieren, um auf gar keinen Fall in die Unterzuckerung hineinzugeraten. Pro halbe Stunde Betätigung sollten Sie eine Broteinheit zusätzlich zu sich nehmen. Das kann z. B. eine Birne, eine halbe Banane, ein Apfel, ein halbes Croissant, eine Hand voll Weintrauben oder eine entsprechende Menge anderer Kraftspender sein. Grundsätzlich sind länger wirkende Kohlenhydrate zu bevorzugen.

Alles mit Maß und Ziel

Es kommt nicht darauf an, dass Sie von heute auf morgen sportliche Höchstleistungen vollbringen. Stecken Sie sich genauso wie für Ihre Ernährungsumstellung realistische Ziele.

Denn es ist viel gesünder, sich nicht zu überanstrengen, sich dafür aber gleichmäßiger und ausdauernder zu bewegen. Belasten Sie sich nur so viel, wie Ihnen gut tut. Verlassen Sie sich einerseits auf Ihr Wohlbefinden, lassen Sie sich andererseits aber nichts von Ihrem »inneren Schweinehund« allein diktieren.

Ausdauersportarten wie Schwimmen oder Radfahren sind natürlich am besten geeignet. Zwei- bis dreimal pro Woche aktiv werden, für jeweils 30 bis 45 Minuten, ist sinnvoll. Ein wichtiges Signal, ob dabei alles im grünen Bereich liegt, ist Ihr Puls.

Sportliche Diabetiker sollten ihren Stoffwechsel besonders aufmerksam im Blick behalten: So müssen die Zuckerspeicher in Leber und Muskeln wieder aufgefüllt werden, auf die der Körper bei sportlicher Betätigung zurückgreift.

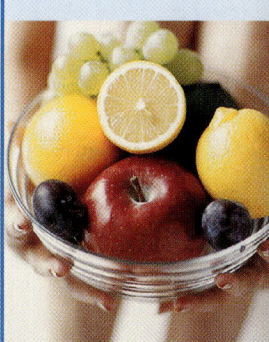

Wider den Unterzucker: Obst wie z. B. Weintrauben oder Äpfel sind gute Sportsnacks.

Übersicht über die Zielwerte

Lebensalter	Pulsschlag/Min.	Lebensalter	Pulsschlag/Min.
20	120–150	50	102–127
25	117–146	55	99–123
30	114–142	60	96–120
35	111–138	65	93–116
40	108–135	70	90–113
45	105–131	75	87–109

Verbinden Sie Sport und Spaß! Beim Inlineskaten ist der Fun-Faktor garantiert, und Sie absolvieren ganz nebenbei ein effektives Herz-Kreislauf-Programm, ähnlich wie beim Joggen. Trainieren Sie nach Puls, um eine Überforderung auszuschließen.

Den Puls immer im Griff

Der Pulsschlag zeigt Ihnen an, wie viel Sie sich zumuten sollten. 180 Schläge in der Minute minus Ihr Lebensalter sind genau richtig (mehr ist entschieden zu viel). Damit kommen Sie auf etwa 50 Prozent Ihrer maximalen Leistungsfähigkeit – und das genügt.

Untersuchungen haben ergeben, dass der optimale Trainingseffekt bei einer Belastung von 60 bis 75 Prozent der maximalen Herzfrequenz erreicht wird. Das bedeutet:

▶ 220 Schläge pro Minute minus Ihr Alter = maximale Herzfrequenz
▶ 65 Prozent davon = unterer Zielbereich
▶ 75 Prozent davon = oberer Zielbereich

Nur nicht übertreiben

Wenn Sie Ihr Training langsam, aber stetig steigern, können Sie nichts falsch machen. Versuchen Sie auf gar keinen Fall, auf einen Schlag, alles, was Sie die letzten Jahre versäumt haben, wieder gutmachen zu wollen. Das wäre genau der falsche Weg und würde nur dazu führen, dass sofort Frust einsetzt, wenn der Erfolg – wie nicht anders zu erwarten – ausbleibt. Fangen Sie einfach im Alltag an: Steigen Sie jede Treppe hoch, die Ihnen in den Weg kommt, erledigen Sie Hausarbeiten mit Schwung und Schnelligkeit, nehmen Sie statt des Autos das Fahrrad usw. Das ist zwar kein Sport, aber ein Anfang.

Sport ist auch für die Seele Balsam

Regelmäßige Bewegung regt die Stoffwechselfunktionen im Körper an, Stresssituationen können besser abgebaut werden, das Körpergefühl wird intensiver, und Sie gewinnen mehr Selbstvertrauen.
So sind Sie weitaus besser in der Lage, mit Ihrer Krankheit umzugehen und aktiv zu bleiben. Bewegung ist ein Stück Lebensfreude. Geschieht das Ganze an der frischen Luft, umso besser.

Sport ja – aber was und wie?

Im Prinzip geht alles: vom Snowboarden bis zum Drachenfliegen. Was infrage kommt, hängt natürlich entscheidend von Ihrer Konstitution und Ihrem Gesundheitszustand ab. Um eine Ausdauersportart zu betreiben, müssen Sie eine entsprechende Kondition haben oder diese langsam aufbauen.
Wenn Sie sofort richtig loslegen wollen, sprechen Sie vorher auf jeden Fall mit Ihrem behandelnden Arzt darüber, und fragen Sie ihn nach seiner Meinung.

Hochleistungssport – kein Problem

Es gibt sogar eine ganze Reihe von Spitzensportlern, die Typ-1-Diabetes haben. Nicht wenige Gewinner von Gold-, Silber- und Bronzemedaillen sind darunter. Auch beim Mannschaftssport – von Fußball bis Eishockey – sind immer wieder insulinpflichtige Diabetiker zu finden. Selbst Extremsportarten wie Bergsteigen kann sich der gut geschulte Diabetiker heute zutrauen.

Selbst Exotisches wie Tauchen steht für Diabetiker – mit einigen Einschränkungen – mittlerweile nicht mehr auf dem Index. Sie können diese Sportart in speziellen Tauchschulen für Diabetiker erlernen. Info: IDAA (International Diabetes Athletes Association) unter www.idaa.de.

Wie wär's mit Walken?

Mit dieser Sportart können Sie die Erledigungen des Alltags und Bewegung gut kombinieren. Denn durch das zügige Gehen helfen Sie Ihrem Stoffwechsel auf die Sprünge. Dass die ganze Aktion etwas seltsam aussieht, sollten Sie einfach ignorieren. Dann tut es Ihre Umwelt auch. Setzen Sie sich folgendes Ziel: 30 bis 40 Minuten mindestens dreimal in der Woche walken – und lassen Sie die Sache am Anfang gemütlich angehen.

Sport bei Wind und Wetter – kein Problem. Doch denken Sie daran: Teststreifen sind temperaturempfindlich! Funktionstüchtig sind sie in der Regel zwischen 18 und 35 °C. In speziellen Thermotaschen ist das Testmaterial (wie übrigens auch das Insulin) geschützt.

Die richtige Planung macht's

Wollen Sie Sport konsequent und leistungsorientiert betreiben, müssen Sie selbstverständlich besondere Verhaltensregeln beachten und entsprechende lebenswichtige Maßnahmen treffen. In enger Kooperation mit Ihrem Arzt und Trainer gilt es, ein bestimmtes Programm zu erarbeiten.

Aber auch bei mäßiger sportlicher Betätigung ist eine gute Vorbereitung wichtig, denn je genauer Sie Ihren Stoffwechsel rechtzeitig der veränderten Situation anpassen, desto besser.

Erste Maßnahme ist immer die Blutzuckermessung. Bei Werten über 250 mg/dl und darüber ist auch der Azetongehalt im Urin festzustellen. Ist Azeton vorhanden, muss jede sportliche Betätigung unterbleiben. Denn eine schwere Entgleisung des Diabetes kann die unweigerliche Folge sein. Das Gleiche gilt für Werte unter 100 mg/dl.

Maßnahmen für insulinpflichtige Diabetiker

▶ Vor dem Sport Blutzucker messen. Liegt er unter 100 mg/dl und über 240 mg/dl, niemals mit dem Sport starten. Erst muss der Blutzucker ausgeglichen werden. Bei niedrigen Werten den Blutzuckerspiegel durch Aufnahme von Kohlenhydraten anheben. Ist der Blutzucker im Normbereich, wie bereits erwähnt: pro halbe Stunde geplanter körperlicher Anstrengung eine Broteinheit (BE) aufnehmen, das entspricht zwölf Gramm Kohlenhydraten.

▸ Während des Sports wiederum in ein- bis zweistündigen Intervallen den Blutzucker checken. Bei Bedarf weitere Kohlenhydratportionen (= BE) zu sich nehmen.

▸ Nach dem Sport Blutzucker wiederum testen und gegebenenfalls über eine Kohlenhydratzufuhr ausgleichen. Das gilt auch für die Zeit nach dem Sport, denn der Effekt auf die Insulinwirksamkeit hält vor. Unterzuckerungen können auch später auftreten.

Immer dabei – das Messgerät

Nehmen Sie also Ihr Messgerät immer mit zum Sport, ebenso wie ausreichende Mengen an Insulin und »Kraftfutter«, um den Blutzucker gegebenenfalls schnell wieder aufzufüllen, falls es zu einer Unterzuckerung kommt (Schokolade, Müsliriegel, Gummibärchen und natürlich Traubenzucker als »Survivalkit«). Denken Sie daran, diese Dinge auch immer griffbereit zu halten. Denn im Notfall müssen Sie sich rasch versorgen können. Vom Schwimmbecken bis zur Kabine mit Ihrer Tasche ist es im Falle eines Falles zu weit.

Maßnahmen bei intensivierter Insulintherapie

Diabetiker, die mit einer intensivierten Therapie behandelt werden oder über eine Pumpe verfügen, können jede Sportart ausüben. Die Insulinzufuhr wird je nach Bedarf und den vorangegangenen Blutzuckermessungen angepasst. Da Insulin bei sportlicher Betätigung wirksamer ist, muss es entsprechend vorher reduziert werden. Sonst droht die Unterzuckerung. Es gilt die 50-Prozent-Insulinregel, d. h. 50 Prozent weniger Insulin vor der letzten Mahlzeit vor mehrstündigem Sport sowie Korrekturinsulin vor, während und nach dem Sport.

Bei sportlichen Aktivitäten im Ausland sollten Sie immer Ihren internationalen Diabetikerausweis bzw. eine Übersetzung bei sich tragen: Das kann lebenswichtig sein.

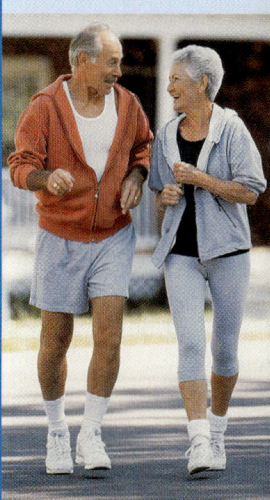

Eine gute Faustregel: Wenn Sie sich beim Sport noch unterhalten können, ohne zu keuchen, haben Sie ein vernünftiges Tempo gefunden.

Wenn Sie mit dem Rad unterwegs sind, sollten Sie immer Ihren Diabetikerausweis bei sich haben, damit Ihnen im Notfall jemand gezielt nach den Anleitungen im Ausweis helfen kann.

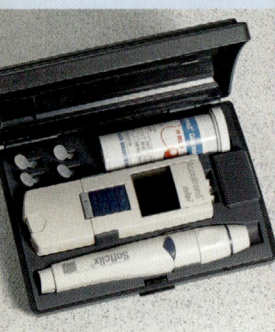

Praktisch für unterwegs: ein Set mit den wichtigsten Diabetikerutensilien.

Herr F. (Diabetiker Typ 1) macht eine Radtour

Was ins Gepäck muss

Herr F. möchte mit seiner Familie am Sonntag eine ganztägige Radtour unternehmen und hat am Samstag alle Vorbereitungen für diesen Ausflug getroffen. Da die Radtour durch sehr hügelige Gegenden führt und darum mit starker körperlicher Belastung einhergeht, hat er sich ausreichend Proviant sowie schnell verdauliche Kohlenhydrate eingepackt. Die Blutzuckerteststreifen dürfen selbstverständlich nicht fehlen.

Die normale Insulindosierung

Herr F. führt eine intensivierte Insulintherapie durch und spritzt ohne große körperliche Bewegung bei einer guten Blutzuckereinstellung:

- ▶ Morgens 14 Einheiten Normalinsulin und 8 Einheiten Verzögerungsinsulin
- ▶ Mittags 6 Einheiten Normalinsulin
- ▶ Abends 7 Einheiten Normalinsulin
- ▶ Spät 12 Einheiten Verzögerungsinsulin

Die morgendliche Dosis wird reduziert

Am Sonntagmorgen misst er vor dem Frühstück seinen Blutzucker, der bei 130mg/dl liegt. Angesichts der ganztägigen Radtour entschließt er sich, seine Insulindosis zu reduzieren. Aber um wie viel?
Aus Erfahrung weiß er, dass eine Reduzierung von zwei bis drei Einheiten wenig dazu beiträgt, einer Unterzuckerung vorzubeugen, und eine Verminderung der Insulindosis um ca. 50 Prozent sinnvoller wäre. Er spritzt deshalb an diesem Morgen sieben Einheiten Normalinsulin und vier Einheiten Verzögerungsinsulin.

Unterwegs wird gemessen

Bei einem Zwischenstopp und einem gemessenen Blutzucker von 120 mg/dl nimmt er sein zweites Frühstück ein. Für ca. 12.30 Uhr ist das Mittagessen vorgesehen, und die Familie kehrt in ein Gasthaus ein. Herr F. misst seinen Blutzucker, der Wert beträgt 110 mg/dl.
Da sich nach dem ersten Teilstück der Route ein großer Hunger eingestellt hat, will er das mittägliche Insulin nicht ganz weglassen, und er spritzt drei Einheiten Normalinsulin.

Vorbeugung gegen nächtliche Folgen

Gegen Abend kommt die Familie nach einem schönen Tag wieder nach Hause. Herr F. vermindert bei einem Blutzucker von 100 mg/dl vor dem Abendessen seine Normalinsulindosis auf fünf Einheiten und spät sein Verzögerungsinsulin: Er weiß aus Erfahrung, dass auch nach der Beendigung der Muskelarbeit, in diesem Fall der Radtour, die Muskeln verstärkt Traubenzucker aufnehmen und er durch die nachträgliche Reduzierung der Dosis einer nächtlichen Unterzuckerung vorbeugen wird.

Datum	Insulin: Normalinsulin: Verzögerungs- insulin:					Blutzucker:				Bemerkungen: z. B. Unterzucker, Azeton im Harn, Körpergewicht
	morgens	mittags		abends		morgens	mittags	abends	spät	
Sa.	14	8	6	7	12	120	140	110	140	
So.	7	4	3	5	9	130	110	100		Radtour, ganzer Tag 10.00 120, 12.00 + 2 BE

(Quelle: Standl/Mehnert: Das große TRIAS-Handbuch für Diabetiker. Thieme. Stuttgart 1998)

Auf einer Radtour haben Sie oft keine Möglichkeit, die Hände vor dem Bluttest zu waschen. Nehmen Sie dann Traubenzucker, um einer Unterzuckerung vorzubeugen, können Spuren davon an den Händen haften und das Messergebnis verfälschen. Daher lieber zweimal testen.

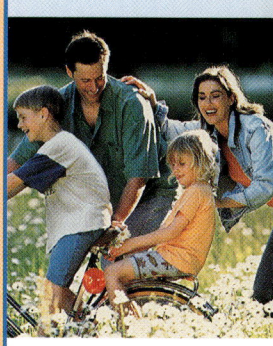

Freizeitspaß im Grünen – mit der richtigen Vorbereitung kein Problem.

Ursachen für eine Überzuckerung beim Sport

▸ Die letzte Insulindosis wurde zu stark vermindert.

▸ Bei Insulinmangel schüttet die Leber von Typ-2-Diabetikern vermehrt Zucker ins Blut aus, dieser kann aber nicht gebraucht werden.

▸ Vor dem Sport wurden zu viele Broteinheiten aufgenommen.

▸ Beim Sport ist es zu einer Unterzuckerung gekommen, der Körper wehrt sich dagegen und stellt zu viel Zucker bereit (Gegenregulation).

▸ Bei extremer körperlicher Belastung werden Stresshormone (Adrenalin) ausgeschüttet, die den Blutzucker auch nach dem Sport noch anheben können. Dies ist häufig bei psychisch höheren Belastungen, z. B. in Wettkampfsituationen, zu beobachten.

Für die nötige Hygiene für einen Blutzuckertest unterwegs sorgen Feucht- oder Erfrischungstücher. Doch Vorsicht: Die Reinigungsfeuchtigkeit muss vor der Blutabnahme komplett verdunstet sein, sonst kann der Messwert verfälscht werden!

Maßnahmen bei konventioneller Insulintherapie

Bei der konventionellen Therapie arbeiten Sie ebenfalls mit einer Reduzierung des Insulins. Zusätzlich kann es möglich sein, der Unterzuckerung wirksam mit Broteinheiten vorzubeugen: Pro 30 Minuten körperlicher Anstrengung führen Sie eine (Sport-)Broteinheit zu. Die entsprechenden Maßnahmen bei Sulfonylharnstoffen sind dagegen folgende: Hier regulieren Sie den Blutzucker vor dem Sport ausschließlich mit der vorbeugenden Aufnahme von Kohlenhydraten. Auf den Patientenschulungen oder beim Arzt werden Sie gezielt lernen, wie das funktioniert. Lassen Sie sich ausführlich beraten! Bevor Sie anfangen, sportlich aktiv zu werden, sollten Sie mit Ihrem Arzt abstimmen, welche sportlichen Tätigkeiten für Sie am geeignetsten sind. Er wird das gemäß Ihrem Gesundheitszustand und Ihrer Kondition recht gut beurteilen können und Ihnen viele wertvolle Tipps und Hinweise dazu geben.

Saunabaden für den Stoffwechsel

Versuchen Sie es ruhig auch einmal mit einem Saunabesuch nach dem Sport. Die Wärme tut den geforderten Muskeln gut – ganz gleich, ob klassische finnische Sauna oder türkisches Dampfbad: Das Schwitzen steigert das allgemeine Wohlbefinden, regt den Kreislauf an, trainiert die Gefäße und stärkt die Abwehrkräfte. Jeder kann diese Art von Wellness ausprobieren, so natürlich auch Diabetiker – vorausgesetzt, der Kreislauf ist in Ordnung.

Vorsicht ist für Insulinpflichtige geboten

Während des Saunabesuchs wirken verschiedene Temperaturreize auf den Körper ein, die zum Teil gegenläufige Effekte auslösen können. Kreislauf und Stoffwechsel werden dabei abwechselnd angeregt und beruhigt. Das kann auch den Blutzuckerspiegel beeinflussen. Die meisten insulinpflichtigen Diabetiker merken nichts davon, und dennoch steigt bei einigen der Blutzucker. Häufiger noch wird jedoch von Unterzuckerungen berichtet.

Die Wissenschaft hat zu diesem Thema bereits intensiv geforscht, aber die Ergebnisse sind leider widersprüchlich. Festhalten lässt sich Folgendes: Ein Blutzuckerabfall bis zur Unterzuckerung ist möglich. Dies trat aber, wenn überhaupt, vor allem nach der Injektion von Normalinsulin ein, kaum bei Verzögerungsinsulin.

Vorsorge für das Schwitzbad

So können Sie Vorsorge treffen, damit Ihnen das nicht passiert:

▶ Gehen Sie grundsätzlich nur in der Zeit der stärksten Insulinwirkung in die Sauna.

▶ Bevorzugen Sie Spritzstellen, die das Insulin langsam freisetzen – das bedeutet also Oberschenkel und Gesäß.

Wenn Sie die nötige Vorsorge treffen, steht einem richtig erholsamen Wellnessurlaub nichts im Weg. Gerade in den letzten Jahren ist z. B. die simple Sauna um viele exotische Varianten erweitert worden. Lassen Sie sich verwöhnen!

Vor einiger Zeit haben viele fernöstliche Sportarten Einzug in westliche Fitnessstudios gehalten. Qi Gong, Tai Chi & Co. gibt es mittlerweile fast in jedem Sportverein. Probieren Sie die verschiedenen Angebote doch einmal aus!

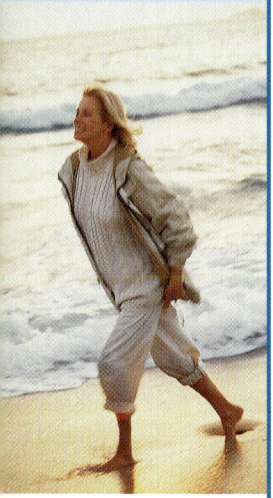

Finden Sie das richtige Maß an Belastung und Entspannung, um mit Ihren Kräften optimal hauszuhalten.

▸ Verkürzen Sie den üblichen Spritz-Ess-Abstand um die Hälfte.
▸ Halten Sie schnell wirkende Kohlenhydrate parat, und nehmen Sie sie im Bedarfsfall zu sich.
▸ Planen Sie unbedingt einen Blutzuckertest zwischen den Saunagängen ein.
▸ Sehen Sie eventuell eine kleine Zwischenmahlzeit wie Obstsaft oder Vergleichbares vor.

Fitness und Entspannung

Summa summarum: Bewegung ist Leben und absolut unerlässlich. Doch noch bis vor wenigen Jahren waren die Ärzte der Meinung, dass Typ-2-Diabetiker möglichst viel Muskelarbeit leisten sollten. Heute weiß man, dass bereits mäßige Muskelanstrengung zwei- bis dreimal die Woche, beispielsweise Fahrradfahren oder Wandern, die besten Effekte – bezogen auf die Verbesserung der Insulinempfindlichkeit – haben.

Der Schweiß muss nicht strömen

Eine gute Nachricht für die Betroffenen: Sie müssen sich nicht zu schweißtreibendem Sport zwingen, wenn Ihnen das nicht zusagt. Denn auch ein sanftes Training, wie z. B. Walken, Wandern, Schwimmen oder Tanzen, erzielt bereits den gewünschten Erfolg. Eine solche Lebensumstellung kann jeder schaffen, wenn er will. Findet er Spaß daran und will mehr, umso besser. Aber es geht auch ohne Qualen – und das ist ganz entscheidend für das kontinuierliche Beibehalten der neuen Gewohnheiten.
Natürlich hängt das Maß der notwendigen Bewegung außerdem davon ab, welchen Bedarf Sie haben. Treiben Sie beispielsweise viel Sport, wird sich Ihr Grundumsatz erhöhen. Der Vorteil: Sie dürfen

mehr Kalorien zu sich nehmen. Andersherum bedeutet das: Je mehr Sie essen, desto »bewegter« muss Ihr Alltag sein, um Gewicht und Blutzucker im Normbereich zu halten. Die Tabelle unten soll Ihnen einen kleinen Einblick in die unterschiedlichen Relationen geben.

Entspannungstechniken

Bewegung macht Kopf und Seele frei. Aber auch Entspannungstechniken sind eine gute Hilfe, mit der Diagnose »Diabetes« fertig zu werden. Denn: Über seine Krankheit sprechen zu können, ist das eine, gelassen mit den Anforderungen der Krankheit umgehen zu können, das andere. Das sich immer mehr beschleunigende Lebenstempo sowie der damit einhergehende Dauerstress machen Körper und Seele krank und schwächen die Menschen oft mehr, als sie sich eingestehen wollen.

Entspannungstechniken gibt es natürlich nicht erst seit der Meditationsmodewelle. Eine traditionelle Methode ist beispielsweise das autogene Training, bei den zahlreichen fernöstlichen Methoden steht Yoga an allererster Stelle.

Sportler verbrauchen mehr!

▸ **Bei leichter körperlicher Belastung**

	Größe (cm)	Gewicht (kg)	Bedarf bei Idealgewicht (kcal)
Frauen	165	55	2100
	170	60	2200
Männer	170	63	2400
	180	72	2500

▸ **Bei regelmäßigem Sport oder körperlich schwerer Arbeit**

Frauen	165	55	2600
	170	60	2700
Männer	170	63	3000
	180	72	3100

(Quelle: AOK (Hg.): Gut leben mit Diabetes)

Neue Kraftquellen erschließen

Ihre Krankheit kostet Sie viel Energie, und deshalb müssen Sie besonders darauf achten, dass Sie an anderer Stelle wieder Kräfte tanken. Erlernen Sie eine Entspannungstechnik (vom autogenen Training bis hin zur Zen-Meditation), die zu Ihnen passt. Es stehen etliche Methoden zur Verfügung, die ihre positive Wirkung schon in vielen Fällen beweisen konnten. Ganz wichtig ist, dass Sie mit dem Erlernen nicht warten, bis es Ihnen wirklich schlecht geht. Denn dann kann auch dies wiederum Stress bedeuten. Das Aneignen der Methode fällt Ihnen leichter, wenn Sie sich schon vor dem »Notfall« mit ihr beschäftigen und die Wirkung der Übungen ausprobieren.

Die Rolle der bewussten Atmung für das Wohlbefinden wird oft unterschätzt. Achten Sie einmal darauf, wie entspannend langsames, tiefes Atmen wirkt. Wie man's richtig macht, können Sie z. B. in Atemkursen lernen.

Damit Ihre Umgebung helfen kann

▸ Erste-Hilfe-Kit für Diabetiker

Der Diabetikerausweis und Hinweise darauf, wie Ihnen im Fall einer Über- oder Unterzuckerung zu helfen ist, dürfen nie in Ihrer Sporttasche fehlen. Dasselbe gilt auch für die Insulinpumpe, falls Sie eine benutzen. Oder für die Glukagonspritze und natürlich für Insulin und Traubenzucker. Ein kleiner Verbandskasten mit allem Nötigen zum sofortigen Versorgen von Wunden ist ebenso ein Muss.

▸ Reden Sie darüber

Das ist sehr wichtig. Informieren Sie Ihre nähere Umgebung, Kollegen etwa oder Nachbarn, dass Sie Diabetiker sind. Denn nicht selten wirkt ein Diabetiker in der Krise wie ein Betrunkener, was andere Menschen nicht gerade motiviert, Ihnen zu helfen. Je mehr Menschen von Ihrer Krankheit wissen, desto besser. Auf diese Art und Weise können Sie sich freier bewegen und brauchen keine Angst vor der gefürchteten Situation einer Über- oder Unterzuckerung zu haben. Die Chancen sind dann größer, dass Sie die richtige Hilfe bekommen.

Diabetiker auf Reisen

Diabetes ist eine Krankheit, mit der Sie im Alltag gut leben können, sofern Sie die erforderlichen Regeln beachten. Das gilt auch für jede Art des Reisens. Schrecken Sie selbst vor exotischeren Urlaubswünschen nicht zurück, nur weil Sie glauben, dass Sie sich aufgrund Ihrer Erkrankung Reiseziele, die außerhalb der »heimischen Bannmeile« liegen, nicht erlauben können.

Es gibt keinen Flecken auf der Welt, den Sie nicht bereisen können. Und es gibt auch kein Verkehrsmittel, das Sie meiden müssen. Wenn Sie das Fernweh packt, dann heißt es auch für Sie als Diabetiker: nichts wie weg – natürlich nach den notwendigen Vorbereitungen!

Über den Wolken

Einschränkungen Ihrer Reisefähigkeit oder so genannten Reisetauglichkeit sind im Allgemeinen auch bei Flugreisen nicht gegeben. Die große Ausnahme: Eine koronare Herzkrankheit kann ein wichtiger Grund sein, das Risiko beim Fliegen genauer zu überprüfen, egal, aus welchen Ursachen heraus sie entstanden ist. Gerade bei Diabetes ist die Gefahr für diese Herzkrankheit leider hoch. Das besondere Problem hier: Ältere Diabetiker, die beschwerdefrei leben und körperlich normal belastbar scheinen, können eine Herzkrankheit haben, von der sie nichts wissen.

Das Herz untersuchen lassen

Suchen Sie also sicherheitshalber Ihren Arzt auf, bevor Sie einen Lang- oder auch Kurzstreckenflug planen. Er wird eine kardiologische Basisuntersuchung durchführen und sich in der Beurteilung an dem Einteilungsschema der NYHA (New York Heart Association) orientieren.

Wenn Sie in Ihrer neuen Lebenssituation festgefahren sind, gibt es viele Möglichkeiten, Denkanstöße zu erhalten. Allen voran das Reisen, denn die Begegnung mit anderen Kulturen und Landschaften sorgt auch im Kopf für frischen Wind.

Dabei werden vier Stadien der Koronar- und Herzinsuffizienz unterschieden. Bei Vorliegen der leichteren Stadien 1 und 2 können Sie – eventuell ausgerüstet mit entsprechenden Medikamenten für den Notfall – beruhigt fliegen, bei den Stadien 3 und 4 ist davon abzuraten bzw. eine Flugreise lediglich in Begleitung eines Arztes oder einer Krankenschwester zu empfehlen. Herzbelastende Faktoren bei Flugreisen sind:

- Reduzierter Luftdruck in der Kabine
- Druckdifferenzen
- Niedrige Luftfeuchtigkeit
- Eingeschränkte Bewegungsmöglichkeit

Insulinanpassung bei Langstreckenflügen

Längere Flugreisen, speziell Interkontinentalflüge, beinhalten immer eine Zeitverschiebung. Der konventionelle und intensivierte Therapieplan muss unbedingt an diese veränderte Situation angepasst werden. Dabei sind die Zeitzonen, die Sie auf Ihrem Flug überspringen, ausschlaggebend. Was bedeutet das konkret für Ihre Reise? Sehen wir uns Ihre mögliche Tagesdosis einmal am Beispiel einer Reise in die USA oder nach Ostasien an. Bei dem jeweiligen Hin- und Rückflug muss die Insulindosis angepasst werden, aber auf unterschiedliche Weise.

Wenn der Tag länger wird

- Ein Flug von Deutschland nach New York hat eine Zeitverschiebung von sechs Stunden zur Folge. Wenn Sie dort landen, ist es sechs Stunden früher als zu Hause. Ihr Tag hat also quasi 30 Stunden.
- Bei einem Flug an die Westküste der Vereinigten Staaten nach San Francisco oder Los Angeles dauert der Tag sogar 33 Stunden. Die Zeitverschiebung beträgt neun Stunden.

Allgemein gilt, dass der Diabetiker bei Reisen in östlicher Richtung seine Insulintagesdosis verringern und bei Reisen in Richtung Westen erhöhen muss.

▸ Ähnlich verhält es sich bei einem Flug von Singapur oder Bangkok nach Deutschland. Auch hierbei verlängert sich der Tag um sechs Stunden.

▸ Ein Flug von Japan oder Australien nach Deutschland beinhaltet eine Zeitverlängerung von neun Stunden. Der Tag dauert 33 Stunden. Ob Sie nun in westliche Richtung fliegen oder aus Richtung Osten kommen, spielt für Ihre Insulindosierung keine Rolle. Wichtig ist, dass Sie Ihre Tagesdosis an der Verlängerung Ihres Reisetages ausrichten, also an den 30- bzw. 33-Stunden-Tag anpassen.

So passen Sie die Medikation an

▸ *Insulin:* Sie spritzen vor dem Frühstück und vor dem Abendessen Ihre übliche Menge Mischinsulin oder Basalinsulin. Während des Flugs überbrücken Sie die Zeitverlängerung je nach Blutzuckerkontrolle mit rasch wirksamem Insulin vor jeder Mahlzeit.

▸ *Tabletten:* Wenn Sie mit Tabletten behandelt werden, nehmen Sie am Abflugtag morgens wie gewohnt Ihre Dosierung ein und essen wie üblich. Ihren Mehrbedarf an Tabletten decken Sie in der zweiten Tageshälfte. Sie können die zweite Tagesdosis je nach Bedarf um ein Viertel bzw. bis um die Hälfte erhöhen. Die nächste Einnahme richten Sie nach neuer Ortszeit wieder wie gewohnt aus.

Wen der Tag verkürzt ist

▸ Beim Rückflug aus den USA nach Deutschland gestaltet sich die Sache folgendermaßen: Der Flug von New York nach Deutschland verkürzt Ihren Tag um sechs Stunden auf 18 Stunden – jetzt reisen Sie nämlich in Richtung Osten. Bei einem Flug von San Francisco oder Los Angeles nach Deutschland verringert sich die Dauer des Tages sogar um neun Stunden (wenn Sie zu Hause landen, ist es schon sechs bzw. neun Stunden später als am Abflugort).

Grundsätzlich ist es ratsam, dass Sie den ersten Tag nach einem Lang-streckenflug als Ruhetag einplanen, damit sich Ihr Körper an die veränderten Zeitverhältnisse gewöhnen kann.

Sie können vor Reisefieber nicht einschlafen? Prüfen Sie, ob Ihr Blutzucker zu niedrig ist, denn bei Werten unter 40 mg/dl kann es zu Unruhe und erhöhtem Puls kommen.

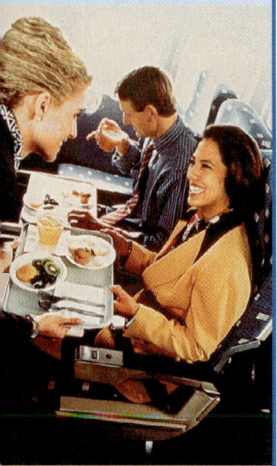

Alltag ade! Einen speziellen Hotel- und Reiseführer können Sie beim Deutschen Diabetiker-Bund, Landesverband Bremen, Telefon 04 21/6 16 43 23, anfordern.

▸ Kalkulieren Sie auch hier: »Wo ist mein Abflugort, und in welche Richtung reise ich, nach Osten oder Westen?«

Auch in diesem Fall müssen Sie Ihre Tagesdosis der verkürzten Stundenzahl anpassen. Berücksichtigen Sie dabei auch als zusätzliche Faktoren, dass Sie auf den meisten Langstreckenflügen in der Regel eine Nacht im Flugzeug verbringen und Ihnen daher außerdem die normale tägliche Bewegung fehlt.

So passen Sie die Medikation an

▸ *Insulin:* Reduzieren Sie am Vorabend Ihres Flugs die Depotinsulindosis um 30 Prozent und am Abflugtag Ihre morgendliche Dosis ebenso um 30 Prozent. Während des Flugs spritzen Sie je nach Blutzuckerkontrolle vor den Mahlzeiten Normalinsulin. Die abendliche Depotinsulindosis vor dem Schlafengehen an Bord reduzieren Sie um 30 Prozent. Am folgenden Morgen, vor der Ankunft des Flugzeugs am Zielflughafen, verringern Sie die morgendliche Depotinsulindosis ebenfalls wieder um 30 Prozent.

▸ *Intensivierte Insulintherapie:* Reduzieren Sie die abendliche Basalinsulindosis um 20 Prozent, die Dosis des Altinsulins errechnen Sie nach der Messung Ihres Blutzuckers aus dem Korrekturfaktor und den geschätzten Broteinheiten der im Flugzeug eingenommenen Mahlzeit. Bei Zeitverkürzungen kommen Sie in der Regel am anderen Vormittag zwischen neun und zehn Uhr an. Ihre Tagesdosis setzen Sie von da an wie gewohnt fort.

▸ *Tabletten:* Bei der Tablettenbehandlung gilt Ähnliches. Ihr Bedarf, den Blutzucker zu senken, nimmt aufgrund des kürzeren Tages und der kurzen Nacht ab. Reduzieren Sie Ihre Tablettendosis, die Sie normalerweise in der zweiten Tageshälfte einnehmen, um ein Viertel bzw. die Hälfte. Nach neuer Ortszeit fahren Sie mit Ihrer nächsten Tabletteneinnahme wie gewohnt fort.

Den Schlaf-wach-Rhythmus anpassen

Damit Sie sich trotz Zeitverkürzung insgesamt wohl fühlen, empfiehlt es sich, idealerweise bereits vor Reisebeginn den Schlaf-wach-Rhythmus um zwei bis drei Stunden in die gewünschte Richtung zu verschieben. Sorgen Sie vor allem für ausreichenden Schlaf in der ersten Nacht nach Ihrer Ankunft im Ferienland. Sie können auch durch die Wahl Ihrer Speisen erheblich dazu beitragen, die subjektiven Beschwerden der Zeitverkürzung – das so genannte Jetlag-Syndrom – zu mindern. Eiweißreiche Kost wirkt schlafverzögernd, kohlenhydratreiche Speisen hingegen fördern den erholsamen Schlaf.

Mit dem Auto unterwegs

Wenn Sie sich für eine Inlandreise entscheiden, eine Fahrt ins nahe Ausland planen oder aber nach einer Flugreise vor Ort mit dem Leihwagen unterwegs sein wollen, gilt es für Sie als Diabetiker, einige wichtige Regeln zu beachten:

▸ Bestimmen Sie vor der Fahrt Ihren Blutzucker. Setzen Sie sich nur mit einem guten Testergebnis ans Steuer Ihres Wagens. Informieren Sie Ihre Begleitperson über die Merkmale einer beginnenden Unterzuckerung. Und zeigen Sie ihr auch, wo Sie für den Notfall schnell wirkende Kohlenhydrate aufbewahren. Im Allgemeinen bemerken Sie die beginnende Unterzuckerung aber selbst und können entsprechend reagieren.

▸ Während der Fahrt ist es ratsam, alle zwei Stunden eine Pause einzulegen. Auch ein kleiner Spaziergang tut gut. Halten Sie Ihre Blutzuckerkontrolltermine und Zwischenmahlzeiten ein.

▸ Sollten Sie beim Autofahren trotzdem einen Zuckerabfall verspüren, verschaffen Sie sich sofort Entlastung. Beachten Sie dabei die Checkliste auf Seite 194.

Einer längeren Autofahrt steht auch für Sie als Diabetiker grundsätzlich nichts im Weg. Mit einigen Ausnahmen: Wenn Sie z. B. gerade neu eingestellt wurden, sollten Sie vorübergehend darauf verzichten – so lange, bis sich Ihr Stoffwechsel eingependelt hat.

Checkliste – was tun bei Unterzuckerung am Steuer?

▶ Fahren Sie rechts ran.

▶ Schalten Sie den Motor ab.

▶ Ziehen Sie die Handbremse an.

▶ Nehmen Sie unverzüglich schnell wirkende Kohlenhydrate zu sich (z. B. Traubenzucker, Flüssigzucker, Colagetränke oder Saft).

▶ Bestimmen Sie Ihren Blutzucker.

▶ Essen Sie gegebenenfalls ein bis zwei Broteinheiten Kohlenhydrate (z. B. eine Scheibe Brot).

▶ Warten Sie mindestens 15 Minuten, auch wenn Sie sich wieder fit fühlen, bevor Sie den Motor zur Weiterfahrt starten.

Die Hitze fördert die Durchblutung der Haut. Insulin gelangt dadurch schneller ins Blut, und der Insulinbedarf kann niedriger sein. Führen Sie deshalb sorgfältig Ihre Blutzuckerkontrollen durch, auch wenn Sie im Liegestuhl liegen und sich wenig bewegen, und passen Sie die Insulindosis an.

Wenn die Sonne vom Himmel brennt

Hohe Temperaturen stellen für einen Diabetiker grundsätzlich keine größere Belastung dar als für gesunde Menschen auch. Jeder Reisende wird natürlich die Klimazone bevorzugen, in der er sich am besten erholt, die ihm am meisten liegt.

Nicht jeder Mensch ist tropentauglich. Wenn Sie dennoch heiße Temperaturen lieben, denken Sie daran, nicht nur sich selbst, sondern auch Ihr Insulin ausreichend vor direkter Sonneneinstrahlung zu schützen. Beim Zusammenstellen Ihres Reisegepäcks müssen Sie berücksichtigen: Bereits bei Temperaturen ab 30 °C aufwärts ist Insulin höchstens drei Tage lang haltbar. Über 40 °C verdirbt es ganz. Insulin hat also beispielsweise nichts im Handschuhfach Ihres Autos, ungeschützt in der Badetasche auf dem Weg zum Strand oder unter dem Liegestuhl zu suchen.

Medikamente und Messgerät kühlen

Am besten bewahren Sie Ihr Insulin in vorgefertigten Styropor-
behältnissen oder Kühlboxen auf – um ganz sicherzugehen. Das hat
außerdem den Vorteil, dass Sie unbeschwert Ihren Tag verbringen
können und sich nicht ständig informieren müssen, wie heiß es tatsächlich ist oder am Tag darauf sein wird. Eine Kühlbox ist daher
grundsätzlich zu empfehlen, wenn Sie länger als vier Wochen unterwegs sind.

Auch Ihr Blutzuckermessgerät sollten Sie vor extremen Temperaturen
schützen. Viele Hersteller haben die Geräte inzwischen zwar mit
einem Sensor ausgestattet, der bei Temperaturen zwischen 15 und
35 °C korrekte Blutzuckerbestimmungen ermöglicht. Bei größerer
Hitze jedoch sind Messungenauigkeiten möglich. Schlagen Sie Ihr
Messgerät in ein Handtuch ein, oder benutzen Sie eine Styroporbox.

Vorsicht – heiße Sohlen

Hohe Lufttemperaturen heizen den Untergrund stark auf. Selbst bei
einem Badeurlaub in gemäßigten Zonen sollten Sie darauf achten,
nicht barfuß über den Sand oder Kies zu laufen. Tragen Sie Badeschuhe, um Verletzungen oder gar Verbrennungen an den Füßen zu
vermeiden. Das ist besonders wichtig, wenn Sie bereits eine Nerven-
störung an den Füßen haben und Schmerzen als Warnsignal nicht
mehr zuverlässig erkennen können.

Wenn Sie in die Höhe streben

Jeder Diabetiker darf extreme Höhenaktivitäten unternehmen, sofern
sein Diabetes sehr gut eingestellt ist. Größere ausgedehnte Tages-
wanderungen, Radtouren, Höhenbergsteigen, Alpinskifahren und
auch Klettertouren sind erlaubt. All diese sportlich ausgerichteten

Badeschuhe am Strand sind nicht gerade Haute Cou-
ture, aber für Sie ein Muss. Denn scharfe Muschelkanten,
spitze Steine, Glas-
scherben etc. verur-
sachen möglicher-
weise Verletzungen,
die beim Diabetiker
ganz leicht eine
Infektion nach sich
ziehen können.

Touren sollten aber immer sehr sorgfältig vorbereitet werden, denn Sie benötigen eine ausgezeichnete Kondition und die entsprechenden Kenntnisse, wie Sie Ihren Körper auf diese »Höchstleistung« medikamentös einstellen. Und achten Sie unbedingt auch darauf, gegen Unterzuckerung abgesichert zu sein.

Vorbeugen gegen Unterzuckerung

Unterzuckerungen gefährden nicht nur Sie selbst, sondern können z. B. bei einer Bergtour die gesamte Seilschaft in die Tiefe reißen. Sprechen Sie mit Ihrem Arzt über Ihre sportlichen Vorhaben. Und beachten Sie die folgenden Regeln:

▸ Verzichten Sie auf Ihren Sport bei Blutzuckerwerten über 250 mg/dl im Tagesprofil.

▸ Gehen Sie immer nur mit mehreren Personen auf Tour.

▸ Streben Sie eine optimale Höhenakklimatisation an.

▸ Vermeiden Sie kurzzeitige extreme Belastungen.

▸ Bevorzugen Sie Bergsportarten mit hoher Ausdauerbelastung, wie z. B. Skitouren oder Bergwandern.

▸ Nehmen Sie Ihre komplette Medikamentenausrüstung mit.

Therapieanpassung bei Ausdauerbelastung

Bei langen Touren, die im Allgemeinen Ihren Körper über mehrere Stunden hinweg andauernd und gleichmäßig belasten, können Sie Ihre gewohnte Medikamentendosis um 30 bis 50 Prozent senken. Sie dürfen aber stattdessen auch um bis zu 50 Prozent mehr Kohlenhydrate zu sich nehmen. An den Tagen, an denen Sie sich ausruhen und Ihrem Körper keine sportliche Aktivität auferlegen, sollten Sie Ihre normale Medikamentendosis einnehmen und in gewohnter Menge Kohlenhydrate essen. Regelmäßige Blutzuckermessungen sind dabei wie gewohnt Pflicht.

Vielleicht etwas schwierig auf einer Bergtour, z. B. wenn das Wetter nicht mitspielt, aber dennoch für Sie als Diabetiker unerlässlich: die regelmäßige Einnahme von Mahlzeiten. Sie sollten nicht von Ihren sonst üblichen Essensgewohnheiten abweichen!

Der Umgang mit Insulin im Hochgebirge

Das Wetter kann im Hochgebirge unerwartet schnell umschlagen. Es kommt vor, dass Wanderer ihre Tour nicht wie beabsichtigt durchführen können, sondern ihre Tagesplanung kurzfristig dem Wetter anpassen müssen. Der insulinpflichtige Diabetiker sollte daher sein Insulin immer mit sich führen. Verlassen Sie sich nicht darauf, dass Sie rechtzeitig in Ihre Hütte, Ihr Biwak oder Camp zurückkehren werden. Und bewahren Sie Ihr Insulin so auf, dass es höchstens bis auf 2 °C abkühlt und nicht gefrieren kann. Tragen Sie Insulin, Pen oder Einmalspritzen daher immer dicht am Körper. Auch wenn Sie in sehr kalten Hütten oder Schlafräumen übernachten, müssen Sie beides geschützt aufbewahren.

Tipps für kaltes Wetter

Bei Kälte wird die Haut bekanntermaßen schlechter durchblutet als bei normalen Temperaturen. Zudem kann es schmerzhaft sein, kaltes Insulin spritzen zu müssen. Sie sollten das Insulin aus diesem Grund immer auf Zimmertemperatur erwärmen und in die Bauchhaut spritzen. Und auch das ist wichtig zu wissen: Blutzuckerwerte können bei extrem kaltem Wetter niedriger sein, als vom Messgerät angegeben. Messen Sie Ihren Blutzucker daher vorsichtshalber lieber öfter. Am besten halten Sie das Messgerät dabei unter der Jacke, damit die Werte möglichst wenig verfälscht werden.

Die häufigsten Probleme auf Fernreisen

Wenn Sie die allgemeinen Hygieneregeln beachten, Mückenschutz anwenden, sich impfen lassen und eine Ihren Bedürfnissen angepasste Reiseapotheke mit sich führen, sind Sie auch für Fernreisen

Insulinpumpenträger können beim Hersteller erfragen, ob ihr Gerät kältetauglich ist. Allgemein gilt, dass die Temperatur der Luft je 100 Höhenmeter um 1 °C abnimmt. Daran sollten Sie auch als Skifahrer unbedingt denken.

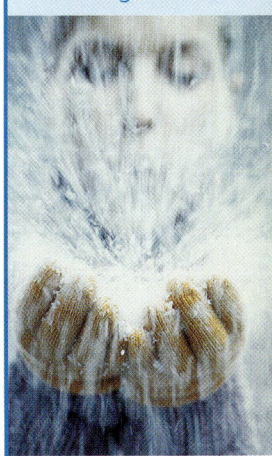

Damit die Freude an der weißen Pracht ungetrübt bleibt, sollten Sie Ihr Insulin nahe am Körper tragen (z. B. in der Anorakinnentasche).

bestens gerüstet. Damit Ihre Fahrt rund um die Welt, ob nach Fernost, Afrika, Südamerika oder in den Mittelmeerraum, von Anfang bis Ende ein ungetrübtes Erlebnis bleibt, sollten Sie sich auf einige Besonderheiten einstellen, die Ihnen als Diabetiker die Urlaubsfreuden trüben könnten, wenn Sie nicht darauf vorbereitet sind.

Impfungen und Prophylaxe – ein Muss

In der Regel besteht bei Impfungen für den Diabetiker kein Risiko. Ausnahme ist eine – vom Diabetes unabhängige – Überreaktion auf bestimmte Impfstoffe, die den Blutzucker ansteigen lassen kann; das jedoch in überschaubaren Maßen.

Reisen rund um den Erdball sind also kein Problem– die Gefahr, exotische Krankheiten aus der Ferne mitzubringen, ist aber groß. Diese sollten Sie durch entsprechende Maßnahmen so gering wie möglich halten. Informieren Sie sich rechtzeitig, und lassen Sie sich auf jeden Fall impfen. Für Sie gelten dabei dieselben Richtlinien wie für Nichtdiabetiker. Weder beim Typ-1- noch beim Typ-2-Diabetes sind Einschränkungen der Impffähigkeit oder Prophylaxe bekannt.

Fremde Küchen unbeschwert genießen

Sie haben bereits erfahren, worauf Sie als Diabetiker beim Essen achten müssen. In fernen Ländern unterscheiden sich die regionalen Essgewohnheiten von der heimischen Ernährungsweise deutlich. Als Faustregel gilt: Je exotischer das Land, desto andersartiger die Kost. Um vor Überraschungen sicher zu sein, können Sie bereits zu Hause anhand eines Kochbuchs und einschlägiger Umrechnungstabellen herausfinden, welche landesüblichen Speisen Sie erwarten. Oder Sie besuchen schon einmal vorab ein Restaurant der Region, in die Sie reisen wollen. Das kann außerdem die Vorfreude erhöhen.

Testessen hilft bei der Planung

Wenn Sie z. B. planen, nach China zu fliegen, und sich unsicher sind, ob Sie mit dem Essen zurechtkommen, reservieren Sie einen Tisch beim Chinesen um die Ecke, und testen Sie, welche Gerichte für Sie infrage kommen. So lernen Sie bereits frühzeitig, den Kohlenhydrat-gehalt der Speisen zu berechnen und die Insulindosierung, die Sie benötigen, herauszufinden. Je sicherer Sie mit der landestypischen Küche umgehen können, desto leichter fällt es Ihnen, sich auf Reisen an die Ernährungsgewohnheiten des Gastlandes anzupassen. Das ist sehr wichtig für Sie und gibt Ihnen die Gelassenheit, die Sie im Urlaub brauchen. Denn Stress belastet den Kreislauf nur und kann Ihren Blutzucker unnötigerweise aus dem Gleichgewicht bringen. Solche Situationen sollten Sie möglichst vermeiden.

Urlaubsstimmung auch ohne »Rausch«

Wenn Sie die Vorbereitungen für Ihren Urlaub abgeschlossen haben und stressfrei im Land Ihrer Träume angekommen sind, denken Sie daran, Alkohol in Maßen und nur in Verbindung mit Kohlenhydraten zu genießen. Auf das Glas zu viel sollten Sie lieber verzichten! Sie sind auch ohne Alkohol ein Genussmensch, wenn Sie Ihre Ernährung bewusst gestalten.

Zwischenmahlzeiten nicht vergessen

Auch wenn Sie bei Ihrem Reiseveranstalter Diätküche und Vollpension gebucht haben, sind Sie bei den Zwischenmahlzeiten in den meisten Fällen darauf angewiesen, sich selbst zu versorgen. In vielen Ländern können Sie vor Ort Milchprodukte, Brot, Mais- oder Reisfladen kaufen. Informieren Sie sich aber bereits vor dem Antritt Ihrer Reise über die ortsüblichen Hygieneverhältnisse, um vor Überraschungen geschützt zu sein. Je weiter Sie in Richtung Süden oder Osten reisen, desto unge-wohnter und schwieriger sind die Bedingungen. Wenn die Einreise-bestimmungen es erlauben, ist es daher empfehlenswert, einen aus-reichend großen Vorrat an Knäckebrot, Keksen, Müsliriegeln oder anderem Handlichem mitzunehmen.

Haben Sie bezüglich des Essens im Gast-land Bedenken, so können Sie sich in Ihrem Reisebüro bei der Wahl Ihres Hotels beraten las-sen. Viele der gro-ßen Hotels bieten als Service Diätspei-sen an. Dasselbe gilt für einige Fluglinien. Sie können bereits beim Buchen Diät-küche vorbestellen.

Dem Reiz des allzu Exotischen müssen Diabetiker leider widerstehen: Sind Ihnen Lebensmittel oder Gerichte völlig fremd, greifen Sie lieber auf Bekanntes und damit Einschätzbares zurück.

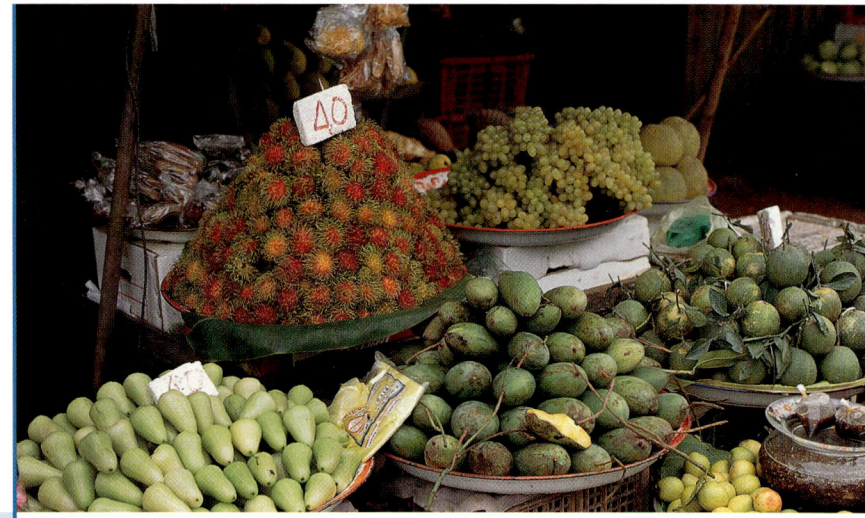

Stellen Sie sich darauf ein, dass Sie von nun an anders reisen, dass es schwieriger sein wird, das Richtige im Restaurant oder im Lebensmittelladen zu finden, und dass es bei der Suche danach durchaus zu Verständigungsschwierigkeiten kommen kann.

Vorsicht vor Rohem!

Seien Sie sehr zurückhaltend bei Muscheln, Austern, rohem Fisch, rohen Eierspeisen, Eis und – aufgrund der unterschiedlichen Wasserqualitäten je nach Region – frischen Salaten. Auf die sollten Sie möglicherweise ganz verzichten. In einigen Ländern ist es sogar ratsam, auch zum Zähneputzen Mineralwasser zu verwenden. Hier lauern Gefahren, die jeden Gesunden und besonders Sie als Diabetiker treffen können: Bakterien. Diese gefährlichen Krankheitsträger schlummern übrigens häufig auch in Eiswürfeln von Getränken. Beherzigen Sie daher in fernen Ländern die Regel Nummer eins: »Cook it, boil it, peel it or forget it!« Also immer alles abkochen, braten und schälen oder darauf verzichten. Gekühlte Getränke sind am sichersten aus verschlossenen Flaschen. Denken Sie immer daran, dass Durchfall, Übelkeit und Erbrechen als Folge einer Lebensmittelvergiftung zu Unterzuckerungen und schweren Flüssigkeitsverlusten bis hin zum diabetischen Koma führen können.

Erste Hilfe gegen Brechdurchfall

Wenn es Sie trotz aller Vorsicht doch erwischt haben sollte, Sie also unter Brechdurchfall leiden, der so genannten akuten Diarrhö, benötigt Ihr Körper dringend Zucker, weil es sonst schnell zur Unterzuckerung kommt. Sie sollten daher über einen Vorrat an schnell wirkenden Kohlenhydraten verfügen: also ausreichend Traubenzucker oder Flüssigzucker bereithalten! Der insulinpflichtige Diabetiker muss auf jeden Fall die Insulintherapie weiterführen. Allgemein gilt, dass der Insulinbedarf um ca. 30 Prozent abnimmt, solange der akute Brechdurchfall ohne Fieber verläuft. Bei einer fiebrigen Infektion kann sich der Insulinbedarf dagegen bis um das Zweifache der normalen Tagesdosis erhöhen. Führen Sie daher rechtzeitig und häufiger als üblich Ihre Blutzuckerkontrollen durch. Und nehmen Sie Medikamente gegen den Durchfall. Klären Sie rechtzeitig mit Ihrem Arzt, welche Medikamente gegen Brechdurchfall in die Reiseapotheke gehören und wie Sie gegebenenfalls die Insulindosierung darauf abstimmen müssen.

Wie Sie mit Flüssigkeitsverlust umgehen

Auch gegen den Flüssigkeitsverlust bei Diarrhö müssen Sie etwas tun. Trinken Sie pro Tag bis zu vier Liter, aber nur schluckweise und in kurzen Abständen. Mineralwasser und gesüßter Tee sind am besten. Essen Sie Salzstangen, um den Salzverlust, der mit der akuten Diarrhö einhergeht, auszugleichen (1 BE = 15 Gramm oder ca. 20 Stück). Bei extremen Flüssigkeitsverlusten reichen diese Maßnahmen allein nicht aus. Ihr Körper benötigt dann eine spezielle Glukose-Elektrolyt-Mischung, die Sie entweder – je nach Reiseland – in der Apotheke kaufen oder auch selbst herstellen können. Dafür brauchen Sie pro Liter abgekochtes Wasser (oder Mineralwasser) vier bis fünf Stück Würfelzucker und zwei gestrichene Teelöffel Kochsalz. Mit dieser Lösung können Sie dem Flüssigkeitsverlust entgegenwirken.

Sollten alle Gegenmaßnahmen keine Wirkung zeigen, der Durchfall länger als ein bis zwei Tage anhalten oder zusätzliche Kreislaufstörungen auftreten, suchen Sie unverzüglich einen Arzt auf. Gehen Sie keine Risiken ein!

Was auf Reisen ins Handgepäck gehört

Noch einmal: Diabetiker können selbstverständlich überallhin reisen. Ob das Reiseziel in der Ferne liegt, im In- oder nahen Ausland, spielt dabei keine Rolle. Wichtig ist, dass Sie sich fit fühlen, Ihr Reiseziel sorgfältig auswählen und beim Packen der Koffer an eine allgemeine und eine spezielle Reiseapotheke denken. Beide sollten immer im Handgepäck untergebracht und schnell zugänglich sein. Das gilt vor allem bei Flugreisen. Schließlich kann es vorkommen, dass Ihr Koffer eine andere Route nimmt als Sie. Für solche Fälle muss sichergestellt sein, dass Sie Ihre Medikation immer bei sich haben.

Die allgemeine Reiseapotheke

Die Reiseapotheke eines Diabetikers unterscheidet sich nicht von dem, was jeder Tourist bei einer größeren Reise dabeihaben sollte: Sie brauchen Verbandsmaterial für kleinere Verletzungen wie Pflaster, Kompressen, Mullbinden und elastische Binden. Dazu gehören auch eine Schere, eine Pinzette, mehrere Sicherheitsnadeln und ein Wunddesinfektionsmittel (beispielsweise Jod oder Kodanlösung). Um gegen Unpässlichkeiten wie Erkältungen, Kopfschmerzen oder Magen-Darm-Probleme gerüstet zu sein, sollten Sie außerdem ein Fieberthermometer, Schmerz- bzw. Fiebermittel sowie ein Medikament gegen Durchfall einpacken.

Bei Fernreisen in tropische Länder brauchen Sie nicht nur ein Sonnenschutzmittel mit sehr hohem Lichtschutzfaktor, sondern auch ein Insektenabwehrmittel. Ergänzen können Sie Ihre Ausrüstung durch Mittel gegen Reise- und Seekrankheit, Antiallergika, Kreislaufmittel, Medikamente gegen chronische Krankheiten, Antibiotika, ein Antimykotikum und, bei Fernreisen, Malariatabletten und ein enzymatisches Wundreinigungsmittel.

Und das »Handgepäck« bei einer Autofahrt? Neben den Medikamenten sollte es Traubenzucker enthalten, der sowohl für Fahrer als auch Beifahrer stets griffbereit sein muss. Außerdem ist kohlenhydratreiche Kost für jede Pause zu empfehlen.

Die Diabetikerausrüstung

Für die Selbstkontrolle

- ▸ Blutzuckerteststreifen mit Blutzuckermessgerät
- ▸ Ketonkörper-Teststreifen (Azeton)
- ▸ Lanzetten
- ▸ Tupfer
- ▸ Desinfektionsmittel
- ▸ Notizbuch
- ▸ Uhr mit Sekundenzeiger
- ▸ Diabetestagebuch
- ▸ Ersatzbatterien

Für die Insulintherapie

- ▸ Ausreichender Insulinvorrat für die gesamte Urlaubszeit
- ▸ Insulinspritzen, Pen, Nadeln
- ▸ Reserve von U100-Spritzen und Nadeln (U40-Insulin ist nur noch in Deutschland, Österreich und einigen osteuropäischen Ländern sowie in Indien in Gebrauch. Zieht man das U100-Insulin mit U40-Spritzen auf, würde man die zweieinhalbfache Menge an Einheiten spritzen)
- ▸ Eventuell eine Kühlbox

Für die Ernährung

- ▸ Umrechnungstabellen
- ▸ Knäckebrot, Kekse, Müsliriegel

Für Notfallsituationen (Hypoglykämie/Hyperglykämie)

- ▸ Glukagon, Traubenzucker
- ▸ Reservebroteinheiten
- ▸ Internationaler Diabetikerausweis, SOS-Plakette
- ▸ Sprachführer
- ▸ Adressen und Telefonnummern von Botschaften und Konsulaten

Wenn Sie unterwegs sind und sich mit möglichst wenig Ballast beladen wollen, sollten Sie sich trotzdem immer als Diabetiker »ausweisen« können. Kopieren Sie wichtige Seiten Ihres Diabetikerausweises mit der Übersetzung in die jeweilige Landessprache, und tragen Sie die Kopie stets bei sich.

Bei vorausschauender Planung
müssen Partnerbeziehungen
und Familienleben nicht unter
der Diabeteserkrankung leiden.

Kein Frust mit
Lust und Liebe

Auch Kinderwünsche
bleiben erfüllbar

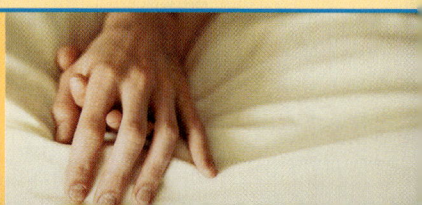

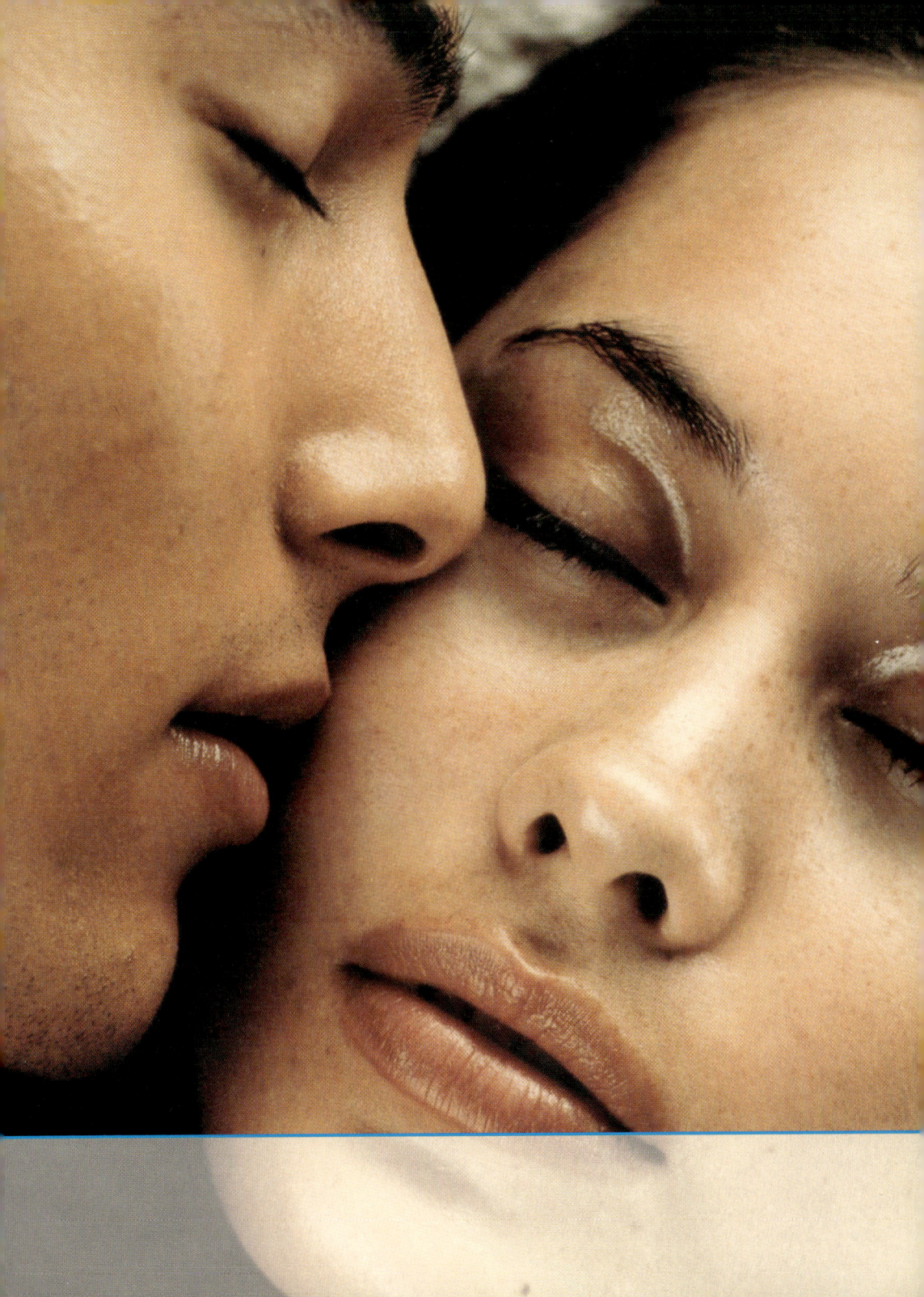

Was Sie schon immer über Sex wissen wollten

Auch manche Medikamente, die von Diabetikern oft eingenommen werden müssen, bewirken eine reduzierte Erregbarkeit bzw. können diese weiter dämpfen. Dazu gehören z. B. Beta-Blocker gegen hohen Blutdruck und Antidepressiva.

Beim Sex bleibt keiner ruhig: eine Tatsache, die für den Diabetiker mehr als eine Plattitüde ist. Denn Sex erfordert Bewegung, und die strengt an. Das bedeutet, Sie verbrauchen mehr Glukose und müssen zuvor die Gabe von Insulin verringern, um eine Unterzuckerung zu vermeiden. Sex braucht also eine gewisse Vor- und Nachbereitung. Messen Sie vorher Ihren Blutzuckerspiegel. Und essen Sie sowohl davor als auch danach etwas. Mit Verzögerungsinsulin können Sie den veränderten Insulinbedarf anpassen, sofern Sie eine intensivierte Insulintherapie machen.

Das Problem mit der Potenz

Leider sind Sexualstörungen bei Männern und Frauen, die Diabetes haben, nicht selten. Je länger der Diabetes besteht und je schlimmer die Folgeerkrankungen werden, desto größer sind auch die Auswirkungen auf das Geschlechtsleben.

Bei Männern gibt es dazu ganz konkrete Zahlen: Im Alter bis zu 30 Jahren kommt es bei rund jedem zehnten Mann zu Potenzstörungen, ab dem 70. Lebensjahr sind über 95 Prozent der Männer betroffen. Auch bei Frauen lassen die sexuelle Erregbarkeit und die Orgasmusfähigkeit mit zunehmendem Alter nach, doch gibt es hier weder verlässliche Daten noch weitergehende Forschungen.

Der Grund für die nachlassende sexuelle Erregbarkeit und mangelndes »Durchhaltevermögen« sind diabetesbedingte Nervenschädigungen, die bewirken, dass Penis und Klitoris nicht mehr wie gewohnt auf sexuelle Reize reagieren können.

Die Gefühle nicht tabuisieren

Manche Diabetiker empfinden diese Probleme als die unange-
nehmste Folge der Krankheit überhaupt. Denn die Lust auf Liebe
bleibt natürlich trotzdem bestehen. Nicht selten belasten Gefühle
der Scham und des Versagens den Betroffenen und seine Beziehung
zum Partner. In diesem Fall gibt es nur eins: Reden Sie darüber, und
entscheiden Sie sich mit Ihrem Partner für ein gemeinsames Gespräch
beim Arzt in der Diabetessprechstunde. Denn unausgesprochene
Probleme und Schuldgefühle sind auf Dauer zermürbend und sollten lieber offen diskutiert und, wenn möglich, durch entsprechende
Behandlungsmöglichkeiten gelöst werden. In vielen Fällen verbessert sich die Situation schon, wenn die Sache erst einmal angespro-
chen ist – das nimmt den Druck von Ihnen.

Mittel gegen Impotenz

»Für Männer gibt es doch Viagra«, werden Sie vielleicht denken. Das
stimmt: ein sehr wertvolles Medikament, wenn es um die Behandlung von Erektionsstörungen bei Diabetikern geht. Sie müssen die
Einnahme natürlich mit Ihrem Arzt besprechen, denn nur er kann es
Ihnen verschreiben. Dabei sind immer auch die möglichen Nebenwirkungen genau abzuwägen. Bei koronaren Herzerkrankungen und
einer Behandlung mit Nitraten beispielsweise dürfen Sie Viagra auf
keinen Fall anwenden.

Es gibt darüber hinaus auch die Möglichkeit mechanischer Erektionshilfen wie Vakuumpumpen oder das Einspritzen von hormon-
ähnlichen Substanzen in den Schwellkörper des Glieds oder in die
Harnröhre. Auch diese Methoden können einige Nebenwirkungen
nach sich ziehen und werden manchmal nicht unbedingt als angenehme Alternative empfunden. Lassen Sie sich von Ihrem Urologen
beraten, was für Sie infrage kommt. Dafür wird er einige Angaben zu

Sehr wichtig ist auch, dass Sie mit Ihrem Partner über mögliche Probleme sprechen, damit er weiß, dass es unter Umständen zu einer Unterzuckerung kommen kann und er nicht im Schock das Falsche tut. Sie wissen ja: Hypo-glykämien können für Sie lebensgefähr-lich werden.

Ihrem bisherigen Sexualleben benötigen; Fragen, die Sie mit größtmöglicher Offenheit und Ehrlichkeit beantworten sollten, auch wenn es Ihnen schwer fällt. Für den Arzt sind solche Gespräche völlig normal. Außerdem wird er bestimmte Untersuchungen vornehmen, um herauszufinden, wie dem Übel am besten beizukommen ist.

Vergleichbar mit den Erektionsstörungen können diabetische Neuropathien auch bei Frauen das Sexualleben verändern: So treten etwa Lubrifikationsstörungen auf, d. h. ein mangelndes Feuchtwerden der Schleimhäute. Schmerzen oder kleinere Verletzungen beim Geschlechtsverkehr sind dann möglich.

Sexualstörungen bei Frauen

Sollte Ihr Arzt feststellen, dass Ihre Sexualstörungen auf diabetischen Nervenstörungen beruhen, gibt es folgende Möglichkeiten:

▶ Stellen Sie zunächst wieder die optimale Einstellung Ihres Blutzuckers sicher. Bei erhöhtem Blutzucker und Zucker im Urin ist zudem das Risiko von Blasen- oder Scheideninfektionen ungleich höher. Die Lust auf Liebe sinkt dabei im Allgemeinen auf den Nullpunkt, denn die auftretenden Schmerzen verderben viel.

▶ Unter Umständen helfen Ihnen Gleitmittel. Haben Sie die Menopause bereits hinter sich, nutzt vielleicht auch eine Creme mit dem Wirkstoff Estriol, der für ein Aufleben der Zellen sorgt.

▶ Versuchen Sie, sowohl als Betroffene wie auch als Partner einen offenen Umgang mit der Problematik zu pflegen. Wenn beide ein inniges Gefühl der Zweisamkeit spüren, kann eine Beziehung auch ohne bzw. mit eingeschränkten »klassischen« Sexualkontakten sehr bereichernd und befriedigend sein.

Und die Kinderfrage?

Diabetiker können natürlich auch Kinder bekommen. Denn auf die Fruchtbarkeit wirkt sich die Krankheit bei guter Einstellung nicht aus. Es kommt allerdings vor, dass die Spermien bei Diabetikern nicht ausgestoßen werden, sondern rückwärts in die Harnblase gelangen und dann mit dem Urin ausgeschieden werden. Auch kann bei Frauen mit permanent erhöhtem Blutzucker manchmal der Eisprung aus-

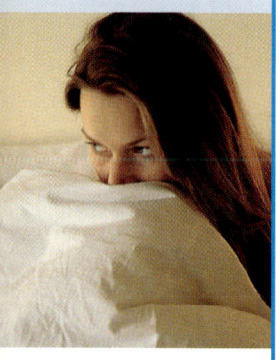

Last statt Lust? Wichtig ist die genaue Klärung der organischen und/oder psychischen Ursachen.

bleiben. Aber selbst in diesen Ausnahmefällen kann man noch mit Hilfe einer künstlichen Befruchtung Mutter werden. Wenn keine anderen Gründe dagegen sprechen, steht dem Kinderkriegen grundsätzlich also nichts im Weg. Es sollte Ihnen allerdings bewusst sein, dass die Schwangerschaften von Diabetikerinnen immer noch als Risiko gelten; sie sollten wesentlich intensiver betreut werden als andere (siehe Seite 210ff.). Diabetikerinnen sollten eine Schwangerschaft daher unbedingt gut und längerfristig planen.

Die Pille – geht das?

Möglicherweise wollen Sie, eventuell auch nach einer Geburt, verhüten. Generell gilt hier: Bei Diabetes können Sie jede zur Verfügung stehende Methode zur Verhütung anwenden. Bei der Antibabypille sollten Sie aber beachten, dass die Hormonkombinationen den Kohlenhydratstoffwechsel beeinflussen können. Bei einigen oralen Kontrazeptiva passiert nichts, bei anderen muss mehr Insulin gespritzt werden. Der notwendige Insulinbedarf kann allerdings leicht über Änderungen der Dosierung angepasst werden, wenn man sich einmal darauf eingestellt hat. Zu bedenken sind natürlich auch andere Risikofaktoren, die die Anwendung der Pille beschränken und die nur zum Teil mit dem Diabetes einhergehen:

- Lebensalter über 35
- Rauchen
- Hoher Blutdruck
- Fettstoffwechselstörungen
- Thromboseneigung
- Übergewicht
- Migräneanfälligkeit
- Nierenschädigung
- Veränderungen an der Augennetzhaut

In all diesen Fällen gilt, wie für Nichtdiabetikerinnen auch: Wägen Sie mit Ihrem Arzt die Vorteile der Antibabypille und ihre Risiken sorgfältig gegeneinander ab, und ziehen Sie gegebenenfalls andere Verhütungsmethoden in Betracht.

Mehr Frust als Lust? Sie können auch versuchen, Ihr Liebesleben mit natürlichen Stimulanzien zu würzen: beispielsweise Piment, Kümmel, Kardamom, Chili, Zimt, Gewürznelken, Koriander, Ingwer, Ginseng sowie – speziell für Männer – Beinwell.

Schwangerschaft und Diabetes

Noch in den 1950er Jahren rieten die Ärzte jeder Typ-1-Diabetikerin, die den Wunsch hegte, ein Kind zu bekommen, nur kopfschüttelnd ab. Vor der Insulintherapie war es Diabetikerinnen fast unmöglich, ein Kind zu bekommen, denn eine Schwangerschaft führte unweigerlich zum Tod von Mutter und Kind.

Jahre später war die Sachlage immer noch sehr ernst: Die Sterblichkeitsrate der Neugeborenen war überaus hoch. Heute ist die Überlebensrate der Säuglinge beinahe ebenso hoch wie im Bevölkerungsdurchschnitt. Der Schlüssel zum positiven Verlauf liegt in der genauen Blutzuckerkontrolle von Anfang an – am besten noch vor der Empfängnis.

Die Zeiten haben sich geändert

Glücklicherweise hat sich aufgrund der hervorragenden Fortschritte in der Medizin die Situation ganz entscheidend gewandelt. Durch moderne Behandlungsmethoden ist es heute möglich geworden, nahezu jede Diabetikerin ohne Komplikationen durch eine Schwangerschaft zu führen und auch das Risiko für das Neugeborene auf ein Minimum zu senken.

Grundvoraussetzung dafür ist eine möglichst normnahe Stoffwechseleinstellung der diabetischen Schwangeren und eine intensive vorgeburtliche Überwachung, insbesondere in der Spätphase der Schwangerschaft. Wenn dies beachtet wird, kann man die Frage nach dem Kinderwunsch heute ohne jede Einschränkung bejahen. Dann stehen die Chancen, dass eine Diabetikerin ein gesundes Kind zur Welt bringt, fast genauso gut wie bei anderen Frauen.

Gute Vorbereitung ist unerlässlich

Natürlich ist bei einer Schwangerschaft mit Diabetes vieles anders, und die Diabetikerin, die ein Kind erwartet, muss mehr Besonderheiten beachten als stoffwechselgesunde werdende Mütter. Denn bei instabilem Blutzucker wird die Schwangerschaft umgehend zu einer Risikoschwangerschaft. Daher müssen sowohl der behandelnde Arzt als auch die werdende Mutter ihr besonderes Augenmerk auf eine normnahe Insulineinstellung richten – und dies am besten schon in der Familienplanungsphase, also vor Beginn der Schwangerschaft. Je früher hier durch umfassende Information über Risiken und verantwortliches Handeln das richtige Bewusstsein geschaffen wurde, desto besser sind die Chancen für eine unproblematische Schwangerschaft und die Geburt eines gesunden Kindes.

Besondere Risiken für schwangere Diabetikerinnen

Risikofaktor Blutzucker

Wenn sich der Blutzuckerspiegel der werdenden Mutter nicht schon möglichst vor der Schwangerschaft in einem akzeptablen Rahmen hält, birgt die Überzuckerung ernsthafte Gefahren für das Ungeborene, vor allem in den ersten Monaten.

Ein hoher Blutzuckerspiegel kann die kleinen Blutgefäße des Mutterkuchens (Plazenta) schädigen, so dass das Kind nicht ausreichend mit lebenswichtigen Nährstoffen versorgt wird. Dadurch können lebenswichtige Organe wie Herz, Nieren und Gehirn geschädigt oder in ihrer Entwicklung gehemmt werden. Im schlimmsten Fall kann es passieren, dass das Kind dann lebensunfähig ist, und es kommt zu einer Fehlgeburt.

Eine rechtzeitige Planung der Schwangerschaft und ausführliche medizinische Beratung sind unerlässlich. Verschiedene Risikofaktoren sollten Sie und Ihr Arzt daher besonders beachten.

Immer häufiger kommen Babys mit über 4000 Gramm zur Welt. Deshalb sollte ein Blutzuckerbelastungstest zum Schutz von Mutter und Kind Pflichtprogramm für Schwangere werden.

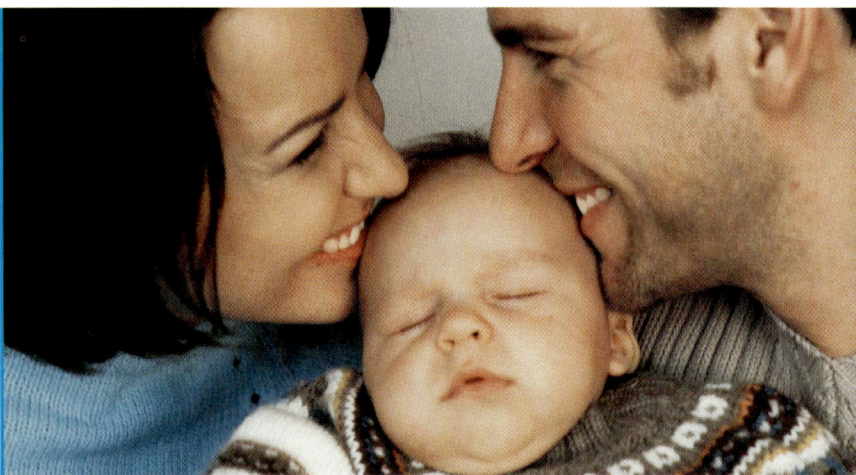

Der so genannte Schwangerschaftsdiabetes kann vorübergehend sein und erst bei einer nächsten Schwangerschaft erneut auftreten, oder er geht nach der Entbindung in einen andauernden Diabetes über.

Das Baby wird ein Schwergewicht

Häufig wird der Diabetes der Mutter erst daran erkannt, dass das Kind bei der Geburt besonders groß und schwer ist (4000 Gramm oder mehr). Auch dies erklärt sich aus dem Überangebot von Glukose während der Schwangerschaft, hat aber meist keine nachteiligen Wirkungen auf das Kind. Erklärung: Die Überzuckerung der Mutter erhöht auch den Blutzuckerspiegel des Ungeborenen. Sein Körper produziert daher vermehrt Insulin, um das Zuckerangebot zu bewältigen. Daraus resultiert eine regelrechte »Zuckermast«: Das Fettgewebe nimmt zu!

Auch diabetesbezogene Erkrankungen der Schwangeren bergen eine Gefahr für das Ungeborene: Nierenbecken-, Blasen- oder Scheidenentzündungen, zuckerhaltiger Urin, der ein guter Nährboden für gefährliche Bakterien ist, beeinträchtigen die Entwicklung des Kindes. Gegen Ende der Schwangerschaft kann bei überhöhtem Zucker ein riskanter Bluthochdruck entstehen, oder es kommt zu vermehrter Eiweißausscheidung und Wasseransammlungen in den Beinen.

Risikofaktor Folgeerkrankung

Diabetikerinnen, die bereits massiv an diabetischen Folgeerkrankungen leiden, sollten den Plan einer Schwangerschaft unbedingt sehr kritisch mit ihrem Arzt besprechen. Denn viele dieser Leiden können sich durch eine Schwangerschaft deutlich verstärken.

Vor allem erhöhter Blutdruck, Nierenerkrankungen oder auch Beeinträchtigungen an der Netzhaut (Retinopathien) stellen Probleme dar, die durchaus gegen eine Schwangerschaft sprechen können.

Sind Sie bereits schwanger, sollte das Kind unbedingt in einem Spezialzentrum für Ultraschall-Feindiagnostik untersucht werden. Eine lediglich beginnende Retinopathie hingegen darf kein Hinderungsgrund sein, ein Kind zu bekommen: Eventuell notwendige Laserbehandlungen sollten aber möglichst noch vor einer Schwangerschaft durchgeführt werden.

Hilfe im Fall eines diabetischen Kindes: Unter www.Diabetes-Kids.de finden Sie ein breites Forum an Tipps und Kontakten, z. B. Elterninitiativen. Außerdem gibt es Infos zu speziellen Veranstaltungen und Schulungszentren.

Risikofaktor Alter

Wie bei jeder Frau stehen ihr Alter und die Wahrscheinlichkeit, ein gesundes Kind zu gebären, auch bei der Diabetikerin in einem direkten Zusammenhang.

Ab 30 wird die Wahrscheinlichkeit, dass alles gut geht, geringer. Ab einem Alter von 34 Jahren sinkt sie dann rapide. Besonders für insulinpflichtige Diabetikerinnen gilt, dass sie in einem Alter unter 30 wahrscheinlich weniger Probleme mit einer Schwangerschaft haben werden als später. Eine Tatsache, die man in der Familienplanung unbedingt bedenken sollte.

Wird mein Kind auch Diabetes haben?

Ein direktes Vererbungsrisiko der Krankheit besteht nicht; dennoch wird eine erbliche Veranlagung zweifellos an das Kind weitergegeben. Prinzipiell ist die Gefahr für das Kind, an Diabetes Typ 1 zu erkranken,

Hat Ihr Kind Diabetes, kann es später in der Schule mit mangelndem Verständnis der anderen Kinder konfrontiert werden, z. B. wenn es im Unterricht auch einmal essen darf. Beugen Sie dem vor, indem Sie Mitschüler und Lehrer ausführlich über die Krankheit informieren.

geringer, wenn nur ein Elternteil die Krankheit hat: Im Fall der Mutter betrifft es etwa zwei bis fünf Prozent, beim Vater fünf bis sieben. Sind beide Eltern Typ-1-Diabetiker, erhöht sich das Risiko für die Kinder auf 20 bis 30 Prozent. Auch Kinder von diabetischen Eltern mit Typ 2 werden nicht zwangsläufig Diabetiker, wenn auch ein deutlich höheres Risiko besteht als bei Typ 1. Beim Typ 2 spielt die Vererbung eine entschieden größere Rolle.

Planen Sie Ihre Schwangerschaft

Planen Sie eine Schwangerschaft in enger Zusammenarbeit sowohl mit Ihrem Gynäkologen als auch mit einem Diabetologen. Folgende Punkte müssen beachtet werden:

▶ Möglichst normnahe Einstellung des Blutzuckers bereits im Vorfeld
▶ Untersuchung des Augenhintergrunds und bei Bedarf Behandlung
▶ Überprüfung, ob die Nieren voll funktionstüchtig sind
▶ Blutdruck nicht über 140/90 mmHg; blutdrucksenkende Medikamente durch solche ersetzen, die dem Kind nicht schaden können
▶ Beachten Sie auch, dass Insulinmangel und erhöhter Blutzucker zu einem Ausbleiben des Eisprungs führen können.
▶ Eine künstliche Befruchtung ist durchaus möglich; Voraussetzung für die nicht unaufwändigen Eingriffe ist aber auch eine gute und stabile Blutzuckereinstellung.
▶ Manche Insulinarten sind für Schwangere nicht zugelassen. Stellen Sie Ihre Therapie daher gegebenenfalls frühzeitig auf unproblematische Humaninsuline um.
▶ Sind Sie bereits schwanger, sollten Sie aufgrund des HbA$_{1c}$-Werts auf Ihren Blutzuckerspiegel der letzten Wochen rückschließen und schnellstens für eine gute Einstellung sorgen. Eventuell ist eine Spezialuntersuchung des Fötus anzuraten.

Die intensivierte Gesundheitskontrolle

Besondere Regeln gelten auch für die ärztliche Betreuung der Mutter während der Schwangerschaft. So müssen beispielsweise die Schwangerschaftsvorsorgeuntersuchungen in kürzeren Abständen als gewöhnlich erfolgen. Das bedeutet, die schwangere Diabetikerin muss alle 14 Tage zur Untersuchung.

Kurze Untersuchungsintervalle

▸ Die Ultraschalluntersuchungen sollten zunächst sowohl schon vor der 16. als auch zwischen der 20. und 22. Woche vorgenommen werden; ab der 32. Woche dann 14-tägig.

▸ Vorbeugung einer EPH-Gestose (»Schwangerschaftsvergiftung«): Eine intensive Kontrolle des Blutdrucks und des Körpergewichts ist notwendig; Ödembildung ist zu beobachten; Urinuntersuchungen sind ebenfalls im Zwei-Wochen-Rhythmus vorzunehmen. Dabei muss vor allem die Eiweißausscheidung kontrolliert werden.

▸ Der HbA_{1c}-Wert muss alle vier Wochen geprüft werden.

▸ Um ganz sicherzugehen, werden außerdem regelmäßige augenärztliche Untersuchungen empfohlen.

Stabile Insulineinstellung

Eine Schwangerschaft geht mit erheblichen Schwankungen im Hormonhaushalt der Frau einher – insbesondere in der ersten Hälfte. Da auch Insulin ein Hormon ist, verwundert es kaum, dass sein Haushalt ebenfalls durcheinander gerät.

Nicht selten steigt der Insulinbedarf im Lauf der Schwangerschaft enorm an und fällt nach der Geburt dann rapide und schlagartig ab. Das ist aber nicht besorgniserregend, da die Insulindosierung immer sehr individuell durch Änderung angepasst werden kann.

Die EPH-Gestose, umgangssprachlich als Schwangerschaftsvergiftung bezeichnet, gehört zu den schwer wiegendsten Komplikationen in der Schwangerschaft. Leider besteht bei Diabetikerinnen ein erhöhtes Risiko. Nutzen Sie also die konsequente und intensive Vorsorge!

Einzig wichtig ist, die Blutzuckerwerte unter Kontrolle zu haben. Sobald das Baby geboren ist, wird alles wieder seinen normalen Gang gehen. Frauen, die vorher mit Tabletten behandelt wurden, werden auch wieder dazu übergehen können – es sei denn, Sie wollen stillen, denn über die Muttermilch gelangen die Hypoglykämie auslösenden Stoffe auch in das Blut des Kindes. Um das zu vermeiden, müssen Sie zunächst weiterhin spritzen, woraus zu ersehen ist, dass in jedem Fall Insulin das Mittel der Wahl in der Schwangerschaft ist.

Droht während Ihrer Schwangerschaft eine massive Entgleisung Ihres Stoffwechsels, müssen Sie sich umgehend stationär behandeln lassen! Denn sollte es zu einem diabetischen Koma kommen, birgt das ernsthafte Gefahren für Sie und das Ungeborene.

Blutzuckerwerte reduzieren

Der Blutzucker sollte während der Schwangerschaft etwas niedriger als normal eingestellt sein. Durchschnittswerte liegen vor dem Essen zwischen 60 und 90 mg/dl und ein bis zwei Stunden nach dem Essen unter 130 bis 140 mg/dl.

Ratsam – die intensivierte Insulintherapie

Meist ist die intensivierte Insulintherapie während einer Schwangerschaft die geeignetere, um möglichst flexibel auf plötzliche Veränderungen reagieren zu können, die in der Schwangerschaft nicht selten auftreten. Auch der Blutzucker sollte häufiger kontrolliert werden als sonst, auf jeden Fall vor und nach jedem Essen – also mindestens sechs- bis achtmal täglich.

Nächtliche Messung

Da es vor allem in den ersten 20 Wochen häufig nachts zu Unterzuckerungen kommt, sollte sich die werdende Mutter die Mühe machen, regelmäßig um drei Uhr den Blutzucker zu messen und Gegenmaßnahmen zu ergreifen. Auch wenn Unterzuckerungen dem Kind nicht bewiesenermaßen schaden, bergen sie für Sie als Schwangere erhebliche Risiken.

Vorgeburtliche Diagnostik – ja oder nein?

Diese Frage stellt sich grundsätzlich zu Beginn jeder Schwangerschaft, wenn die Frau über 35 Jahre alt ist. Auch bei Diabetikerinnen vor diesem Alter ist eine vorgeburtliche Diagnostik, wie etwa die Amniozentese (Fruchtwasseruntersuchung), nicht nötig, da kein erhöhtes Risiko besteht, ein Kind mit veränderten Erbanlagen zu bekommen. Gleiches gilt für andere Maßnahmen der Diagnostik wie die Überprüfung des Alphafetoproteins AFP oder der Chorionzottenbiopsie. Sie sind in der Regel nicht notwendig. Wie bei Nichtdiabetikerinnen gilt es auch hier, das Risiko eines solchen Eingriffs gegen die Erkenntnisse und Konsequenzen abzuwägen, die sich aus dieser Untersuchung ergeben könnten.

Hypoglykämie und Schwangerschaft

Jeder, der sich in der medikamentösen Diabetestherapie befindet, weiß, dass die Unterzuckerung ein Problem ist, das man zwar einigermaßen, aber nie ganz in den Griff bekommen kann. Die Gründe dafür lassen sich auf einige wenige reduzieren:

▶ Verspätete oder ausgelassene Mahlzeiten oder Snacks
▶ Zu hohe Dosen an Insulin
▶ Körperliche Bewegung, ohne gleichzeitig das Insulin zu reduzieren bzw. zusätzliche Kohlenhydrate zu sich zu nehmen

Jeder Diabetiker, der Insulin spritzt, wird wissen, dass auf Insulin leicht das Bedürfnis folgt, etwas Süßes zu essen. Ein echter »Insulinschock«, der einen zum Spritzen von Glukagon oder Auftragen eines Glukosegels zwingt, ist selten. Für die Schwangerschaft bestehen genau die gleichen Probleme wie vorher auch, aber man kann feststellen, dass sie während der Schwangerschaft meist nicht größer werden – eine entscheidende Erfahrung, die einen beruhigen sollte.

Weitere Informationen – auch über das Thema »Ernährung in der Schwangerschaft« – erteilen Ihnen neben den Schulungseinrichtungen die zahlreichen Einrichtungen für Diabetiker, z. B. die Landesverbände des Deutschen Diabetiker-Bunds oder die Deutsche Diabetes-Gesellschaft.

Und trotzdem: Schwere Fälle kommen bei Schwangeren häufiger vor als bei Nichtschwangeren, und wenn, dann wiederholt. Man kann jedoch von den Problemen vorher auf diejenigen nachher schließen, so dass es eine Möglichkeit gibt, sich auf Komplikationen vorzubereiten und damit die Folgen einzugrenzen.

Übelkeit und Erbrechen

In den ersten drei Monaten der Schwangerschaft kommt es bei vielen Frauen zu Übelkeit und Erbrechen, bei Nichtdiabetikerinnen ebenso wie bei Diabetikerinnen. Angenehm ist das für niemanden. Für Letztere kann dieses Phänomen aber auch zu einem echten Problem werden, weil häufiges Erbrechen zu Unterzuckerung und Stoffwechselentgleisungen führen kann.

Zwingen Sie sich deshalb nach dem Erbrechen, ein Glas Fruchtsaft zu trinken, um schnell Zucker aufzunehmen. Wenn Sie gern später frühstücken oder ein zweites Frühstück einnehmen, müssen Sie Ihre Insulineinheiten darauf einstellen, indem Sie morgens beispielsweise nur ein Verzögerungsinsulin spritzen und erst später eine schnell wirksame Insulindosis nachlegen.

In extremen Fällen ist allerdings die Aufnahme in ein Krankenhaus zu empfehlen, wenn Sie Ihren Blutzucker in dieser schwierigen Zeit überhaupt nicht in den Griff bekommen.

Die richtige Ernährung in der Schwangerschaft

Diabetes und Schwangerschaft – um beides ranken sich falsche Ernährungsmythen, denn z. B. müssen Diabetiker weder eine spezielle Diät einhalten noch dürfen sie niemals Zucker essen. Ein anderer, ebenso weit verbreiteter Irrtum lautet: Schwangere müssen für zwei essen.

Wichtige Bestandteile der Schwangerschaftskost sind Eisen und Kalzium. Eisen ist u. a. in Samen und Keimen, weißen Bohnen, Kichererbsen, Linsen, Soja und Ingwer enthalten, gute Kalziumlieferanten sind Hart-, Schmelz-, Schnitt- und Weichkäse sowie Sesamsamen.

Eigentlich ist es ganz einfach: Sie müssen sich nur doppelt gesund ernähren, d. h., Ihre Nahrung muss jetzt besonders viele Vitalstoffe enthalten, bei weitgehend gleich bleibender Kalorienzahl.

Vollwertig und ballaststoffreich

Eine gesunde Ernährung mit vielen vollwertigen und frischen Lebensmitteln, die die Versorgung des Körpers besonders mit Spurenelementen, Vitaminen und Mineralstoffen garantieren, sind in der besonderen Situation der Schwangerschaft von noch größerer Bedeutung als sonst. Auch auf ausreichend Ballaststoffe ist zu achten, zumal in dieser Zeit das Thema »Verstopfung« nicht selten eine neue Brisanz erlangt. Am besten fangen Sie jetzt nicht mit einer Diät an, da der Bedarf an Kalorien ab dem vierten Monat etwas steigt. Aber wenn Sie sich an die allgemein gültigen Regeln für die gesunde Ernährung halten (siehe Seite 52ff.), kann Ihnen nichts passieren, und Sie werden dann auch nicht mehr als die normalen und notwendigen zehn bis zwölf Kilogramm zunehmen.

Die nötige Extraportion Ballaststoffe für die werdende Mutter steckt u. a. in Getreide (besonders Roggen- oder Weizenkleie), Hülsenfrüchten, Nüssen, Samen (Spitzenreiter: Leinsamen), Kernen, Pastinaken, Schwarzwurzeln, Topinambur sowie getrockneten Früchten.

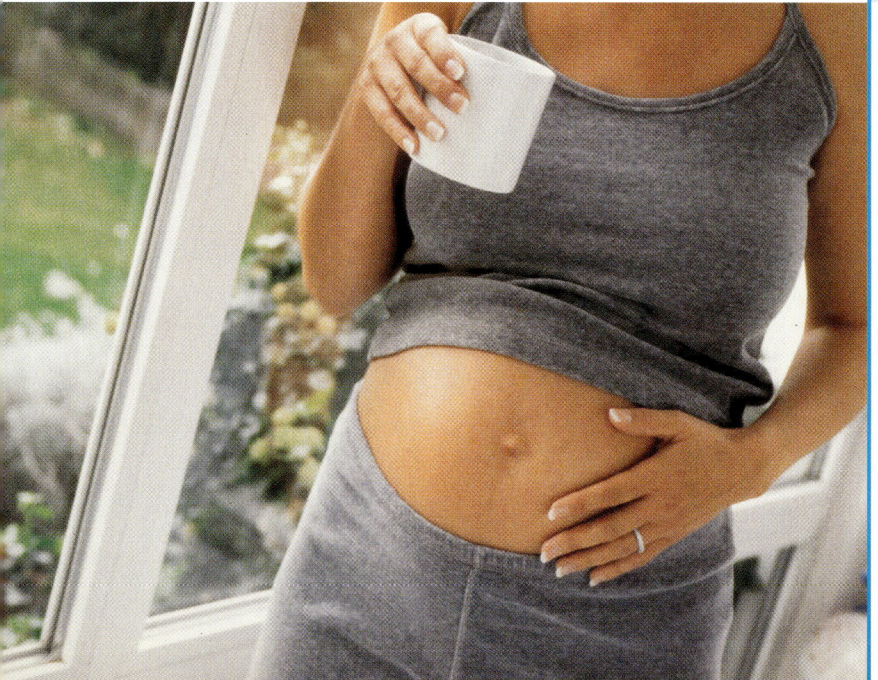

Auch in der Schwangerschaft gilt: Gesunde Ernährung ist reich an Vitaminen, Mineralstoffen und Spurenelementen und lässt Mangelerscheinungen erst gar nicht aufkommen.

Die Insulindosis genau anpassen

Über eine ausgewogene und vollwertige Ernährung hinaus sind Insulindosis und Kohlenhydratkonsum ständig genau dem aktuellen Blutzuckerspiegel anzupassen. Schwangere Diabetikerinnen gelten allgemein als die am besten eingestellten Diabetiker überhaupt. Denn die werdende Mutter weiß nur zu genau, was auf dem Spiel steht, und es fällt ihr aus Verantwortung gegenüber dem Kind nicht schwer, alles zu tun, was dazu beiträgt, ein gesundes Baby zu bekommen.

Jedes Pfund weniger hilft

Ein entscheidender Faktor für Ihre Gesundheit und die Ihres Kindes ist Ihr Körpergewicht, das auch Ihr Gynäkologe bei jeder Untersuchung prüfen wird. Eine plötzliche Gewichtszunahme muss Sie allerdings nicht gleich beunruhigen, denn die Zunahme erfolgt nicht immer kontinuierlich. Wenn Sie sich dessen ungeachtet weiterhin regelmäßig gesund ernähren, wird nichts Besorgniserregendes passieren. Innerhalb einer Woche nach der Ernährungsumstellung sollten Sie an drei Tagen ein Blutzucker-Tagesprofil erstellen. Dafür bekommen Sie ein Messgerät, dass Sie während der gesamten Schwangerschaft verwenden müssen. Neben dem Postulat der gesunden Ernährung gilt, was sonst auch gilt: Bewegung tut gut!

Denken Sie besonders als Diabetikerin immer daran: Der Kalorienbedarf steigt während der Schwangerschaft kaum, bei manchen Frauen gar nicht.

Absolutes Diätverbot!

▸ Pfunde kontrollieren ja, aber abnehmen ist streng verboten: Die diabetische Schwangere darf auf keinen Fall gerade jetzt ihr Traumgewicht erreichen wollen und ihre Kalorienzufuhr übermäßig reduzieren.

▸ Versuchen Sie auch nicht, weniger zu essen, um auf höhere Insulinmengen verzichten zu können. Auf diese Weise entstehen Ketonkörper, die für Ihr Kind schädlich sein können.

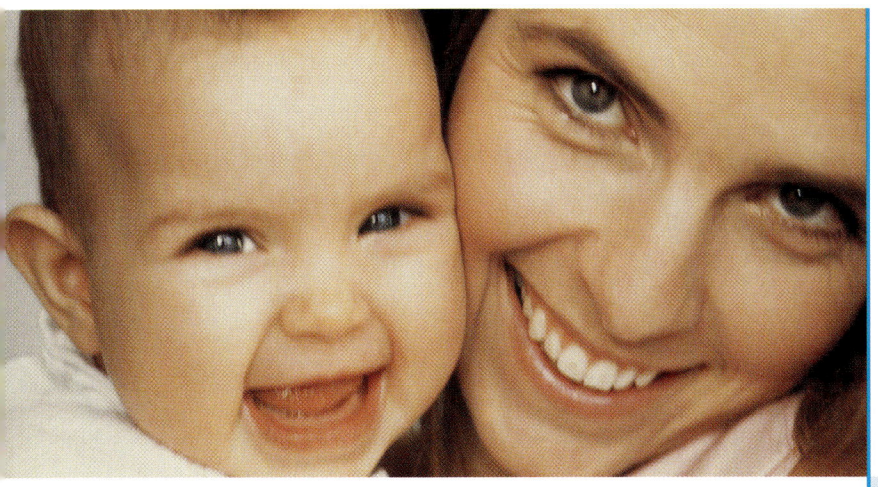

*Babyglück pur –
dank einer opti-
mal vorbereite-
ten Schwanger-
schaft und
intensiver
Betreuung von
Mutter und Kind
auch nach der
Entbindung.*

Die Geburt und die Zeit danach

Noch vor wenigen Jahren wurden Diabetikerinnen meist in den letzten Wochen vor der Entbindung stationär aufgenommen. Heute ist
dies nur noch bei besonderen Problemstellungen der Fall. Auch ein Kaiserschnitt, der früher obligatorisch war, ist nicht mehr die Regel.
Wurden Verschlechterungen im Augenhintergrund oder in den Nie-
renfunktionen festgestellt, sollte geprüft werden, ob die Entbindung
vorzeitig eingeleitet werden muss, um das Kind vor Unterversor-
gungen und zu großen Belastungen zu schützen. Wenn der Mutter-
kuchen nicht mehr gut durchblutet ist, steigt das Risiko für das Ungeborene massiv an.

Den Blutzucker ausbalancieren

Während der Geburt wird stündlich Ihr Blutzucker gemessen. Oft
sinkt durch die große Wehentätigkeit der Insulinbedarf. Halten Sie
deshalb unbedingt immer Traubenzucker und Extraportionen Koh-

Während der
Geburt werden Sie
rund um die Uhr
kontrolliert – für die
werdende Mutter ist
also gesorgt. Und
wie sieht es mit dem
Kind aus? Bei der
Geburt sollte ein
Kinderarzt zur Stelle
sein, der das Baby
gründlich unter-
sucht und auch des-
sen Blutzucker über-
prüft.

Eine Anpassung der grundsätzlichen Kohlenhydratzufuhr an Ihre neue Situation als stillende Mutter ist nun angesagt. Empfehlenswert ist es, wenn Sie sich mit einer Extraportion Kohlenhydrate stärken, kurz bevor Sie das Baby stillen.

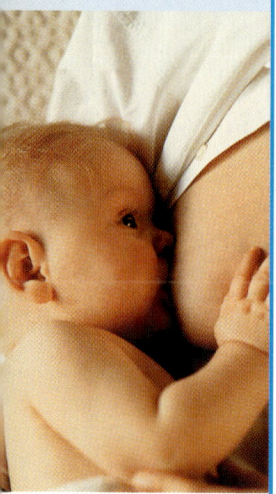

Stillen – früher für Diabetikerinnen ein Tabu. Heute stellt es kein großes Problem mehr dar.

lenhydrate griffbereit. Beauftragen Sie doch einfach Ihren Partner damit, Brote zu schmieren und die Messungen vorzunehmen. Schmerzmittel haben auf den Blutzuckerhaushalt keinen Einfluss.

Nach der Geburt schwankt der Blutzuckerspiegel noch für ein bis zwei Wochen und liegt dann wieder in dem Bereich, den Sie aus der Zeit vor der Schwangerschaft kennen. Hatten Sie einen Kaiserschnitt, so werden Sie noch mit Infusionen versorgt werden, bis Sie wieder essen und trinken können.

Stillen ist möglich

Sollten Sie zuvor Tabletten genommen haben und jetzt Insulin brauchen, können Sie noch ein paar Tage dabei bleiben, bis sich alles eingespielt hat. Stillen Sie, so werden Sie weiterhin Insulin benötigen, weil einige Diabetesmedikamente in Tablettenform durch die Muttermilch auf das Baby übergehen und bei ihm eine Unterzuckerung auslösen können.

Achten Sie darauf, dass Sie genügend Kohlenhydrate zu sich nehmen, denn wahrscheinlich brauchen Sie etwa 50 Gramm mehr als sonst. Bei manchen Frauen ist in dieser Zeit auch eine verminderte Insulingabe nötig. Natürlich können Sie nie genau wissen, wie viel Ihr Baby getrunken hat. Um das festzustellen, müssen Sie einen Blutzuckertest vor und nach dem Stillen machen. Eine Unterzuckerung dürfen Sie auf keinen Fall riskieren.

Schwangerschaftsdiabetes – die unerwartete Komplikation

Auch wenn Sie vorher nie etwas mit Diabetes zu tun hatten, kann es sein, dass Ihr Arzt Ihnen bei der Vorsorge eröffnet, dass ein so genannter Schwangerschaftsdiabetes aufgetreten ist. Das ist bei rund fünf Prozent aller Schwangeren der Fall – wobei schätzungsweise nur rund ein halbes Prozent überhaupt entdeckt werden. Zumeist kommt es erst in der zweiten Hälfte der Schwangerschaft zu diesem Diabetes, also etwa um die 25. Woche.

Sorgfältige Kontrollen sind nötig

Gerade weil die Zahl der nicht erkannten Fälle so hoch ist, sollten Ärzte hier besonders sensibel sein. Für die Diagnose des Schwangerschaftsdiabetes reicht es nicht aus, den Urin regelmäßig zu prüfen, weil sich in der Schwangerschaft prinzipiell die Nierenschwelle verändern kann. Das bedeutet, dass die Grenze der Blutzuckerkonzentration, ab der über die Nieren Zucker ausgeschieden wird, sinkt. Für gewöhnlich geschieht dies erst bei Blutzuckerwerten über 180 mg/dl.

Im Fall des Schwangerschaftsdiabetes sind allerdings nicht erst Urinwerte über 180 mg/dl problematisch; bei 120 mg/dl sollte man die Warnung bereits sehr ernst nehmen. Am sichersten ist dann die Kontrolle mit dem oralen Glukosetoleranztest. Ärzte können im Fall einer Blutzuckererhöhung ausschließen, dass der Blutzucker nicht durch andere Faktoren, wie beispielsweise wehenhemmende oder kortisonhaltige Medikamente, eine Überfunktion der Schilddrüse, eine Entzündung, eine entzündliche Darmerkrankung oder eine Leberfunktionsstörung, entstanden ist.

Vor allem, wenn Sie zu den Frauen mit gewissen Diabetesrisikofaktoren (siehe Seite 224) gehören, ist der Glukosetoleranztest unbedingt angesagt, um Gewissheit zu haben.

Wann ist Insulin Pflicht?

Blutzuckersenkende Tabletten sind zur Behandlung eines Schwangerschaftsdiabetes streng verboten! Denn diese können der Gesundheit Ihres heranwachsenden Kindes massiv schaden. Wenn die Blutzuckerwerte trotz einer Ernährungsumstellung überschritten werden, muss Insulin gespritzt werden.

Therapie der diabetischen Schwangerschaft

Stellt man bei Ihnen einen Schwangerschaftsdiabetes fest, wird Ihr Gynäkologe Sie an einen Spezialisten, einen Diabetologen, überweisen. Zunächst versucht der Arzt natürlich, die Situation durch eine Diät zu verbessern. Senkt sich der Blutzuckerspiegel dadurch nicht, was meistens der Fall ist, werden Sie genau wie Typ-1-Diabetikerinnen mit Insulin behandelt. Ist die Diagnose eindeutig, so müssen alle Maßnahmen getroffen werden, die auch für andere Diabetiker notwendig sind. Eine Schulung und Behandlung in einer diabetologischen Schwerpunktpraxis sind sicher sinnvoll, und eine persönliche Unterweisung in Sachen Ernährung muss dringend angeraten werden. Selbst bei einer gestörten Glukosetoleranz ist eine intensive Beratung in einer Schwerpunktpraxis erforderlich.

In den meisten Fällen bildet sich der Gestationsdiabetes nach der Schwangerschaft wieder vollständig zurück. Es bleibt aber ein erhöhtes Risiko für eine spätere Entstehung von Diabetes.

Schwangerschaftsdiabetes – sind Sie gefährdet?

▸ Haben Verwandte ersten Grades Diabetes (Eltern oder Großeltern, insbesondere mütterlicherseits)?

▸ Bestand bereits bei einer früheren Schwangerschaft Diabetes?

▸ Wurde bei einer früheren Schwangerschaft ein sehr großes Kind mit einem Gewicht zwischen 4000 bis 4500 Gramm geboren?

▸ Hatten Sie bereits eine Totgeburt?

▸ Sind Sie über 30 Jahre alt?

▸ Hatten Sie vor der Schwangerschaft Übergewicht?

Treffen ein oder mehrere Punkte bei Ihnen zu, sollte schon im ersten Drittel der Schwangerschaft ein Zuckerbelastungstest erfolgen – und nicht erst wie üblich zwischen der 24. und der 28. Woche.
(Quelle: Annette Bopp: Diabetes. Stiftung Warentest. Berlin 2001)

Glossar

▶ **Acarbose** Ein Wirkstoff zur Senkung des Blutzuckerspiegels. Verwendet wird er vornehmlich in Medikamenten für Typ-2-Diabetiker. Er verlangsamt die Aufnahme von Glukose durch die Dünndarmwand und verhindert somit, dass der Blutzuckerspiegel nach den Mahlzeiten schnell und hoch ansteigt.

▶ **Acesulfam** Wie Aspartam ein Wirkstoff von Süßstoffen

▶ **Adipositas** Der medizinische Fachbegriff für starkes Übergewicht

▶ **Adrenalin** Das Hormon Adrenalin steigert den Blutzuckerspiegel, etwa bei starkem Stress oder bei Krankheit.

▶ **Albuminurie** Die Ausscheidung einer Eiweißsorte (Albumin) im Urin. Eine Mikroalbuminurie liegt bei einer gering erhöhten Ausscheidung von Eiweiß vor. Die durchschnittliche Menge beträgt zwischen 30 und 300 Milligramm Albumin im 24-Stunden-Urin. Bei mehr als 300 Milligramm spricht man von einer Makroalbuminurie. Wird das Eiweißmolekül vermehrt ausgeschieden, ist dies ein deutliches Zeichen für eine Nierenschädigung oder Nephropathie.

▶ **Angiopathie** Der medizinische Oberbegriff für Schädigungen der Gefäße wie Arterien, Venen und Kapillaren

▶ **Antidiabetika, orale** Die Gruppe der Wirkstoffe, die in Tablettenform verabreicht wird, um den Blutzuckerspiegel zu senken

▶ **Aspartam** Ebenso wie Acesulfam ein Wirkstoff, der in Süßstoffen verwendet wird

▶ **Basis-Bolus-Therapie** Eine intensivierte Insulintherapie, die auf der Kombination verschiedener Insulinarten aufbaut. Als Basis wird ein Verzögerungsinsulin mit lang anhaltender Wirkung gespritzt, das zu den Mahlzeiten durch die Gabe eines kurz wirkenden Normalinsulins (als Bolus) ergänzt wird.

▶ **Bauchspeicheldrüse** Das Pankreas ist das menschliche Organ, in dem u. a. die Hormone Insulin und Glukagon produziert werden. Für die Verdauung unerlässlich, da es auch die Verdauungssäfte produziert.

▶ **Biguanide** Wirkstoffe in Tablettenform, die zur Senkung des Blutzuckerspiegels führen, indem sie den Übertritt von Glukose in die Zelle erleichtern (z. B. Metformin)

▶ **Blutglukose** Der medizinische Fachbegriff für Blutzucker, also den im Blut vorhandenen Traubenzucker

▶ **Blutzuckerwert(-spiegel)** Gibt den Zuckergehalt des Bluts an. Er wird in Milligramm/Deziliter (Milligramm pro 100 Milliliter) gemessen. Ein normaler Blutzuckerwert liegt nüchtern bei 70 bis 120 mg/dl; nach einer Mahlzeit sollte ein optimaler Wert für den Blutzuckerspiegel immer noch unter 160 mg/dl liegen. Bei weniger als 50 mg/dl tritt Unterzuckerung ein. Nüchtern sollte man in jedem Fall über 60 mg/dl und nach dem Essen unter 140 mg/dl messen.

▶ **Bodymass-Index (BMI)** Die Bezeichnung für den so genannten Körpermaßindex, eine Formel, mit der man das Körpergewicht beurteilen kann. Generell gilt: BMI-Werte unter 19 sind zu niedrig, Werte über 25 zu hoch.

▶ **Broteinheit (BE)** Eine Broteinheit sind 12 Gramm verdauliche Kohlenhydrate (Monosaccharide, verdauliche Oligo- und Polysaccharide, Zuckeraustauschstoffe). Statt der Bezeichnung »Broteinheit« benutzt man heute auch zunehmend den Ausdruck »Berechnungseinheit«, den man ebenfalls mit »BE« abkürzt und der natürlich auch 12 Gramm verdaulichen Kohlenhydraten entspricht. BE lassen sich gegeneinander austauschen.

▶ **Buformin** Ein Wirkstoff, der den Blutzuckerspiegel senkt

▶ **B-Zellen** Beta-Zellen sind eine Untergruppe der »Langerhans-Inselzellen« der Bauchspeicheldrüse. Sie bilden Insulin, speichern es und setzen das Hormon bei Bedarf frei.

▶ **Cyclamat** Ein Wirkstoff, der in Süßstoffen verwendet wird

▶ **Deutscher Diabetiker-Bund (DDB)** Die größte Selbsthilfegruppe der Diabetiker in Deutschland. Insgesamt gibt es 16 Landesverbände und über 700 Gruppen im ganzen Bundesgebiet. Die Hauptgeschäftsstelle ist in Lüdenscheid, der Bundesvorsitzende ist Dr. Klaus Fehrmann (Plauen).

▶ **Deutsche Diabetes-Gesellschaft (DDG)** Die Fachgesellschaft der Ärzte, Wissenschaftler und Therapeuten. Die Hauptgeschäftsstelle ist in Bochum, der Präsident ist Professor Dr. H.-G. Joost (Aachen).

▶ **Deutsche Diabetes-Union (DDU)** Der Dachverband von Ärzte- und Betroffenenorganisationen mit Sitz in Quakenbrück. Ihre Hauptaufgabe ist der Dialog mit dem Gesundheitsministerium hinsichtlich aller Aspekte der Diabetologie. Sie ist auch Mitglied im Weltdiabetesverband (IDF).

▶ **Diabetesberaterin DDG** Als anerkannte Diabetesberaterinnen gelten Krankenschwestern, Diätassistentinnen und Kinderkrankenschwestern, die bei der Deutschen Diabetes-Gesellschaft einen entsprechenden Weiterbildungskurs absolviert haben.

▶ **Diabetes mellitus** Die Bezeichnung kommt aus dem Griechischen. Wörtlich übersetzt bedeutet sie »honigsüßes Hindurchfließen«. Der Begriff bezeichnet die in Deutschland im Alltagsgebrauch auch Zuckerkrankheit genannte Stoffwechselerkrankung. Dabei wird das Hormon Insulin, das für den Transport von Zucker in die Zellen notwendig ist, in der Bauchspeicheldrüse überhaupt nicht oder in nur unzureichender Menge produziert oder ist nicht voll wirksam.

▶ **Diabetes Typ 1** Der so genannte Insulinmangeldiabetes. Er tritt hauptsächlich bei Kindern und Jugendlichen auf. Wichtigstes Kennzeichen des oft auch als Jugenddiabetes bezeichneten Typs 1 ist die Insulinabhängigkeit der betroffenen Patienten, die sich in der Regel ein Leben lang mehrmals täglich Insulin spritzen müssen, weil ihr Körper viel zu wenig oder gar kein Insulin mehr produziert.

▶ **Diabetes Typ 2** Auslöser für den Diabetes Typ 2 ist häufig eine falsche Ernährung. Bei diesem Diabetestyp, der früher auch oft Altersdiabetes genannt wurde, sind die betroffenen Patienten im Gegensatz zum Typ 1 nicht zwingend insulinabhängig. Ihr Körper produziert anfangs meist noch genug Insulin, das jedoch nicht richtig wirkt.

▶ **Diabetische Polyneuropathie** Nervenstörungen als Folgeerkrankungen von Diabetes. Eine dauerhaft schlechte Blutzuckereinstellung führt zur direkten Schädigung der Nervenzellen und später auch der kleinsten Gefäße, die die Nerven versorgen.

▸ **Diabetischer Fuß** Eine der häufigsten Nervenschädigungen bei Diabetikern. Betroffen sind oft nicht nur Füße, sondern auch Unterschenkel. Es treten Geschwüre auf, und/oder Gewebe stirbt ab.

▸ **Diabetologe DDG** Diabeteserfahrene Ärzte, die bei der Deutschen Diabetes-Gesellschaft eine Zusatzqualifikation erworben haben, dürfen sich offiziell Diabetologen nennen.

▸ **Dialyse** Das Blutreinigungsverfahren bei Nierenversagen

▸ **Disaccharide** Zweifachzucker

▸ **Durchblutungsstörung, periphere arterielle** Wird auch als arterielle Verschlusskrankheit bezeichnet und meint Durchblutungsstörungen der großen Blutgefäße in den Extremitäten, vor allem in den Beinen.

▸ **Folgeschäden** Bei einer schlechten Einstellung des Diabetes drohen Folgekrankheiten: z. B. Gefäßleiden, Schädigungen der Nerven, Organ- und Nierenschäden sowie die Ablösung der Netzhaut im Auge.

▸ **Fruktose** Fruchtzucker, eine Zuckerart, die, genauso wie z. B. Traubenzucker, im Saft süßer Früchte und im Honig vorkommt. Er wird auch als Zuckeraustauschstoff verwendet.

▸ **Gestationsdiabetes** Der so genannte Schwangerschaftsdiabetes. Während der Schwangerschaft erkranken im Durchschnitt ein bis fünf Prozent aller Frauen; die erhöhten Blutzuckerwerten können danach jedoch wieder verschwinden, aber auch erneut auftreten.

▸ **Gesundheitspass Diabetes** Es gibt festgelegte Vorsorgeuntersuchungen für Diabetespatienten, deren Werte und Ziele in dem Gesundheitspass schriftlich festgehalten werden. 1998 besaßen bereits 500 000 Diabetiker in Deutschland diesen Pass.

▸ **Glibenclamid** Ein Wirkstoff zur Senkung des Blutzuckerspiegels aus der Gruppe der Sulfonylharnstoffe

▸ **Glukagon** Ein Hormon der Bauchspeicheldrüse und quasi der Gegenspieler des Insulins. Es mobilisiert die Zuckervorräte in der Leber.

▸ **Glukose** Der Begriff umfasst sowohl Einfachzucker als auch Traubenzucker und Dextrose. Diese Zuckerart ist in der Natur am weitesten verbreitet; sie kommt in vielen Pflanzensäften, Früchten und im Honig vor. Im menschlichen Organismus dient sie den Körperzellen als Treibstoff. Bei der Blutzuckerbestimmung wird immer der Glukosewert gemessen.

▸ **Glukosebelastung, orale** Wird auch oraler Glukosetoleranztest (OGTT) genannt. Dabei trinken Patienten eine hoch konzentrierte Zuckerlösung, der Blutzucker wird zunächst nüchtern und ein bzw. zwei Stunden später noch einmal bestimmt.

▸ **Glukoseresorption** Die Aufnahme von Glukose aus dem Darm

▸ **Glukosetoleranz, Störung der** Äußert sich im Auftreten von erhöhten Blutglukosewerten im Bereich von 140 bis 199 mg/dl zwei Stunden nach oraler Glukosebelastung (siehe auch dort)

▸ **Glukosidasen** Bestimmte Enzymkomplexe. Sie spalten im Körper an der Dünndarmwand Mehrfachzucker in Einfachzucker auf. So genannte Glukosidasehemmer spielen daher eine sehr wichtige Rolle in der Diabetestherapie.

▸ **Glukosurie** Das nachweisbare Ausscheiden von Glukose über den Urin

▸ **Glykogen** Speicherform des Zuckers, wird auch als Reservekohlenhydrat bezeichnet. Es wird mit Hilfe von Hormonen und Enzymen in der menschlichen Leber aus Glukose gebildet. Gespeichert wird Glykogen in Leber und Muskulatur. Bei Bedarf wird es dann in Glukose zurückverwandelt.

▸ **Grüne Liste** Ein von der diätetischen Lebensmittelindustrie herausgegebenes Buch. Es informiert über diätetische Lebensmittel und liefert die jeweils entsprechenden Angaben über deren Zusammensetzung, Indikation und empfohlene Verwendung.

▸ **Harnzuckerwert** Der Harnzuckerwert gibt Auskunft über den Zuckergehalt im Urin.

▸ **HbA$_{1C}$-Wert** Glykosyliertes, also »verzuckertes« Hämoglobin A$_{1C}$ wird zur Kontrolle der langfristigen Stoffwechseleinstellung untersucht. Der Hämoglobin-A$_{1C}$-Wert zeigt die Blutglukose in den letzten acht bis zehn Wochen an. Daher wird dieser Wert auch als Blutzucker-Langzeitgedächtnis bezeichnet und zur Überprüfung des durchschnittlichen Konzentration der Blutzuckers benutzt.

▸ **Humaninsulin** Eine Insulinart, die wie das menschliche Insulin zusammengesetzt ist

▸ **Hyperglykämie** Eine Überzuckerung des Bluts. Bei Verdacht auf eine Hyperglykämie sollten Diabetiker ihren Urin auf Zucker und Azeton überprüfen. Besteht ein starker Glukosemangel in den Körperzellen, beginnt der Körper mit der Fettverbrennung, greift so auf Energie in den Fettreserven zurück. Dabei entsteht Azeton als Abbauprodukt. Die Ausatemluft riecht dann nach Nagellackentferner. Grundsätzliche Gegenmaßnahmen bei erhöhtem Blutzucker: eventuell selbst Insulin spritzen, Arzt informieren, viel Wasser trinken, bis Hilfe da ist.

▸ **Hypoglykämie** Eine Unterzuckerung des Bluts. Die typischen Symptome wie Gereiztheit, Heißhunger, innere Unruhe, Konzentrationsstörung, Kopfschmerzen, schneller Puls, Schwächegefühl, Schweißausbruch, Seh- und Sprechstörungen und Zittern treten generell bei Blutzuckerwerten von 50/60 mg/dl oder weniger auf. Gute Gegenmaßnahme: etwas Traubenzucker essen. Die möglichen Gründe für einen niedrigen Blutzucker sind vielfältig: eine zu hohe Dosis Insulin, eine vergessene Mahlzeit, zu viel anstrengende (sportliche) Betätigung, akute Erkrankungen oder auch Medikamente.

▸ **I. E.** Die Abkürzung der internationalen Einheit für das Grundmaß der Insulinmenge

▸ **Insulin** Das Hormon, das in der Bauchspeicheldrüse, genauer gesagt in den Beta-Zellen der der so genannten Langerhans-Inseln, produziert wird. Nur Insulin kann Zucker in die Zellen schleusen. Bei Diabetikern liegt eine erhebliche Störung der Insulinbildung oder der Reaktion des Körpers auf das gebildete Insulin vor. Zur Insulinbehandlung wird gereinigtes Insulin aus der Bauchspeicheldrüse von Schweinen oder durch moderne Verfahren gewonnenes Insulin verwendet. Die verschiedenen Insulinarten unterscheiden sich im Wesentlichen durch ihre Herkunft, Wirkungsdauer und ihr Wirkungsprofil.

▶ **Insulin-Pen** Moderne Injektionshilfen zum Spritzen von Insulin; das Insulin liegt in einer Kartusche vor.

▶ **Insulinresistenz** Die Körperzellen (Muskel- und Fettzellen) reagieren wenig bis gar nicht auf Insulin.

▶ **Insulinrezeptoren** Areale zur Vermittlung der Insulinwirkung an der Zellmembran; sie sind quasi die Andockstellen für das Hormon.

▶ **Intensivierte Insulintherapie (ICT)** Diese Insulintherapie basiert auf einer kombinierten Gabe eines lang wirksamen (Verzögerungs-)Insulins und eines kurz wirksamen (Normal-)Insulins, das zusätzlich zu den Mahlzeiten gespritzt wird. Essenszeiten und -menge können in Grenzen variabel gehalten werden. Über den Tag verteilt sind somit mehrere Insulininjektionen und Blutzuckertests notwendig.

▶ **International Diabetes Federation (IDF)** Der Weltdiabetesverband mit Sitz in Brüssel. Deutschland wird in der IDF durch die Deutsche Diabetes-Union vertreten.

▶ **Isomalt** Ein Zuckeraustauschstoff

▶ **Kapillarblut** Das Blut in den kleinsten Blutgefäßen des menschlichen Körpers

▶ **Ketoazidose** Eine schwere Entgleisung des Stoffwechsels aufgrund von Insulinmangel. Patienten mit einer diabetischen Ketoazidose haben auffällig hohe Blutzuckerwerte und übersäuertes Blut. Man spricht auch ganz allgemein von Übersäuerung.

▶ **Ketonkörper** Stoffwechselprodukte, die bei entgleistem Diabetes und starkem Hungern vermehrt im Blut auftreten und es übersäuern. Der wichtigste ist Azeton. Sie sind Abfall-produkte des Fettzellenabbaus und werden mit dem Harn ausgeschieden. In Apotheken bekommt man Teststreifen, die Ketonkörper im Urin nachweisen können. Sie gelten als wichtiger Hinweis auf eine Stoffwechselentgleisung.

▶ **KE/KHE** Die Abkürzungen stehen für Kohlenhydrateinheit. Das ist wie die Broteinheit eine Austauscheinheit zum Abschätzen der blutzuckererhöhenden Nahrungsmittel. In den neuen Bundesländern ist diese Einheit gebräuchlicher als die Bezeichnungen Brot- oder Berechnungseinheiten (BE). 1 KE/KHE entspricht 10 Gramm Kohlenhydraten.

▶ **Kilokalorien** Eine Einheit zum Maß der Nahrungsenergie. Eine andere Maßeinheit ist das Kilojoule, wobei 1 kcal ca. 4,2 kJ entspricht.

▶ **Kohlenhydrate** Chemische Verbindungen; Zuckerstoffe, die dem menschlichen Körper Energie liefern. Zusammengesetzt sind sie aus einem oder mehreren Zuckerbausteinen.

▶ **Koma** Eine länger dauernde, tiefe Bewusstlosigkeit, die auch durch starke äußere Reize nicht unterbrochen werden kann. Ursachen hierfür können auch Entgleisungen des Stoffwechsels sein. Bei einer Bewusstlosigkeit aufgrund von Überzuckerung spricht man von einem diabetischen Koma.

▶ **Kontinuierliche subkutane Insulinfusion (CSII)** Eine Insulinpumpentherapie, bei der dem Patienten ständig (Normal-)Insulin mittels einer speziellen Pumpe verabreicht wird

▶ **Konventionelle Insulintherapie** Diese eigentlich überholte Therapieform basiert auf einem starren Konzept mit zwei Injektionen

Mischinsulin pro Tag. Entsprechend ist genau vorgeschrieben, wann und wie viel Kohlenhydrate gegessen werden dürfen.

▶ **Körperliche Bewegung** Regelmäßige körperliche Bewegung beschleunigt den Energieumsatz. Das bedeutet: Es wird mehr Glukose verbraucht. Zudem wird das Gewebe empfindlich für Insulin. Berücksichtigt man das bei der Insulingabe nicht, droht eine Unterzuckerung!

▶ **Laktazidose** Die Übersäuerung des Bluts durch eine erhöhte Laktatkonzentration

▶ **Laktose** Milchzucker

▶ **Laserkoagulation** Behandlung, um das Fortschreiten der diabetischen Retinopathie mit Hilfe eines Lasers zu stoppen

▶ **Lipide** Fette. Sie sollten nur ca. 30 Prozent der täglichen Energiezufuhr ausmachen.

▶ **Malabsorption** Die Störung des Nährstofftransports vom Darm ins Blut

▶ **Maltose** Malzzucker

▶ **Mikroangiopathie, diabetische** Eine Verengung der kleinen Blutgefäße, besonders an der Netzhaut und den Nieren

▶ **Nephropathie, diabetische** Eine Nierenschädigung als häufige Folgeerkrankung hoher Blutglukosewerte bei Diabetikern. Das kann von einer Beeinträchtigung der Nierenfunktion bis hin zum Nierenversagen reichen.

▶ **Neuropathie, diabetische** Eine Nervenerkrankung oder -schädigung als häufige Folge hoher Blutglukosewerte bei Diabetespatienten

▶ **Nierenschwelle** Der Blutglukosewert, ab dem Zucker in den Urin übertritt und ausgeschieden wird

▶ **Normalinsulin** Wurde früher auch oft Altinsulin genannt und ist eine schneller und kürzer wirkende Insulinart, die man zu den Mahlzeiten spritzt. Bereits ca. fünf bis zehn Minuten nach der Gabe des Insulins beginnt es zu wirken. Es hat eine durchschnittliche Wirkungsdauer von etwa vier Stunden.

▶ **Normalglykämischer/Normoglykämischer Wert** Ein Blutzuckerwert, der sich nüchtern und nach dem Essen zwischen 60 mg/dl bis maximal 140 mg/dl bewegen sollte.

▶ **NPH-Insulin** Die Abkürzung NPH steht für Neutral Protamin Hagedorn. Das ist ein Verzögerungsstoff, der den Eiweißstoff Protamin enthält.

▶ **Nüchternzucker/Nüchternblutzucker** Der Blutzuckerwert, der ca. acht bis zwölf Stunden nach der letzten Nahrungsaufnahme gemessen wird, am besten am Morgen, bevor man etwas zu sich genommen hat. Laut der aktuellen Forschung zeigen Werte über 126 mg/dl eine Diabeteserkrankung an. Werte zwischen 110 und 126 mg/dl gelten demnach als Vorstufe dieser Stoffwechselerkrankung.

▶ **Protein** Eiweiß. Es sollte nur 10 bis 20 Prozent der täglichen Energiezufuhr ausmachen.

▶ **Remissionsphase** Eine Erholungsphase tritt oft nach dem Ausbruch von Diabetes Typ 1 ein. In dieser Zeit erholt sich die Bauchspeicheldrüse kurzfristig, so dass die zuzuführende Menge Insulin gesenkt werden kann. Dieser Zustand hält jedoch meist nur einige Wochen bis Monate an. Danach muss das benötigte Insulin wieder in gewohntem Maß von außen zugeführt werden.

▶ **Retinopathie** Diese Netzhauterkrankung

und -schädigung ist eine weit verbreitete Folgeerkrankung unter Diabetikern. Das Sehvermögen kann beeinträchtigt werden, bis hin zur Blindheit. Im fortgeschrittenen Stadium kommt es zu einer Gefäßneubildung (Proliferation) am Augenhintergrund.

▸ **Saccharin** Der Wirkstoff eines Süßstoffs

▸ **Saccharose** Ist in Rohr-, Rüben- und Haushaltszucker enthalten. Sie ist ein aus je einem Molekül Glukose und Fruktose aufgebautes Disaccharid (Zweifachzucker). Auch während einer Diabetesdiät ist Haushaltszucker erlaubt, jedoch nur in Maßen. Pro Tag sollten Diabetiker nicht mehr als 30 Gramm »verpackt« in Mahlzeiten zu sich nehmen.

▸ **Sankt-Vincent-Deklaration** Der Begriff bezieht sich auf ein Liste von Forderungen, die 1989 nach einer europäischen Konferenz unter der Leitung der WHO und IDF in St. Vincent in Italien erhoben wurden. Formuliertes Anliegen war es, innerhalb von fünf Jahren diabetesbedingte Folgeerkrankungen wie Erblindungen, Amputationen und Nierenversagen deutlich zu vermindern.

▸ **Schock, diabetischer** Eine Bewusstlosigkeit aufgrund von Unterzuckerung

▸ **Sorbit** Ein Zuckeraustauschstoff

▸ **Stoffwechselselbstkontrolle** Die Kontrolle des Urinzuckers oder des Blutzuckers durch betroffene Patienten selbst

▸ **Süßstoffe** Stoffe mit einer höheren Süßkraft als reiner Haushaltszucker. Sie können als Zuckerersatz dienen und müssen bei der Berechnung der Broteinheiten/Berechnungseinheiten (BE) nicht berücksichtigt werden.

▸ **Sulfonylharnstoffe** Wirkstoffe zur Senkung des Blutglukosespiegels bzw. zur vermehrten Ausnutzung der Insulinreserve des Körpers. Ein Effekt ist jedoch nur möglich, wenn in der Bauchspeicheldrüse noch ausreichend bzw. eine Restmenge Insulin produziert wird. Ihre Wirkung setzt hauptsächlich an den Beta-Zellen der Bauchspeicheldrüse an, die zu einer erhöhten Insulinausschüttung angeregt werden. Sulfonylharnstoffe stellen die bei Typ-2-Diabetikern am meisten verwendete Medikamentengruppe dar. In erster Linie werden sie zur Tablettentherapie eingesetzt.

▸ **Tolbutamid** Wirkstoff zur Senkung des Blutzuckerspiegels

▸ **Verzögerungsinsulin** Ein Depotinsulin, das den Grundbedarf eines Diabetikers für 12 bis 24 Stunden abdeckt. Diese Insulinart enthält die Zusatzsubstanz NPH, die dafür sorgt, dass das Insulin langsamer aus dem Unterhautfettgewebe ins Blut geht. Trotzdem müssen als Ergänzung zu allen Mahlzeiten kleine Dosen eines hoch wirksamen Insulins gespritzt werden. Moderne Insulinpräparate enthalten meist eine Kombination aus schnell wirkendem Insulin und Verzögerungsinsulin.

▸ **Zuckeraustauschstoff** Süßende Kohlenhydrate und Zuckeralkohole, die im Körper ohne Insulin verwertet werden. Trotzdem müssen sie bei der Berechnung der Brot- und Berechnungseinheiten (BE) berücksichtigt werden. Diätetischen Lebensmitteln dürfen heute lediglich die Zuckeraustauschstoffe Sorbit, Xylit und Mannit sowie Fruktose zugesetzt werden. Die Hinzugabe aller anderen Stoffe ist nur mit einer Ausnahmegenehmigung erlaubt.

Wichtige Adressen

Deutschland

Arbeitsgemeinschaft für Kinder mit
Diabetes mellitus (akd)
Professor Dr. med. Wieland Kiess
(Vorsitzender)
Universitäts-Kinderklinik
Oststraße 15–21
04137 Leipzig
Tel.: 03 41/97-2 60 00
Fax: 03 41/97-2 60 09

Arbeitskreis der Pankreatektomierten e. V.
Krefelder Straße 3
41539 Dormagen
Tel.: 0 21 33/4 23 29

Deutscher Diabetiker-Verband/
Bund diabetischer Kinder und Jugend-
licher e. V. (BdKJ)
Hahnbrunner Straße 46
67659 Kaiserslautern
Tel.: 06 31/7 64 88
Fax: 06 31/9 72 22
E-Mail: diabeteskl@aol.com
http://www.bund-diabetischer-kinder.de

Bundesverband der Insulinpumpen-
träger e. V.
Reinekestraße 31
51145 Köln
Tel.: 0 22 03/2 58 62
Fax: 0 22 03/2 71 00
E-Mail: info@insulinpumpentraeger.de
http://www.insulinpumpentraeger.de

Deutsche Diabetes-Gesellschaft (DDG)
Geschäftsstelle
Berufsgenossenschaftliche Kliniken
Bergmannsheil
Universitätsklinik
Bürkle-de-la-Camp-Platz 1
44789 Bochum
Tel.: 02 34/93 09 56
E-Mail: deutsche-diabetes-
ges.ddg@t-online.de
http://www.deutsche-
diabetes-gesellschaft.de

Stiftung »Das zuckerkranke Kind« in
der Deutschen Diabetes-Gesellschaft
Prof. Dr. med. Eberhard Heinze
(Vorsitzender)
Universitäts-Kinderklinik Ulm
Prittwitzstraße 43
89070 Ulm
Tel.: 07 31/5 02 77 15
Fax: 07 31/5 02 67 14
E-Mail: info@zuckerkrankes-kind.de
http://www.das-zuckerkranke-kind.de

Deutsche Diabetes-Stiftung (DDS)
Geschäftsstelle
Tengstraße 22
80798 München
Tel.: 0 89/28 70 24 50
Fax: 0 89/28 70 24 77
E-Mail: info@diabetesstiftung.de
http://www.diabetesstiftung.de

Deutsche Diabetes-Union e. V. (DDU)
Danziger Straße 10
49610 Quakenbrück
Tel.: 0 54 31/15 28 30
Fax: 0 54 31/15 28 33
E-Mail: info@diabetes-union.de
http://www.diabetes-union.de

Deutsche Gesellschaft für Ernährung e. V.
Godesberger Allee 18
53175 Bonn
Tel.: 02 28/3 77 66 00
Fax: 02 28/3 77 68 00
http://www.dge.de

Deutsche Liga zur Bekämpfung
des hohen Blutdrucks e. V.
Berliner Straße 46
69120 Heidelberg
Tel.: 0 62 21/41 17 74

Deutsche Liga zur Bekämpfung
von Gefäßerkrankungen e. V.
Medizinische Klinik im Klinikum
Karlsbad-Langensteinbach
Guttmannstraße 1
76307 Karlsbad
Tel.: 0 72 02/6 10

Deutscher Diabetiker-Bund e. V. (DDB)
Bundesgeschäftsstelle
Danziger Weg 1
58511 Lüdenscheid
Tel.: 0 23 51/98 91 53
Fax: 0 23 51/98 91 50
E-Mail: info@diabetikerbund.de
http://www.diabetikerbund.de

Deutsches Diabetes-
Forschungsinstitut
an der Heinrich-Heine-Universität
Düsseldorf (DDFI)
Auf'm Hennekamp 65
40225 Düsseldorf
Tel.: 02 11/33 82-0
http://www.ddfi.de

»Diabetes-Journal«:
monatlich erscheinende Fachzeitschrift
für Diabetiker
Zu beziehen über Apotheken oder:
Verlag Kirchheim & Co. GmbH
Kaiserstraße 41
55116 Mainz
Tel.: 0 61 31/96 07 00

Förderkreis Eltern
diabetischer Kinder
und Jugendlicher e. V.
Ochsenberg 23
67659 Kaiserslautern
Tel.: 06 31/4 24 22

Gütegemeinschaft
Diätverpflegung e. V.
Moorenstraße 80
40225 Düsseldorf
Tel.: 02 11/33 39 85

Hilfe für Diabetiker –
weltweit e. V.
Prof. Dr. Peter Kronsbein
(Vorsitzender)
Höherhofstaße 39
40627 Düsseldorf

Initiativgruppe Früherkennung
diabetischer Augenerkrankungen (IFdA)
Robert-Koch-Straße 4
35037 Marburg
Tel.: 0 64 21/2 86 62 75
Fax: 0 64 21/2 86 56 78

International Diabetic Athletes
Association (IDAA)
IDAA Deutschland e. V.
Ulrike Thurm
Heidenfeldstraße 10
10249 Berlin
Tel./Fax: 0 30/42 80 80 68
E-Mail: ulrike.thurm@idaa.de
http://www.idaa.de

Kirchheim Call-Center Diabetes
Tel.: 01 80/5 17 80 03 (für Abonnenten des
»Diabetes-Journal«)
oder 01 90/70 78 89

Lipid-Liga e. V. – Deutsche Gesellschaft zur
Bekämpfung von Fettstoffwechselstörungen
und ihren Folgeerkrankungen
Waldklausenweg 20
81377 München
Tel.: 0 89/7 19 10 01
Fax: 0 89/7 14 26 87
E-Mail: Lipid-Liga@t-online.de
http://www.lipid-liga.de

Stiftung Inseltransplantation
Projensdorferstraße 374
24106 Kiel
Tel.: 04 31/6 09 22 20
Fax: 04 31/6 09 24 72

Verein zur Förderung diabetischer Kinder
und Jugendlicher e. V.
c/o Tristyle
Christina Königer-Anhoeck
(Vorsitzende)
Lavesstraße 3
30159 Hannover
Tel.: 05 11/88 02 64
http://www.tristyle.de/DIA

Österreich/Schweiz

Österreichische Diabetikervereinigung
Moosstraße 18
A-5020 Salzburg
Tel.: 00 43-6 62/82 77 22
Fax: 00 43-6 62/82 92 22
E-Mail: oedv.office@diabetes.or.at
http://www.diabetes.or.at

Schweizerische Diabetes-Gesellschaft
Forchstraße 95
CH-8032 Zürich
Tel.: 00 41-1/3 83 13 15
Fax: 00 41-1/4 22 89 12
E-Mail: sekretariat@diabetesgesellschaft.ch
http://www.diabetesgesellschaft.ch

International

Weltdiabetesverband/
International Diabetes Federation (IDF)
1 rue Defacqz
B-1000 Brüssel
Tel.: 00 32-2/5 38 55 11
Fax: 00 32-2/5 38 51 14
E-Mail: idf@idf.org
http://www.idf.org

Diabetes im Internet

▶ *http://www.diabetes-forum.de:* Tipps für Patienten, Angehörige und Ärzte

▶ *http://www.diabetes-info.com:* Adressen von Ärzten, Schulungszentren, Kliniken und psychologischen Beratungsstellen (nach Regionen geordnet)

▶ *http://www.kinderspital.de/abteilungen/diabetes/diabetes.html:* Infos zum jugendlichen Typ-1-Diabetes des von Haunerschen Kinderspitals in München (Behandlungs- und Schulungszentrum für diabetische Kinder und deren Eltern)

▶ *http://www.diabeticus.com:* Interessante Berichte von Betroffenen und weitere Links

▶ *http://www.diabetes.de:* Infos aus Verbänden, Gesellschaften, Wissenschaft und Forschung; Interviews, Archiv; kommentierte Link-Liste zu Verbänden und Organisationen

▶ *http://www.diabetes-journal-online.de:* Website des Diabetes-Journal mit aktuellen Infos; Links zu wichtigen Adressen; Archiv für Abonnenten (Artikel der letzten drei Jahre)

▶ *http://www.addk.de:* Adressenliste der AG Deutscher Diabetes-Kliniken

▶ *http://www.deutsche-diabetes-gesellschaft.de:* Website der ärztlichen Fachgesellschaft (DDG) und ihrer zehn AGs; Adressen von Spezialkliniken

▶ *http://www.diabetes-kinder.de:* Homepage der AG der deutschen Kinderdiabetologen mit Adressen, Hinweisen und Links

▶ *http://www.diabetes-psychologie.de:* Homepage der AG Psychologie und Verhaltensmedizin in der DDG; Adressen von Spezialtherapeuten

▶ *http://www.diabetes-webring.de:* Initiiert vom Deutschen Diabetes-Forschungsinstitut Düsseldorf und AG, medizinische Lern- und Informationssysteme; Links zu Info-adressen

▶ *http://www.diabetikerbund.de:* Homepage der größten deutschen Selbsthilfeorganisation

▶ *http://www.idaa.de:* Homepage der Internationalen Vereinigung sporttreibender Diabetiker

▶ *http://www.easd.org:* European Association for the Study of Diabetes (EASD)

Literatur

Bopp, Annette: Diabetes. Stiftung Warentest. Berlin 2001

Estridge, Bonnie/Davies, Jo: Diabetes und Schwangerschaft. Ehrenwirth. München 1996

Herwig, Jürgen/Scholl-Schilling, Gabriele: Mein Kind hat Diabetes. Urania-Ravensburger. Berlin 2000

Lange, Elisabeth: Diabetes Typ 2. Südwest Verlag. München 2001

Nuber, Günter: Diabetes-Journal – Das Buch: Informationen, Adressen, Ansprechpartner. Kirchheim-Verlag. Mainz 1999

Sachse, Günther: Diabetes: Ursachen und Therapien. Beck. München 1998

Schwebke, Dr. med. Frank: Gesund und leistungsfähig mit Diabetes Typ 1. Südwest Verlag. München 1999

Prof. Dr. med. Standl, Eberhard/Prof. Dr. med. Mehnert, Hellmuth: Das große TRIAS-Handbuch für Diabetiker. Georg Thieme Verlag. Stuttgart 1998

Bildnachweis

Arteria Photography, Kassel: 92, 102, 111, 116, 119, 121, 131, 142, 149; Fotex, Hamburg: 155 (Rex Interstock); Ifa, Taufkirchen bei München: 42 (Trostel), 81 (IPS), 186 (Diaf/SDP), 200 (Siebig); Image Bank, München: 11 (Juan Silva), 49, 192 (David de Lossy), 170 (Xavier Bonghi); Jahreszeitenverlag, Hamburg: Titel re.; Kellog (Deutschland) GmbH, Bremen: 55; Lilly Deutschland GmbH, Bad Homburg: 120 (N. N.); Mauritius, Mittenwald: 29, 93, 133 (Phototake), 126 (Hackenberg), 165 age; Photonica, Hamburg: 177 (Neo Vision); Picture Press, Hamburg: Titel li. (Shaz); Südwest Verlag, München: 3, 25 (Plewinski), 54 (Peter von Felbert), 65, 72 u., 172 (Michael Holz); The Stock Market, Düsseldorf: 2 (Norbert Schafer), 21 (Ronnie Kaufman), 36 (George Shelley), 50 (David Raymer), 58 u. (LWA-S Kennedy), 173 (Michael Keller), 176 (Dimaggio/Kalish), 181 (Ariel Skelley); Zefa, Düsseldorf: 10 (Chr. Schmidt), 16 (Virgo), 51, 70 (Benelux), 58 o. (A.B.), 64 (Sucre Sale), 72 o. (Peisl), 88 (Lenz), 125 (Craddock), 127 (Hackenberg), 150 (Westhill), 151, 212, 219, 221 (A. Inden), 160 (G. June), 183 (Pfeiffer), 197 (H. Benser), 204 (T. Hemmings), 205 (Miles), 208 (Dennis Cooper), 222 (Masterfile)

Impressum

Der Südwest Verlag ist ein Unternehmen der Econ Ullstein List Verlag GmbH & Co. KG, München.

© 2001 Econ Ullstein List Verlag GmbH & Co. KG, München
Alle Rechte vorbehalten. Nachdruck – auch auszugsweise – nur mit Genehmigung des Verlags.

Redaktion:
Dr. Marion Onodi,
Constanze Lüdicke
Projektleitung:
Nicola von Otto
Redaktionsleitung und medizinische Fachberatung:
Dr. med. Christiane Lentz

Bildredaktion:
Tanja Nerger
Produktion:
Manfred Metzger (Ltg.),
Annette Aatz, Monika Köhler
Umschlagkonzept:
Lohmüller Werbeagentur, Berlin
Umschlag:
Reinhard Soll
Layout:
Zero, München
DTP und Grafiken:
Mihriye Yücel, Veronika Moga

Printed in Italy

Gedruckt auf chlor- und säurearmem Papier

ISBN 3-517-06338-X

Register